標準保健師講座
Standard textbook

疫学・保健統計学

尾﨑米厚　鳥取大学教授
金城　文　鳥取大学准教授
原田亜紀子　滋賀医科大学NCD疫学研究センター准教授
森本明子　大阪公立大学大学院教授
宮松直美　滋賀医科大学教授

医学書院

標準保健師講座 4
疫学・保健統計学

発　　　行　2005 年 4 月 15 日　第 1 版第 1 刷
　　　　　　2008 年 2 月 1 日　第 1 版第 4 刷
　　　　　　2009 年 3 月 15 日　第 2 版第 1 刷
　　　　　　2014 年 1 月 1 日　第 2 版第 8 刷
　　　　　　2015 年 1 月 6 日　第 3 版第 1 刷
　　　　　　2024 年 2 月 1 日　第 3 版第 11 刷
　　　　　　2025 年 1 月 6 日　第 4 版第 1 刷 ©

著者代表　宮松直美

発 行 者　株式会社　医学書院
　　　　　代表取締役　金原　俊
　　　　　〒113-8719　東京都文京区本郷 1-28-23
　　　　　電話　03-3817-5600（社内案内）
　　　　　　　　03-3817-5650（販売・PR 部）

印刷・製本　大日本法令印刷

本書の複製権・翻訳権・上映権・譲渡権・貸与権・公衆送信権（送信可能化権
を含む）は株式会社医学書院が保有します.

ISBN978-4-260-05682-3

本書を無断で複製する行為（複写，スキャン，デジタルデータ化など）は，「私
的使用のための複製」など著作権法上の限られた例外を除き禁じられています.
大学，病院，診療所，企業などにおいて，業務上使用する目的（診療，研究活
動を含む）で上記の行為を行うことは，その使用範囲が内部的であっても，私的
使用には該当せず，違法です．また私的使用に該当する場合であっても，代行
業者等の第三者に依頼して上記の行為を行うことは違法となります.

JCOPY　〈出版者著作権管理機構　委託出版物〉
本書の無断複製は著作権法上での例外を除き禁じられています.
複製される場合は，そのつど事前に，出版者著作権管理機構
（電話 03-5244-5088，FAX 03-5244-5089，info@jcopy.or.jp）の
許諾を得てください.

＊「標準保健師講座」は株式会社医学書院の登録商標です.

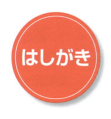

標準保健師講座の特色

　少子高齢社会のなか，保健師活動では予防の重要性が強くうたわれ，健康な地域づくりが重要な課題となっています。さらに，在宅看護の需要の拡大から療養支援には生活の視点が重要になっています。公衆衛生看護学は，保健師だけでなく看護師にとっても必要不可欠なものです。多くの看護職が公衆衛生看護の志向をもつことが求められています。

　いま保健師教育の場は，これまでの3年制の看護学に1年制の保健師教育を付加する養成所や短期大学専攻科における養成に加え，看護学に統合された4年制大学および大学院修士課程など多様化しつつあります。なかでも多くの4年制大学では，公衆衛生看護学について限られた時間内で講義や臨地実習をしており，教員が信頼して学生に読ませることのできるテキストが必要とされています。また，看護師と保健師の2つの国家試験を受験する大学生には，保健師国家試験に向けて短時間で効率よく，自己学習できるテキストが求められています。

　本講座は，教員や学生のニーズにこたえ，標準的な保健師教育のための教科書として，保健師に求められる基本的な知識と技術を修得することを目ざし企画されました。

　本講座の特色は，改定された保健師国家試験出題基準の項目をすべて網羅したかたちで，保健師として押さえておくべき内容をコンパクトにまとめたことです。

　本来，保健師の仕事は，応用が必要で創造的なものですが，基本がおろそかでは，応用的な課題に対応できないといえます。そこで「理念や理論を押さえたうえでの基本の理解と，実践能力ゆたかな専門職の教育」を本講座のねらいとしました。

　本講座は『公衆衛生看護学概論』『公衆衛生看護技術』『対象別公衆衛生看護活動』『疫学・保健統計学』『保健医療福祉行政論』の全5巻からなる構成です。

　本講座の執筆者は保健師として現場経験豊富な看護大学教員や，地域保健に詳しい公衆衛生医師らで構成しました。

本書の概要

本書は保健師国家試験出題基準の「疫学」(1. 疫学の概念, 2. 疾病頻度の指標, 3. 曝露効果の指標, 4. 疫学調査法, 5. スクリーニング, 6. 疾病登録, 7. 生活習慣の疫学, 8. 主な疾患の疫学, 9. 公衆衛生看護と疫学)および「保健統計学」(1. 統計学の基礎, 2. 人口統計, 3. 保健統計調査, 4. 情報処理)の全項目に対応しています。

疫学および保健統計学は, 疾病や健康関連の現象を理解し, 根拠に基づく対策を提示し, その評価を行うために重要な学問であり, 保健福祉政策の立案, および実践への具体的現実的な手段を提供するために不可欠なものです。本書は, 皆さんに疫学と保健統計学の理念・理論・方法などの基本と, それが社会でどのような意味をもつのか, どのように役だつのかという実践のなかでの活用方法をお伝えすることを目標に執筆されました。

疫学と保健統計学はいま, 大きな転換の時期にあります。これまでの伝統的な疫学は, 各種疾患の危険因子を同定し, 危険因子修正のための効果的介入方法を検討することに焦点をあててきました。しかしながら近年では, 情報技術の進歩により蓄積されたビッグデータを活用することで, 従来ではとらえにくかった病気の発生メカニズムや流行パターンをより詳細に理解し, それに基づいた効果的な予防策や介入方法を提案することが可能となるなど, 疫学の応用領域が大きく広がっています。

したがって本書では, 伝統的な疫学手法を網羅し, 各種健康事象のリスク評価や, 保健医療政策の立案と評価などの実践的アプローチのための基本的知識の習得を目ざすとともに, 今後, 国民の健康増進のために重要となりうる新たな視点についても述べています。

本書は, 各章のおわりに保健師国家試験をもとにした問題や予想問題を演習問題として掲載していますので, 試験対策におおいに役だつことでしょう。しかしながら, 私たちの願いは, 本書を読んだ皆さんが国家試験に合格されることだけではなく, 疫学と保健統計学の魅力にふれ, その重要性を理解し, さらには楽しんで学んでくださることにあります。疫学と保健統計学は, 単なる試験のための知識ではありません。健康な社会を築くための基盤であり, その理解と実践は国民の福祉と健康の向上において重要な役割をもちます。

本書を活用されたみなさんが, 公衆衛生看護を担う保健師として活躍されることを願っています。

2024 年 11 月

著者ら

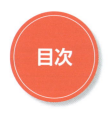

目次

1章 疫学の概念　宮松直美

A 疫学の紹介　2
1. 疫学の定義　2
2. 疫学の発展　2
   - a　古代ギリシャ・ローマの疫学　2
   - b　近代のイギリスの疫学　2
   - c　現代の疫学　3
   - d　疫学の発展による疾病予防への貢献　3
3. 歴史に学ぶ疫学の原理　4
   - a　疫学の3要素　4
   - b　スノウによるコレラの発症動向調査　4
   - c　わが国における疫学研究の歴史　7
   - d　看護における疫学　7

B 曝露と疾病発生　9
1. 曝露と危険因子　9
   - a　曝露　9
   - b　危険因子　10
2. 診断基準　10

● 演習問題　12

2章 集団の健康状態の把握　尾﨑米厚・金城文

A 疾病の頻度の指標　14
1. 疾病の頻度を測定する前提としての疾病分類　14
2. 割合　15
   - a　有病率　15
   - b　累積罹患率　16
   - c　致命率，発症率　16
   - d　相対頻度　16
3. 率　17
   - a　罹患率　17
   - b　死亡率　18
   - c　それぞれの指標の関係　18

B 曝露効果の指標　19
1. 相対危険　19
   - a　罹患率比，死亡率比　19
   - b　累積罹患率比（リスク比）　19
   - c　オッズ比　19
   - d　ハザード比　20
2. 寄与危険　20
   - a　寄与危険　20
   - b　寄与危険割合　20
   - c　人口（集団）寄与危険　20
   - d　人口（集団）寄与危険割合　21

● 演習問題　22

3章 疫学的研究方法　森本明子

A 因果関係の立証　24
1. 因果関係の立証　24

目 次

	a	時間的関係	25
	b	関連の強固性	25
	c	量-反応関係	25
	d	関連の一致性	25
	e	関連の特異性	26
	f	関連の整合性	26

2. 多要因原因説 ································ 26

B 対象集団の選定 28

1. 母集団と標本 ····························· 28
2. 標本抽出法 ······························· 28
  a 無作為抽出法 ···························· 28
  b 非確率抽出法 ···························· 30

C 研究デザイン（研究方法） 32

1. 観察研究 ································· 33
  a 記述研究 ······························· 33
  b 生態学的研究 ···························· 34
  c 横断研究 ······························· 34
  d コホート研究 ···························· 35
  e 症例対照研究 ···························· 39

2. 介入研究 ································· 41
  a 前後比較試験 ···························· 41
  b 無作為化比較試験 ························ 42
  c クロスオーバー試験 ······················ 43
  d 地域介入研究 ···························· 44

3. システマティックレビューと
   メタアナリシス ··························· 44
4. 研究方法によるエビデンスのレベル ········ 45

D 誤差 46

1. 偶然誤差と系統誤差 ····················· 46
2. 精度と妥当性 ··························· 47
  a 測定用具の精度と妥当性 ················· 47
  b 測定者の精度と妥当性 ··················· 48

  c 外的妥当性（一般化可能性） ·············· 48

E 偏り（バイアス） 50

1. 選択バイアス ··························· 50
  a 志願者バイアス ························· 50
  b 追跡不能バイアス ······················ 50
  c 健康労働者効果 ························· 51
  d バークソンのバイアス ··················· 51
  e 有病者-罹患者バイアス ·················· 51

2. 情報バイアス ··························· 51
  a 社会的望ましさバイアス ················· 52
  b 思い出しバイアス ······················ 52
  c 面接者バイアス ························· 52
  d 曝露疑いバイアス ······················ 52
  e 診断疑いバイアス ······················ 52

F 交絡因子とその制御方法 53

1. 交絡因子の概念 ························· 53
2. 研究計画段階での交絡因子の制御方法 ····· 54
  a 無作為割付 ····························· 54
  b 制限 ·································· 54
  c マッチング ····························· 55
3. 解析段階での交絡因子の制御方法 ········· 55
  a 層化 ·································· 55
  b 多変量解析 ····························· 55
  c 傾向スコア分析 ························· 55
4. 年齢調整 ································· 56
  a 年齢調整死亡率（直接法） ··············· 56
  b 標準化死亡比，年齢調整死亡率（間接法） ···· 57

G 研究における倫理 58

1. ニュルンベルク綱領，ヘルシンキ宣言 ····· 58
2. わが国における倫理指針 ················· 59

● 演習問題 ································· 60

4章 疾病の予防とスクリーニング
尾﨑米厚・金城文

A スクリーニング検査の
目的・要件・評価 64

1. スクリーニング検査の目的 ··············· 64
2. スクリーニング検査の要件 ··············· 65

3. スクリーニング検査の評価················66
- a　感度と特異度(妥当性の指標)·············66
- b　偽陽性率と偽陰性率·····················66
- c　陽性反応的中度と陰性反応的中度·········67
- d　信頼性の検討·························68
- e　スクリーニングのカットオフポイント·····68
- f　受信者動作特性曲線(ROC曲線)···········69
- g　スクリーニング検査の評価における偏り(バイアス)··························70

4. わが国におけるスクリーニングの例········70

● 演習問題··································71

5章 疾病登録

A 疾病登録の意義と目的
原田亜紀子　　74

B がん登録
尾﨑米厚・金城文　　75

1. 院内がん登録·····························75
2. 地域がん登録·····························76
3. がん登録に関する指標·····················76

4. がん登録等の推進に関する法律············76

C 循環器疾患の登録
原田亜紀子　　79

1. 循環器疾患登録の根拠·····················79
2. 循環器疾患登録の現状·····················80
3. 今後の課題·····························81

● 演習問題··································82

6章 おもな疾患・生活習慣の疫学
尾﨑米厚・金城文

A 感染症の疫学　　85

1. 流行···································85
- a　エンデミック··························85
- b　パンデミック··························85
- c　アウトブレイク························85

2. アウトブレイク時の流行調査の基本·······86
- a　アウトブレイクの症例の定義と把握········86
- b　流行曲線の作成などによる発生パターンの把握·································86
- c　マスターテーブルの作成による流行原因の検討·································87

3. おもな感染症の疫学·····················89
- a　インフルエンザ·······················89
- b　新型コロナウイルス感染症···············90
- c　HIV感染症／エイズ····················91
- d　結核·································92
- e　高齢者の肺炎·························92
- f　食中毒，ノロウイルス感染症·············93
- g　性感染症·····························94

B 非感染性疾患の疫学　　95

1. がんの疫学·····························95
2. 心疾患の疫学····························97
3. 脳血管疾患の疫学························97
4. 糖尿病の疫学····························98
5. 難病の疫学·····························100
6. 精神疾患の疫学，自殺の疫学·············100
7. 事故の疫学·····························101
8. 環境要因による疾患の疫学···············102
9. その他の重要疾患の疫学·················103
- a　慢性閉塞性肺疾患(COPD)···············103
- b　慢性腎臓病(CKD)······················103
- c　フレイル，サルコペニア···············103
- d　代謝異常関連脂肪性肝疾患(MASLD)·····104
- e　睡眠時無呼吸症候群(SAS)···············104
- f　ゲーム症····························104

C 母子保健，学校・産業保健の疫学　　105

1. 母性関連疾患の疫学·····················105

目次

2. 小児疾患の疫学 ………………… 105
3. 学校保健の疫学 ………………… 106
4. 産業保健の疫学 ………………… 106

D 生活習慣の疫学　108

1. 栄養・食生活 …………………… 108

2. 身体活動, 運動 ………………… 108
3. 休息, 睡眠 ……………………… 109
4. 飲酒 ……………………………… 109
5. 喫煙 ……………………………… 109
6. 歯・口腔 ………………………… 110

● 演習問題 ………………………… 111

7章 疫学と公衆衛生看護　宮松直美

A 社会疫学　114

1. 社会疫学の歴史と発展 ………… 114
2. 健康の社会的決定要因と健康格差 … 115
　a　健康の社会的決定要因の種類 ………… 115
　b　健康の社会的決定要因への医療従事者の
　　かかわり ……………………………… 117

B 政策疫学　119

1. 健康課題に対する保健医療政策の
　プロセス ………………………… 119
2. 国・地域での政策疫学の実例 … 120
　a　英国の減塩活動 ……………………… 120

　b　健康日本 21 …………………………… 120
3. 健康課題に対する政策決定への
　疫学のかかわりとデータの利活用 … 122
　a　がん対策 ……………………………… 122
　b　脳卒中・循環器病対策 ……………… 123
　c　自治体でのデータ活用の推進 ……… 124

C 臨床疫学　125

1. 診療ガイドライン策定への貢献 ………… 125
2. 決定分析 ………………………… 126

● 演習問題 ………………………… 128

8章 保健統計学の基礎　尾﨑米厚・金城文

A データの種類と分布　131

1. データと尺度の性質 …………… 131
　a　質的尺度とカテゴリデータ ………… 131
　b　量的尺度と数量データ ……………… 131
2. 保健活動における尺度 ………… 132
　a　健康評価尺度 ………………………… 132
　b　心理発達尺度 ………………………… 132
　c　活動・行動・社会尺度 ……………… 133
3. 代表値と散布度 ………………… 133
　a　代表値 ………………………………… 133
　b　度数分布とヒストグラム …………… 134
　c　散布度(ばらつきの指標) …………… 135
4. 確率分布 ………………………… 137
　a　正規分布 ……………………………… 137
　b　二項分布 ……………………………… 138

B 関連の指標　139

1. 相関と回帰 ……………………… 139
　a　相関 …………………………………… 140
　b　回帰 …………………………………… 140
2. クロス集計 ……………………… 141

C 統計分析　142

1. 点推定と区間推定 ……………… 142
　a　推定 …………………………………… 142
　b　標準誤差と信頼区間 ………………… 142
2. 検定, 帰無仮説, 統計学的有意性 ……… 143
　a　検定 …………………………………… 143
　b　帰無仮説と対立仮説 ………………… 143
　c　有意水準 ……………………………… 144

d p 値 ······················ 145

3. 割合に関する推定と検定 ············· 145
a 独立性の検定(χ^2 検定) ············· 145
b 2群の割合の差の検定(2群の割合の比較)··· 147

4. 平均に関する推定と検定 ············· 148
a 2群の平均値の比較 ············· 148
b 分散分析(3群以上の平均値の比較) ········ 149

5. 相関に関する検定 ················ 149
6. ノンパラメトリック検定 ············· 149
7. 多変量解析 ··················· 150
a 重回帰分析 ················· 150

b ロジスティック回帰分析 ·············· 151
c コックスの比例ハザードモデル ·········· 151

D 統計調査の表現・解釈 　152

1. データの表現 ··················· 152
a 図表のつくり方 ················· 152
b プレゼンテーション ··············· 153
2. 統計にだまされないために ············· 153

● 演習問題 ···················· 156

9章 人口統計の基礎　尾﨑米厚・金城文

A 人口静態統計　160

1. わが国の人口 ················· 160
2. 年齢別人口 ··················· 161
3. 世界の人口 ··················· 161

B 人口動態統計　162

1. 出生と人口再生産 ··············· 162
2. 死亡 ······················ 163

3. 死産, 周産期死亡 ··············· 164
4. 婚姻と離婚 ··················· 165

C 生命表　166

1. 平均寿命 ···················· 167
2. 健康寿命 ···················· 168

● 演習問題 ···················· 170

10章 保健統計調査　原田亜紀子

A 基幹統計　174

1. 国勢調査 ···················· 175
2. 人口動態調査 ················· 175
3. 国民生活基礎調査 ··············· 176
4. 患者調査 ···················· 176
5. 医療施設調査 ················· 176
6. 学校保健統計調査 ··············· 177
7. 社会生活基本調査 ··············· 177

B その他の統計調査　179

1. 感染症発生動向調査 ·············· 179
2. 食中毒統計調査 ················ 181
3. 国民健康・栄養調査 ·············· 182

4. 地域保健・健康増進事業報告 ·········· 182
5. 身体障害児・者等実態調査 ··········· 183
6. 衛生行政報告例 ················ 183
7. 福祉行政報告例 ················ 183

C 医療経済統計　184

1. 国民医療費 ··················· 184
2. 介護サービス施設・事業所調査,
介護保険事業状況報告 ············· 185

D 疾病・障害の定義と分類　187

1. 国際疾病分類 ················· 187
2. 国際生活機能分類 ··············· 188

vii

E 活用可能なデータベース　190

1. レセプト情報・特定健診等情報
データベース(NDB)‥‥‥‥‥‥‥190

2. 国保データベース(KDB)システム‥‥‥‥191
3. 介護保険総合データベース(介護DB)‥‥‥191

● 演習問題‥‥‥‥‥‥‥‥‥‥‥‥‥193

11章　保健医療情報の管理・活用　原田亜紀子

A 情報処理の基礎　196

1. 保健医療情報‥‥‥‥‥‥‥‥‥‥196
2. ヘルスデータサイエンスの3要素‥‥‥197
　a　データアーキテクチャ‥‥‥‥‥‥197
　b　データマネジメント‥‥‥‥‥‥‥198
　c　データアナリシス‥‥‥‥‥‥‥‥198
3. データの電子化‥‥‥‥‥‥‥‥‥198
4. データベース‥‥‥‥‥‥‥‥‥‥199
5. データの品質と情報セキュリティ‥‥‥199
6. レコードリンケージ‥‥‥‥‥‥‥‥199

B 保健医療情報に関する
法令・指針・原則　201

1. 個人情報の保護に関する法律‥‥‥‥201

2. 住民基本台帳法‥‥‥‥‥‥‥‥‥202
3. 倫理指針‥‥‥‥‥‥‥‥‥‥‥‥203
4. まもるべき原則‥‥‥‥‥‥‥‥‥203
　a　インフォームドコンセント‥‥‥‥203
　b　データ管理‥‥‥‥‥‥‥‥‥‥204
　c　情報公開‥‥‥‥‥‥‥‥‥‥‥204

C 保健医療情報の収集　205

1. 既存の統計資料‥‥‥‥‥‥‥‥‥205
2. 公的機関のウェブサイト‥‥‥‥‥‥206
3. 文献検索‥‥‥‥‥‥‥‥‥‥‥‥206
　a　文献データベースなど‥‥‥‥‥‥206
　b　文献の種類‥‥‥‥‥‥‥‥‥‥207

● 演習問題‥‥‥‥‥‥‥‥‥‥‥‥‥209

付録

国家試験対策の手引き
尾﨑米厚・金城文　211

索引‥‥‥223

1^章

疫学の概念

1章 疫学の概念

A 疫学の紹介

POINT
- 疫学とは，人々の間に生じている健康に関連する事象に関する学問である
- 疫学の3要素として，時・場所・人が重要である。
- 疫学の歴史上の重要な事例として，スノウのコレラに関する調査と対策，高木の脚気に関する調査と対策，ナイチンゲールの戦時下での調査や病院改革に関する調査に基づく提言などがある。

1 疫学の定義

英語で疫学を意味する epidemiology という語は，（感染症の）流行を意味する epidemia と，学問を意味する -logy から成立している。epidemia は古代ギリシャ語で伝染病を意味する ἐπιδημία に由来しており，ἐπιδημία は ἐπί（～のなかで）と δῆμος（人々）からなりたっている。つまり，**疫学**とは文字どおり「人々の間に生じている健康関連事象に関する学問」なのである。現在では，感染症だけでなく非感染性疾患や虚弱（フレイル）など，さまざまな健康事象が取り上げられている。

2 疫学の発展

a 古代ギリシャ・ローマの疫学

疫学の概念は古代ギリシャ時代やローマ時代から存在しており，ヒポクラテス（Hippocrates：BC 470 ごろ～400 ごろ）は環境要因や宿主要因，行動などが疾病の進展に影響を与える可能性があることを，ガレノス（Galenus：129 ごろ～200 ごろ）は健康保持には栄養や休息が重要であることを指摘している。

b 近代のイギリスの疫学

近代に入ると，1662 年にはロンドンの帽子商兼評議員であるジョン＝グラウント（Graunt, J.：1626～1674）が，死亡データの分析から出生・婚姻・死亡などの人口動態にあらわれる数量的規則性について始源的な著作をあらわし，性差や高い乳幼児死亡率，都市と農村の相違，季節変

動などについて指摘した。近代疫学の出発点とされるウィリアム=ファー（Farr, W.：1807〜1883）は，グラウントの仕事をもとにイギリスの死亡統計を体系的に収集して分析し，現在の統計学や疾病分類の基礎となるような慣行の多くを開発した。またジョン=スノウ（Snow, J.：1813〜1858）は19世紀に流行したコレラの調査を行い，感染源と思われる水源を特定した。

c 現代の疫学

19世紀から20世紀初頭にかけて確立された近代の疫学は，20世紀以降は統計学や生物学などの学問の進歩によって発展した。第二次世界大戦後は公衆衛生や医学分野での重要性を増し，疾病の発生頻度や動向の記述を行う記述疫学だけでなく，がんや循環器病などの非感染性疾患の危険因子の同定を行う分析疫学，さらには危険因子の修正によるリスク低減効果を検討する介入研究などが行われ，疾病予防や健康増進，適切な医療の提供ための科学的根拠の創出に不可欠な学問となった。

疫学は，特定の時代や状況のなかで特定の集団に疾病が広がる現象に焦点をあて，その原因や影響を理解するための学問として発展し，予防や対応策を提案するための重要な方法論を提供し，人々の健康と福祉に貢献してきたのである。

d 疫学の発展による疾病予防への貢献

かつての感染症が中心の時代から，生活習慣病・非感染性疾患へと疾病構造が変遷し，人口構造も転換を迎え，疫学の主要な対象や方法も変化してきた。現在は，個人の遺伝要因もしくは遺伝要因と環境要因の交互作用を取り扱う分子疫学・ゲノム疫学，社会的決定要因に注目する社会疫学への関心が高まっている。分子生物学や遺伝学の進歩による分子疫学・ゲノム疫学の発展は，従来と比較して疾病の発生・進展のメカニズムについてより深く洞察することを可能にした。また，健康に影響を与えうる社会的・経済的要因や環境要因への注目は，健康格差や社会的不平等に関する理解を深め，「原因の原因」を改善するより根本的な健康政策につながる。

さらに現代の疫学の特徴として，取り扱うデータの規模と複雑さの増大がある。たとえば，レセプト情報・特定健診等情報データベース（NDB）や国保データベース（KDB）システムのような大規模なデータベースが構築されており，これらの大規模データに基づく，より精密な分析や予測が可能となりつつある。また，データのオープンアクセスと共有がますます重要視され，疫学研究の透明性と再現性を高めるための取り組みが求められている。今後は，研究者や公衆衛生専門家がデータを活用し，共同で問題解決に取り組むことが可能となるだろう。

3 歴史に学ぶ疫学の原理

a 疫学の3要素

　疫学における3つの要素として**時・場所・人**が重要である。これら3要素は，疾病の発生や拡大を理解し，予防策や管理戦略を策定するうえで不可欠である。

■**時（time）**
　時とは，疫学的な現象が時間の経過とともに変化することをさす。時間的な要素は，疾病の季節的な変動やトレンド，発生のパターン，流行の発生と消滅，そして予防策や介入効果の評価に影響を与える。そのため，疫学的研究においては時間的なパターンやトレンドを分析することが，疾病の発生や拡大のメカニズムを理解するうえで重要となり，とくに感染症の場合には発症から回復までの経過や感染の潜伏期間などの時間的な要素を含んだ分析が必要になる。

■**場所（place）**
　場所とは，健康事象が発生する地理的な領域や環境をさす。場所の要素は，地域や地域社会の社会経済的特性，地形，気候，人口密度，衛生状況などによって異なる。これらの要素は，疾病の発生や拡大の地理的パターンやクラスターを理解するために重要であり，地理的な偏在や地域差が疾病のリスクや影響にどのように影響を与えるかの評価にも役だつ。さらに，地域ごとの予防策や健康政策の適切な計画と実施においても重要である。

■**人（person）**
　疫学における人とは，特定の人々や人口集団をさし，さらに疾病や健康問題に影響を受ける個人や集団の属性・特性・行動を含んだものである。これらの要素は，遺伝的要因や生活習慣，社会経済的地位，年齢・性別・民族・職業などの要因によっても異なってくる。疫学的研究や調査では，これらの要素を考慮して，特定のリスク因子や曝露と疾病の関連性を評価する。

　これらの時・場所・人の要素は，疫学的な現象を包括的かつ総合的に理解するための基本的な枠組みを提供する。これらの要素を疫学的研究や調査に適用することで，疾病の発生や拡大のパターンを理解し，適切な予防策や管理戦略を仮定することが可能となるのである。疫学の3要素は，健康問題の研究や対策において不可欠な概念であり，疾病予防や健康増進のための取り組みにおいて重要な役割を果たす。

b スノウによるコレラの発症動向調査

　先述したスノウは19世紀のイギリスの医師であり，彼の業績として

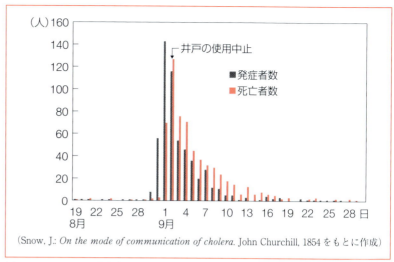

図1-1 コレラの発症者数・死亡者数の推移

あげられる1854年のロンドンでのコレラの大流行に関する調査は，現代の疫学における基盤となっている。当時は，疾患の原因はわるい空気（miasma）や悪霊であるものとされ，科学的な根拠に基づく医学的な理解はとぼしい時代であった。しかし，スノウはコレラ流行の原因を積極的に探索し，疫学的に妥当な結論を導き出した。この調査データを前述の疫学の3要素（時・場所・人）の観点からみてみよう。

■**時の要素**

1854年のロンドンにおけるコレラの流行曲線（86ページ）を図1-1に示す。この罹患者数の推移は，多数の人間が一度に感染源となるものと接触したことを示唆している。この流行では，10日間で約500人がコレラで死亡した。

■**場所の要素**

スノウは1854年8〜9月のコレラの死亡者の居住地区をロンドンのソーホー地区の地図にマッピングし，死者のうちほとんどがその地域の水源のうち，ブロードストリートのポンプの周囲に発生していることを見いだした（図1-2）。しかし，一部ではあるがブロードストリートから離れた地区に居住する住民からもコレラが発生していた。

■**人の要素**

ブロードストリートから離れた地区での感染者は，学校がブロードストリート付近にあり，そのポンプから水を飲んでいることが判明した。ブロードストリートのポンプを使用した集団でコレラ感染者が多いという事実から，スノウはこのポンプからの水が汚染されていることが感染の原因であるという仮説にいたった。そこで，スノウは次の調査を行なった。

当時のロンドンではSouthwark and Vauxhall社（SV）とLambeth社

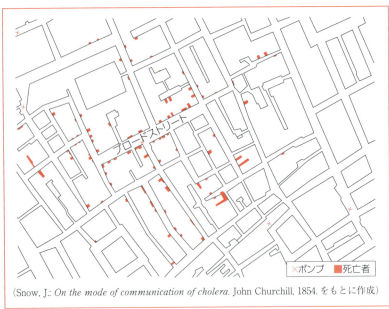

図1-2 コレラの大流行に関する調査結果を示すブロードストリートのポンプ周辺のマップ

表1-1 ロンドンのある地区におけるコレラ死亡者数(1854年7月9日～8月26日)

供給会社	人口	死亡数	死亡率 (人口千対)
SV社のみ	167,654	844	5.03
LB社のみ	19,133	18	0.94
両社	300,149	652	2.17

(Richardson, B. W.: *Snow on cholera: being a reprint of two papers by John Snow, together with a biographical memoir*. Oxford University Press, 1936 をもとに作成)

(LB)の2つの水道会社が水を供給していた。スノウは家々を1軒ずつたずね，水道会社の領収書や塩分含有量などから，どの会社の水を利用しているかを確認したのである。その結果，SV社の水だけを飲む家は，LB社の水だけを飲む家の約5倍もコレラの死亡率が高いことが判明した(表1-1)。

■スノウによる介入とその効果

ここからスノウはSV社の水が感染源である可能性が高いと判断し，ポンプの取っ手を取り除くように地区委員会に要求した。翌日には取っ手が取り除かれてポンプが閉鎖され，コレラの発生率は急速に低下した。

後年，ロベルト=コッホ(Koch, H. H. R.：1843～1910)が，インドからエジプトに広まったコレラの流行下で，その原因病原体としてコレラ菌を同定したのは，1883年のことであった。このエピソードは，疫学が病因が特定できない段階でも現象を分析して仮説をたて，病気の蔓延を

> **プラス・ワン**
>
> **教育者としての高木兼寛**
> 高木は、臨床第一の医学教育と看護職育成を重視し、のちに成医会講習所(1881年)と、わが国初の看護学校である有志共立東京病院看護婦教育所(1885年)を設立したことでも知られている。

阻止するための方法論・対策案を提供・提示しうる実践的な学問であることを示している。スノウの手法は感染症の調査と対策のモデルとしての疫学の重要性を示しており、現代の公衆衛生の基盤を理解するためにも貴重な事例である。

c わが国における疫学研究の歴史

わが国における疫学の萌芽の重要なエピソードとして、高木兼寛✚(1849～1920)と森林太郎(1862～1922)による脚気論争がある。

現在では、脚気はエネルギー代謝の過程で補酵素としてはたらくビタミン B_1 の欠乏によって引きおこされる疾患であることがわかっている。ビタミン不足になりやすい米食主体で副食が乏しい食生活が改善されたこともあり、脚気患者はほとんどみられない。しかし、江戸時代～明治時代にかけては原因不明の疾患であり、しかも重症化すると脚気心とよばれる高拍出性心不全と循環不全を呈して死にいたるという、重篤な疾患であった。とくに明治時代の海軍・陸軍での脚気患者の増加は軍事力維持の点からも重要な課題となった。

1883年、海軍練習艦「龍驤」では脚気が多発した。英国ロンドン大学キングスカレッジへの留学経験があり海軍医務局長であった高木は、栄養補給を行うことの重要性を提唱し、翌年の練習艦「筑波」の航海では同等の乗員数で同等の季節・日数・航路をとり、米食をパン食にかえるなどして窒素／炭素比を1/15にした食事をとらせた。その結果、1884年以降の脚気発生率は激減し、死者は1名もでなかった。疫学的な表現をすれば、高木は介入研究(41ページ)という手法によって、白米食が脚気の危険因子であることを示したのである。

一方、陸軍軍医であった森は、「統計は以て原因を探求すべき方法にあらず」とし、脚気対策としての麦飯などの補給に反対し、陸軍では白米を提供しつづけた。このことは兵士たちのビタミン B_1 不足を深刻化させ、日露戦争における脚気による死者が海軍ではわずかであったのに対し、陸軍では2万7千人以上にも及んだ。

d 看護における疫学

看護学と疫学との関連としてまずあげられるのは、フローレンス=ナイチンゲール(Nightingale, F. : 1820～1910)の功績であろう。ナイチンゲールは19世紀における近代看護学の創始者であり、クリミア戦争中に傷病兵の看護に従事し、衛生状態の改善や看護の質の向上に努めたことで知られている。同時にナイチンゲールは、統計データの収集や分析を通じて看護の効果を実証し、公衆衛生への貢献を果たした。このときに彼女が用いた図は鶏頭図とよばれるものであり、今日の統計学上はいくつかの問題点が指摘されるものの、英国議会を中心とした伝えるべき相手の理解を促す方法としてデータを可視化したという点で、当時画期

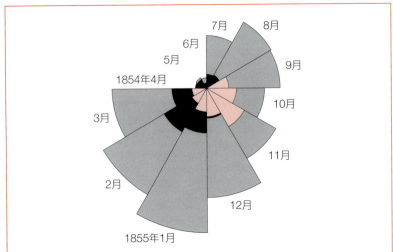

著者注：クリミア戦争における兵士の死亡は，負傷（ピンク色）やその他の原因（黒色）よりも，疾病によるもの（灰色）が多かった。
(Nightingale, F.: *Notes on Matters Affecting the Health, Efficiency, and Hospital Administration of the British Army*. 1858 をもとに作成)

図 1-3　ナイチンゲールの鶏頭図

的なものであった（**図 1-3**）。

　また，ナイチンゲールは陸軍病院での衛生環境の改善だけでなく，ロンドン市内の病院の改革にも意欲的であった。市内の病院の調査により，傷病名が統一されていないことや入院期間が把握されていないことを指摘し，疾病名の標準的リストを作成して統一様式による整理を可能にし，平均入院日数の算定方式を定めた。これは1860年の国際統計学会で報告され，病院統計の標準化への関心を高めた。

　このように，ナイチンゲールは統計データの収集や分析を通じて，看護の効果を実証し，公衆衛生や医療へ大きく貢献した。彼女の業績は看護の科学的基盤を確立するものであり，看護学の発展に大きな影響を与えると同時に，現代の根拠に基づく看護／実践(evidence-based nursing/practice；EBN/EBP)の先駆けであった。

●参考文献
- 奥積雅彦：統計図書館コラム【No.0006】．総務省統計局，2021．(https://www.stat.go.jp/library/pdf/column0006.pdf).
- Nightingale, F.: *Notes on Matters Affecting the Health, Efficiency, and Hospital Administration of the British Army*. 1858.
- Snow, J.: *On the mode of communication of cholera*. John Churchill, 1854.

曝露と疾病発生

POINT
- 疾病の発症前に存在し，その疾病の発症になんらかのかたちで関与することが想定される特定の状態を曝露という。
- 曝露のなかで，疾病の発生確率を高める要因を危険因子，低下させる要因を防御因子（保護因子）という。

疫学研究の目的の1つは因果関係の推定にあり，そのため一般的には，記述疫学，分析疫学，介入研究の3段階をふむ（32ページ）。

記述疫学は，疾病やその他の健康事象の発生や分布に関する基本的な情報を収集する段階であり，集団内の疾病分布から，現在どのような疾病が社会や集団のなかで問題なのかを明らかにする。

分析疫学は，問題となる疾病の発生頻度を上昇させる要因を特定し，その要因と疾病の発生頻度との関連を定量化する段階である。ここでは，関連があると想定されるあるいは研究者が関心をもつ要因（曝露要因）を取り上げ，曝露要因の保有状況による疾病の発生・保有頻度の相違を統計学的に推計する。

介入研究は，分析疫学で疾病の発生頻度を上昇させることが明らかになった要因（危険因子）を人為的に変化させ，特定の介入や予防策が疾病の発生や進行に与える影響を評価する段階である。

1 曝露と危険因子

a 曝露

曝露とは，疾病の発症前に存在し，その疾病の発症になんらかのかたちで関与することが想定される特定の状態をさす。化学物質，放射線，ウイルス，細菌などの有害物質にさらされることのほか，喫煙・飲酒，運動量，食生活などの個人の生活習慣や，受動喫煙や長時間労働などの環境も，健康に影響を及ぼす可能性がある場合，曝露と考えうる。

曝露の程度や期間は，健康への影響の強さを変化させる。たとえば，喫煙などによる有害物質への曝露は，その期間が長いほど，あるいはその量が多いほど，がんや呼吸器疾患，循環器疾患などの健康問題をより強く引きおこすと考えられる。これを曝露と疾病との量-反応関係とい

9

う（25ページ）。

b 危険因子

　曝露のなかで，疾病の発生確率を高めることが確認された要因を**危険因子**という。たとえば，喫煙は心筋梗塞や脳卒中などの循環器疾患の発症率や死亡率を上昇させることが複数の研究で確認されており，循環器疾患の危険因子であるといえる。一方で，疾病の発生率を低下させる要因は**防御因子**（保護因子）とよばれる。

　分析疫学で同定された危険因子に対しては，それが修正可能なものであれば，次の段階で介入による修正とその効果の検証が行われる。しかし，すべての危険因子が修正可能なわけではない。たとえば年齢は多くの循環器疾患の危険因子であり，高齢者が若年者よりも発症率・死亡率ともに高いが，年齢は修正しえない。そのほかにも，性別や遺伝的要因，収入・教育水準などの社会経済要因の修正は，現段階では現実的ではない。

　こうした修正が困難な要因を危険因子として同定することは，一見すると意味がないことのように思えるかもしれない。しかし，修正困難な危険因子と修正可能な危険因子との交互作用（149ページ）の検討なども，科学的知見として重要である。

② 診断基準

　疫学研究では，曝露と疾病発生・保有との関連を検討する。そのためにはそれぞれの定義，とくに疾病の定義を明確にしておくことが重要である。たとえば，肺がん罹患を疾病発症と定義した場合，それが胸部X線撮影で診断された肺がんなのか（通常，これは「肺がんの疑い」にすぎない），気管支鏡検査で組織生検を行い病理学的に診断された肺がんなのかによって，診断の信憑性は大きく異なる。疫学研究では，問題となる疾病をどのように定義するかを事前に明確に定め，診断方法を統一することが必要である。

　各疾患の診断基準は時代とともに変化し，発展している。たとえば，高血圧治療ガイドラインは約5年ごと，糖尿病診療ガイドラインは約3年ごと，動脈硬化性疾患ガイドラインは約5年ごとに改訂され，治療内容だけでなく，評価方法や診断基準も必要に応じて見直される。研究で取り上げる曝露や疾病は，標準化された共通の定義がきわめて重要なので，こうした各疾患のガイドラインを参照するとよい。

　疾病および機能の世界共通の代表的な分類には，世界保健機関（World Health Organization；WHO）が定めた疾病及び関連保健問題の国際統計分類（国際疾病分類，International statistical classification of diseases and related health problems；ICD）や，国際生活機能分類（In-

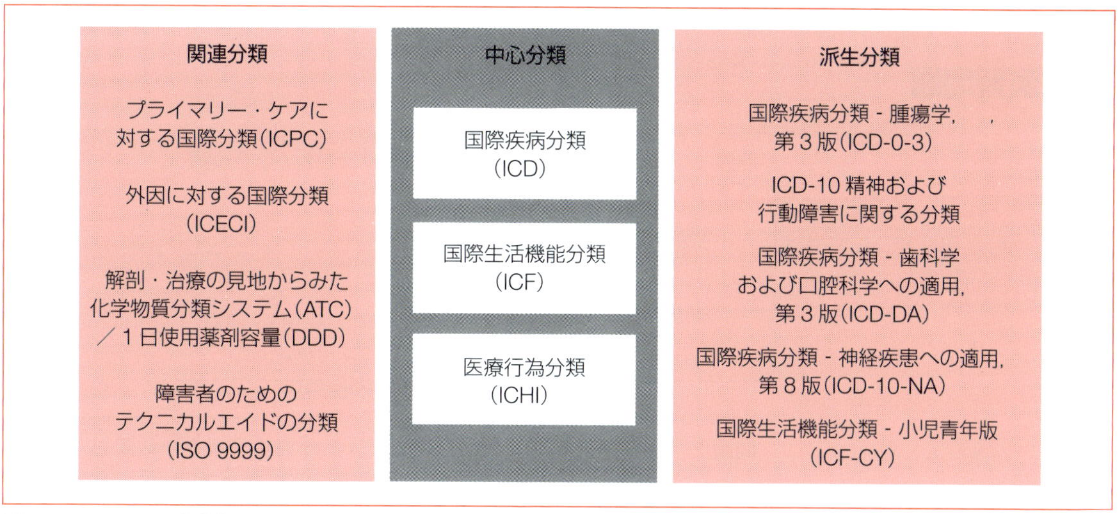

関連分類	中心分類	派生分類
プライマリー・ケアに対する国際分類（ICPC） 外因に対する国際分類（ICECI） 解剖・治療の見地からみた化学物質分類システム（ATC）／1日使用薬剤容量（DDD） 障害者のためのテクニカルエイドの分類（ISO 9999）	国際疾病分類（ICD） 国際生活機能分類（ICF） 医療行為分類（ICHI）	国際疾病分類 - 腫瘍学, 第3版（ICD-0-3） ICD-10 精神および行動障害に関する分類 国際疾病分類 - 歯科学および口腔科学への適用, 第3版（ICD-DA） 国際疾病分類 - 神経疾患への適用, 第8版（ICD-10-NA） 国際生活機能分類 - 小児青年版（ICF-CY）

図 1-4　WHO 国際分類ファミリー

ternational classification of functioning, disability and health：ICF）がある。これらの2分類は WHO 国際分類ファミリーとして管理・運営されている分類群の中心をなしている（図 1-4, 187 ページ）。

●参考文献
・総務省：e-Stat.（http://www.e-stat.go.jp）
・国立健康・栄養研究所（http://www0.nih.go.jp/eiken）
・国立感染症研究所（http://www.nih.go.jp/niid/ja/from-idsc.html）
・渡辺賢治：ICD-11 への東アジア伝統医学分類導入に向けて. 週間医学界新聞, 医学書院, 2009.

1章　疫学の概念

演習問題

問題1　疫学の3要素に**含まれない**ものはどれか。2つ選べ。
　1．場所
　2．物
　3．人
　4．金
　5．時

問題2　19世紀のロンドンにおいて，コレラの流行調査で活躍した疫学
　者はどれか。
　1．フローレンス・ナイチンゲール
　2．ジョン・グラウント
　3．ロベルト・コッホ
　4．ジョン・スノウ

問題3　曝露のうち，疾病の発生確率を高めるものはどれか。
　1．交絡因子
　2．防御因子
　3．危険因子
　4．保護因子

2章

集団の健康状態の把握

2章 集団の健康状態の把握

A 疾病の頻度の指標

POINT
- 疾病の頻度を表現する指標のうち，とくに有病率・罹患率・死亡率の意義を理解し，計算方法を習得する。
- 有病率は，医療・保健サービスの需要を推定するのに用いられる。患者調査による受療率で代用されることが多い。
- 罹患率は，疾病予防活動の評価に用いられる。疾病登録がないと把握がむずかしい。
- 死亡率は，特別な調査をしなくても知ることができる疾病の頻度に関する指標である。

保健師活動においては，地域の健康状態を把握し，課題を明らかにすること（地域診断）が基本である。地域診断は，既存統計を分析することから始まる。集団の健康状態を把握するための基本的指標には，有病率・罹患率・死亡率がある。それらの考え方，特徴，計算方法を理解することは必須である。

1 疾病の頻度を測定する前提としての疾病分類

疾病統計を行うにはある人が疾病かどうかを決める基準，どのような疾病かを決める基準が必要になってくる。分類を行うことにより疾病の有無が明確になってはじめて，疾病の実態の比較が可能となる。また，健康と疾病は二者択一的なものではなく，連続性のある状態である。そこで，一定の判定基準を設定する必要が出てくる。

疾病体系を国際的に標準化しておかないと，その比較にも不便である。世界保健機関（WHO）により疾病を分類するためにつくられたのが，国際疾病分類（ICD）である。現在は，2019年にWHOの総会で採択され，2022年に発効したICD-11の適用準備が進められている。ICD-11では章構成は26章になり，疾病コードは，約18,000に増えた。第4章「免疫系の疾患」，第7章「睡眠・覚醒障害」，第17章「性保健健康関連の病態」，第26章「補助章・伝統医学の病態・モジュール」，第V章「生活機能評価に関する補助セクション」，第X章「エクステンションコード」が，新しく追加された。

エクステンションコードには，重症度，時間軸（無症候性，再発性，続発性，急性，慢性），局所（左右，広汎性・限局性），解剖学的部位，組織病理，外因や損傷の状況等が含まれる。和訳作業においては，精神

プラス・ワン

国際疾病分類（ICD）
正確には，「疾病及び関連保健問題の国際統計分類（International Statistical Classification of Diseases and Related Health Problems）」という。人口動態統計や患者調査，病院のカルテ管理などに用いられる分類で，WHOにより制定された。
詳細は，第10章を参照。

疾患において「障害」を使わず「症」とよぶことになる疾患が増える見込みである。

2 割合

プラス・ワン

有病率と受療率・有訴者率
患者調査で明らかになる受療率には疾病があっても医療施設を受診しない者は含まれないので，厳密には有病率とはいえない（国家試験では有病率≠受療率である）。
国民生活基礎調査では，有訴者率や通院者率が報告されるが，抽出された国民に調査員が面接調査した結果であるため，本人が疾病と認識していないと回答されないし，正確な病名が告知されているとは限らないので，必ずしも有病率に一致しない（国家試験では有病率≠有訴者率 or 通院者率である）。

a 有病率

有病率（prevalence rate）とは，ある一時点において疾病を有している人の割合である。

$$有病率 = \frac{疾病を有する人の数}{対象者数}$$

図 2-1 の例では，2024 年 4 月 1 日時点での有病率は 4/20 で 20％，10 月 1 日時点では，6/18 で 33％，2025 年 4 月 1 日現在では，5/16 で 31％ となる。有病率を算出するには，どの時点の有病率であるかの指定が必要である。その時点までの死者や転出者を除いた対象者数が分母であり，その時点で疾病を有している者の数が分子である。

一般的には，特別な調査をしないと疾病のある人の数を把握することは困難である。厚生労働省は国民生活基礎調査における自覚症状のある者および通院している者の数を通して有病率を推定しているが，住民への面接調査による自己申告のため，診断名の信憑性に疑問が残る。また，医療施設に対する調査である患者調査のデータによっても有病率を推定しているが，これはあくまでも医療機関に受診した患者が分子となるので**受療率**とよび，正確には有病率ではない。

有病率は集団における疾病を有する者の割合なので，「どのくらいの

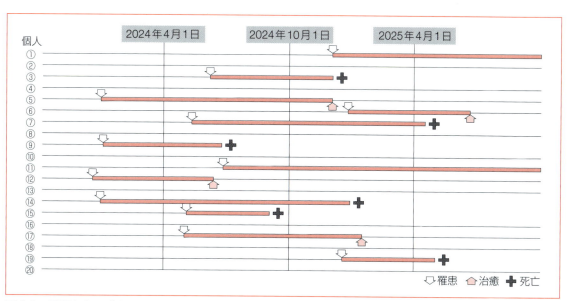

図 2-1 罹患有病モデル

2章　集団の健康状態の把握

医療サービスが必要であるか」などの判断に用いられるが，後述する罹患率，死亡率，あるいは治癒率の影響で増減するので，有病率が上がればわるい，下がればよいとは単純には言えない。

わが国における有病率の高い疾患には，高血圧症，脂質異常症，糖尿病，齲歯などがある。有病率で疾病の頻度をあらわすのに適している疾病は慢性疾患であり，多くの生活習慣病がそれにあたる。また精神疾患，骨・関節疾患，難病などは疾病の罹患がとらえにくく，死亡率も高くないことが多いので，これらの疾病の頻度をあらわすのにも有病率が適切である。逆に急性疾患や有病期間の短い疾患（治癒が早い，死亡が早いなど）は，その頻度をあらわすには有病率はあまり適切ではない。

b 累積罹患率

累積罹患率（cumulative incidence rate）とは，かなり長い期間の間に，健康関連の事象の発生する者の割合である。がんについての指標である累積がん罹患リスクは，その一例である。分母は，追跡開始時点の人数である。追跡期間は，対象者ごとに異なる場合もある。平均リスクともよぶ。図2-1（15ページ）の例では，開始時の20人のうち発症したのが12人であるので，12/20＝60％である（この追跡期間を「長い期間」とみなした場合）。

c 致命率，発症率

致命率（致死率；fatality rate）とは，ある疾病に罹患した人のうち，その疾病で死亡した人の割合である。感染症の集団発生時など特定の疾病の発生事例の場合に用い，疾病の重篤度をあらわす指標となる。

$$致命率 = \frac{ある疾病による死亡数}{ある疾病の罹患数}$$

その他，感染症・食中毒の集団発生時には，**発症率**（発病率；attack rate）という指標も用いられる。分母は，対象集団人口でもよいが正確には対象集団で疾病発生のリスクのあった人数（population at risk）となる。たとえば学校給食による集団食中毒では，原因と思われる給食が出された日の給食を食べた者の数が，リスクのあった人数となる。

$$発症率 = \frac{発症者数}{対象集団で疾病発生のリスクのあった人数}$$

d 相対頻度

相対頻度は，**相対度数**ともよび，全体数に占めるそれぞれのカテゴリの割合である。疫学統計分野では死因別死亡割合やPMI➕などがある。

■死因別死亡割合（proportional mortality rate；PMR）

死因別死亡割合とは，ある死因による死亡数が全死亡数に占める割合である。どのような死因が多いかを示す指標であり，人口データがなく

➕ プラス・ワン

各国のPMIと関連指標

2001年のわが国のPMIは，93.9%，1998年のアメリカでは88.5%，1986年のバングラデシュでは，32.5%，1991年のイランでは27.6%である。

近年，PMIはあまり用いられなくなった。「国民衛生の動向」（2023/2024年）には，PMIに近い指標として，65歳以上の死亡数の死亡総数に対する割合が示されている。わが国は91.3%であり，イタリア90.0%，スウェーデン89.3%，オランダ86.6%，ドイツ86.0%，フランス85.3%などと比較しても最も高い（国により年次が異なる）。アメリカ合衆国は74.2%，カナダ80.3%，ニュージーランド81.0%，オーストラリア82.1%のように先進国でも低い国もある。開発途上国では，人口統計・死亡統計の精度に問題があり，なかなか算出できない。

A. 疾病の頻度の指標

ても計算できるが，いろいろな原因で変動するので地域間比較や増減の解釈はむずかしい。

$$死因別死亡割合 = \frac{ある死因による死亡数}{全死亡数}$$

■PMI(proportional mortality indicator)

PMIとは，全死亡数に対する50歳以上の死亡数の占める割合である。

$$PMI = \frac{50歳以上の死亡数}{全死亡数}$$

人口統計が整備されていない開発途上国などで，人口データがなくても計算できる集団の健康状態をあらわす指標である。死亡者のなかでの50歳以上の者の割合なので，死亡者の情報のみで算出できる。人口構成が大きく異なる集団間での比較をする場合は解釈がむずかしい。

❸ 率

プラス・ワン

観察人年

厳密にいえば，観察対象はその疾病に罹患する可能性のある人々である。これらを感受性者とよぶ。たとえば，乳がんの罹患率を調べる場合，対象人口は女性で，乳房があり，観察開始時に乳がんでない者となる。ある種の感染症のように一度罹患すると二度と罹患しない疾病であれば，観察期間の開始時にすでに罹患経験があるか，有病中の人は分母から外される。この場合もこれらの人々は「感受性者ではない」という。

コホート研究で，疾病発生時点が正確に把握できる場合は，疾病発生，死亡・転出などまでの観察期間の総和が分母となる。

a 罹患率

罹患率(incidence rate)とは，ある集団において一定期間(通常1年間)における疾病の発症頻度である。

$$罹患率 = \frac{ある期間のある疾病の新規発症者数}{観察人年}$$

分子はある期間(通常1年間)に新たに発症した人の数である。分母は**観察人年**である。観察人年とは，何人の対象者を何年間観察したかの総計である。100人を1年間観察すれば100人年となる。観察期間中に死亡・転出などが発生すれば，その人はその時点までが観察期間となる。観察集団が市町村などであれば個々の人年を数えるのが困難なため，その年の中央，つまり年であれば6月30日，年度であれば9月30日の人口(**年央人口**)を用いて年央人口×1＝観察人年とする。年央人口がわからなければ観察年の最初の人口と最後の人口を足して2で割る。

分子の罹患者数を把握するにはかなりの労力が必要となる。常時ある疾病の新規発生を把握できるシステムが必要であり，実際にある疾病の罹患率がわかる調査としては，地域がん登録，結核患者登録，感染症サーベイランスなどがある。

罹患率は，病気へのかかりやすさを示し，疾病予防に成功すれば下がるので，罹患率が下がることはよいことである。したがって，罹患率は一次予防対策の評価の指標として用いることができる。

図2-1(15ページ)の例では，2024年4月1日から1年間の罹患数は，新たに病気になった人数を数えるため，すでに病気である人を除いた8人となる。したがって，罹患率は，8/18＝0.44/人年となる。一般に用いられる単位(人口10万対)であらわすと44,000/10万人年となる。

17

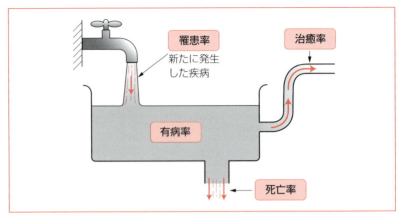

図 2-2　罹患率・死亡率・有病率の関係を示した模式図

b 死亡率

　死亡率(mortality rate)とは，一定期間(通常1年間)におけるある疾病の死亡数が観察集団人口に占める割合である。死亡は人口動態統計により知ることができるので，わが国においては集団の健康状態を知るための貴重な情報である。

$$死亡率 = \frac{ある期間の死亡数}{観察人年}$$

　死亡数を人口(年央人口)で割ったものを**粗死亡率**(crude mortality rate)とよぶ。**図 2-1** の例では，粗死亡率は 4/18＝22％ となる。死亡率は観察集団の年齢構成に大きな影響を受けるため，その影響を除いて評価を行いたい場合には，**年齢調整**という処理を行う(56 ページ)。

　死亡率は疾病による結果あるいは影響をあらわす指標であるが，罹患率・有病率のみならず，疾病の重篤度，治療の効果や進歩などといったさまざまな要因により変化する。

c それぞれの指標の関係

　それぞれの指標の関係は**図 2-2** のようになる。有病率は，有病期間が一定であれば，罹患率が高くなるほど高くなる。罹患率が一定でも，治療法の改善により死亡率が減少し，有病期間が長くなれば有病率は高くなる。さらなる治療法の発展で，治癒するようになれば有病率は減少する。このように，罹患率と治療や疾病の予後の変化などにより影響を受ける有病期間の変化により有病率は変動する。したがって，有病率の増減のみによって疾病対策を評価することはむずかしい。

B 曝露効果の指標

> **POINT**
> - 相対危険は，コホート研究のときに算出される，曝露が死亡や疾病発生に及ぼす効果の大きさを示す指標である。
> - オッズ比は，症例対照研究のときに算出される指標である。
> - 寄与危険割合とは，曝露群に発生した疾病のうち曝露により余分に発生した部分の割合である。
> - 人口寄与危険割合とは，集団全体に発生した疾病のうち曝露により余分に発生した部分の割合である。

ある要因への曝露が疾病を発生しやすくする度合いを示す指標には，以下のようなものがある。

1 相対危険

相対危険（relative risk；RR）は，曝露がある（要因がある）人は，ない人の何倍疾病を発生しやすいかという指標である。

$$相対危険 = \frac{曝露群における事象の発生率}{非曝露群における事象の発生率}$$

a 罹患率比，死亡率比

罹患率比および死亡率比とは，罹患率および死亡率の比である。分母に要因に曝露していない群の罹患率（死亡率），分子に要因に曝露した群の罹患率（死亡率）を用いると，要因の曝露により何倍疾病にかかりやすいか，あるいは死亡しやすいかという意味になる。

b 累積罹患率比（リスク比）

累積罹患率比は，要因に曝露していない群の累積罹患率を分母に，曝露した群の累積罹患率を分子にして計算する。**リスク比**➕ともよぶ。罹患率比の追跡期間が十分に長いときが累積罹患率比となる。

c オッズ比

オッズとは，あることがらが「ない」ことに対する「ある」ことの比であり，2つのオッズの比を**オッズ比**という。表2-1に示す症例対照研

プラス・ワン

「リスク比」という言葉の用いられ方

試験問題などにおいては，「相対危険度はどれか」や「オッズ比はどれか」と問うと，問題がやさしくなってしまうため，相対危険度またはオッズ比をさす言葉として「リスク比」が用いられることがある。

表2-1 疾病と曝露

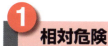

究の例では，疾病あり群において曝露が寄与するオッズ(a/c)と，疾病なし群において曝露が寄与するオッズ(b/d)の比となり，$a/c \div b/d = ad/bc$ であらわされる。相対危険度の近似値になるといわれている。

d ハザード比

疫学におけるハザード(危険有害性)とは，ある時点における健康事象を発生するリスクの大きさであり，病気のなりやすさの度合い，つまり「加速度」のようなものである。生存分析やコホート研究などの解析において，特定の統計学的モデルを用いるときに計算される。

要因に曝露していない群のハザードに対する，要因に曝露した群のハザードの比を**ハザード比**とよび，要因に曝露すると病気のかかりやすさが何倍になるかという指標になるため，オッズ比や罹患率比などとほぼ同義である。

② 寄与危険

曝露群と非曝露群の罹患率を用いたいくつかの複合指標がある。寄与危険，寄与危険割合，人口寄与危険，人口寄与危険割合などである。

a 寄与危険

寄与危険(attributable risk；AR)とは，罹患率差である。ある要因への曝露群と非曝露群の累積罹患率あるいは罹患率の差を寄与危険とよぶ。要因に曝露することで増えた罹患率の絶対量である。

寄与危険＝曝露群の罹患率－非曝露群の罹患率

b 寄与危険割合

寄与危険割合 ✚ (attributable fraction, attributable risk percent)とは，曝露群の罹患率のうち曝露が原因になっている部分の割合を示す。これは，曝露群において曝露を取り除けば，曝露群に発生している疾病のうち，どの程度の割合を減らすことができるかを示す。曝露群の疾病頻度に占める曝露の責任割合である。

$$寄与危険割合 = \frac{曝露群罹患率 - 非曝露群罹患率}{曝露群罹患率}$$

c 人口(集団)寄与危険

人口寄与危険(population attributable risk)とは，その集団全体の罹患率から非曝露群の罹患率を引いたものである。集団の一部がある要因に曝露したことで集団の罹患率がどの程度増えたかを示す罹患率の絶対量である。

人口寄与危険＝集団全体の罹患率－非曝露群の罹患率

✚ **プラス・ワン**

相対危険と寄与危険割合

相対危険(RR)は，曝露群の罹患率(Ie)，非暴露群の罹患率(Iu)を用いて，$RR = Ie/Iu$ であらわされる。よって，寄与危険割合は，$(Ie-Iu)/Ie = 1 - Iu/Ie = 1 - 1/RR$ であらわされる。つまり，相対危険のみわかれば，寄与危険割合を計算できるのである。

B. 曝露効果の指標

表 2-2 曝露要因 A，B と疾病発生の関係

		疾病の発生		計
		あり	なし	
曝露要因 A	あり	50	50	100
	なし	150	9750	9900
	計	200	9800	10000

相対危険 $=\dfrac{50/100}{150/9900}=33$

寄与危険 $=50/100-150/9900=0.48$

寄与危険割合 $=\dfrac{50/100-150/9900}{50/100}=0.97$

人口寄与危険割合 $=\dfrac{200/10000-150/9900}{200/10000}=0.24$

		疾病の発生		計
		あり	なし	
曝露要因 B	あり	150	3850	4000
	なし	50	5950	6000
	計	200	9800	10000

相対危険 $=\dfrac{150/4000}{50/6000}=4.5$

寄与危険 $=150/4000-50/6000=0.03$

寄与危険割合 $=\dfrac{150/4000-50/6000}{150/4000}=0.78$

人口寄与危険割合 $=\dfrac{200/10000-50/6000}{200/10000}=0.58$

＋ プラス・ワン

相対危険と人口寄与危険割合

集団全体に占める曝露群の割合を p とおくと，非曝露群の割合は $1-p$ となり，集団全体の罹患率(I)を，曝露群の罹患率(Ie)と非暴露群の罹患率(Iu)を用いて，$I=p \times Ie+(1-p) \times Iu$ とあらわせる(①)。ここで，相対危険(RR)について $RR=Ie/Iu$ であるから，変形して $Ie=RR \times Iu$ とし，①に代入すると，$I=(p \times RR+1-p)Iu$ となる(②)。②を人口寄与危険割合の定義式に代入すると，$(I-Iu)/I=((p \times RR+1-p)-1)/(p \times RR+1-p)=p \times (RR-1)/(p \times (RR-1)+1)$ となる。

つまり，人口寄与危険割合は相対危険と全体に占める曝露群の割合がわかれば計算できる。

d 人口（集団）寄与危険割合

人口寄与危険割合 ＋（population attributable fraction, population attributable risk percent）は，寄与危険割合を全人口集団へ適応したもので，曝露をなくすことによりその対象集団全体の疾病がどの程度減らせるかをあらわし，公衆衛生学的重要性を判定するときに参考になる。いくら寄与危険割合が大きくても，その曝露要因を有する者の割合が低ければ人口寄与危険割合は低くなる。逆に，寄与危険割合がさほど大きくなくても，曝露要因を有する者の割合が高ければ人口寄与危険割合が高くなり，そのような要因に対して公衆衛生対策を行う必要性が高まる。

$$人口寄与危険割合=\dfrac{対象集団全体の罹患率-非曝露群の罹患率}{対象集団全体の罹患率}$$

〔例題〕

　表 2-2 において，曝露要因 A はとても強い疾病発生要因であるため，相対危険が 33 にも上っている。寄与危険割合は 97％ ときわめて高い。一方，曝露要因 B は，相対危険は 4.5 と要因 A ほどは高くないが，寄与危険割合は 78％ とかなり高い。さらに，人口寄与危険割合をみると，要因 A は 24％ であるが，要因 B は 58％ と高い。

　このように相対危険あるいは寄与危険をみると，曝露要因 A のほうが重要な危険因子のようにみえるが，人口寄与危険割合をみると，曝露要因 B のほうが集団全体の疾病をより多く予防するには重要な因子であることがわかる。これは，曝露要因 B のほうが集団における曝露割合が高いからである（曝露要因 A の 1％ に比べ B は 40％）。

　この例題は肺がんと関連する曝露要因との関係に似ており，要因 A はアスベスト，要因 B は喫煙をイメージして作成した仮想例である。

2章 集団の健康状態の把握

演習問題

問題1 分母に集団の人口全体を用いる指標はどれか。**2つ選べ。**(100回改)

　1．有病率　　　　　　2．累積罹患率　　　3．致命率(致死率)

　4．死因別死亡割合　　5．PMI(proportional mortality indicator)

問題2 A市におけるある年の肺炎の罹患患者数は1,000人であり，そのうち死亡数は50人であった。これらの肺炎患者のうち感染症Bによるものは100人であり，そのうち死亡数は15人であった。感染症Bによる致命率(致死率)を求めよ。ただし，小数点以下の数値が得られた場合には，小数点以下第1位を四捨五入すること。(108回改)

問題3 有病率を上昇させる要因はどれか。(102回)

　1．罹患率が低くなる。

　2．平均有病期間が長くなる。

　3．観察集団に健康な人が流入する。

　4．重症化して短期間に死亡する人が増える。

問題4 人口10万人のA市におけるある年度の死亡数は1,000人であった。悪性新生物の罹患数は300人であり，その死亡数は200人であった。死亡に占める悪性新生物の相対頻度を求めよ。ただし，小数点以下の数値が得られた場合には，小数点以下第1位を四捨五入すること。(107回)

問題5 40歳以上の男性を対象とした疫学研究で虚血性心疾患死亡率(10万人年対)を観察した。虚血性心疾患死亡率は，喫煙群では40.0，非喫煙群では24.0であった。このときの寄与危険割合を百分率で求めよ。ただし，小数点以下の数値が得られた場合には，小数点以下第1位を四捨五入すること。(104回)

問題6 観察開始時点での観察集団の人数に占める，一定の観察期間内に新たに発生した患者数の割合はどれか。(110回改)

　1．罹患率　　　　　　2．罹患率比　　　　3．累積罹患率

　4．寄与危険割合　　　5．人口(集団)寄与危険

3章

疫学的研究方法

3章 疫学的研究方法

A 因果関係の立証

POINT
- 因果関係の立証の条件には，時間的関係（関連の時間性），関連の強固性，量-反応関係，関連の一致性，関連の特異性，関連の整合性などがある。
- 時間的関係とは，曝露が先にあってそのあとに疾病を発症することであり，曝露と疾病との因果関係の立証に必須の条件である。
- 疾病発症の原因を病因，宿主要因，環境要因のなかに求め，それぞれの要因を考慮し総合的に発症原因をとらえることを多要因原因説という。

1 因果関係の立証

プラス・ワン

コッホの3原則
①その病原体はつねにその感染症の患者から見いだされること。
②その病原体は純粋培養され，それを動物に接種すると同じ感染症が発生し，その病巣から，その病原体が検出されること。
③その病原体はほかの疾病の患者からは発見されないこと。

ヒルが提唱した9条件
喫煙する人は肺がんになりやすいと経験的に考えられていたが，その当否を明らかにするためにヒルが1965年に報告した研究で提案した因果関係の条件である。この条件に照らし合わせて，喫煙は肺がんの原因と推定される，と判定された。
1. Strength（強固性）
2. Consistency（一致性）
3. Specificity（特異性）
4. Temporality（時間性）
5. Biological gradient（生物学的勾配）または dose-response relationship（量-反応関係）
6. Plausibility（妥当性）
7. Coherence（整合性）
8. Experiment（実験的な証拠）
9. Analogy（類似性）

因果関係（causal association）の立証は，関連する要因や介入の効果を明らかにするためにとても重要であり，エビデンスに基づく実践（EBP）につながるものである。疫学と統計学には共通する部分も多いが，統計学的に有意差（145ページ）がみとめられても，疫学的な基準を満たさなければ因果関係があるとはいえない。

疫学的な因果関係の立証に大きな影響を与えたのが，病原菌と感染症の関係の立証について述べた**コッホ**（Koch, H. H. R.）**の3原則**である。ウイルスは培養できないなど，例外も少なくないが，コッホの基本的な考え方は，医学や疫学の発展に大きな影響を与えた。

因果関係があると認識されるかどうかは，その時代の価値基準や社会情勢に左右される。ジエチルスチルベストロール（DES）の場合，たった8人の外陰部がん患者の研究で，さほど反論もなく危険因子として受け入れられた。しかし，紙巻きタバコと肺がんとの関係について，因果関係が立証されたと認められるようになるまでには，何千という研究が発表されなければならなかった。

現在では喫煙と肺がんの研究で知られている**ヒル**（Hill, A. B.）**の9条件**をもとにしたものが，曝露と疾病との因果関係を考える基盤となっている。ただし，これらは因果関係の有無を客観的に判断する条件であるというわけではなく，あくまで結論を引き出すための指針として役だつものである。主要な条件について，次に説明する。

24

a 時間的関係

時間的関係(関連の時間性；temporal relationship)とは，曝露が先にあってそのあとに疾病を発症することであり，曝露と疾病との因果関係の立証に必須の条件である．そのため，同時点の曝露と疾病の状況を調査する横断研究では，因果関係の立証は困難である．

b 関連の強固性

関連の強固性(strength)とは，相対危険やオッズ比が高いほど曝露と疾病との関係が強まる，つまり因果関係があると考えられるということである．たとえば，タバコを吸う人が吸わない人に比べて肺がんになる倍率が1.5倍の場合よりも10倍の場合のほうが，タバコが肺がんの原因である可能性が高いといえる．

c 量-反応関係

量-反応関係(dose-response relationship)は，曝露量が増加するにつれて疾病のリスクも高くなるという関係であり，関連の強固性を補強し，因果関係の立証の強力な証拠となる．

図3-1に示すように，喫煙本数が多くなるにしたがって肺がん罹患の相対危険が高くなっており，喫煙と肺がんとの間には因果関係がある可能性が高いことがわかる．しかし正確な曝露量を測定するのは困難なことが多く，量-反応関係が出にくい場合もある．

d 関連の一致性

関連の一致性(普遍性；consistency)とは，異なった地域・民族・年齢層などに関する研究結果が，同じ方向性をもっていれば，因果関係がある可能性が高いということである．一般的に関連の強度が高く，量-

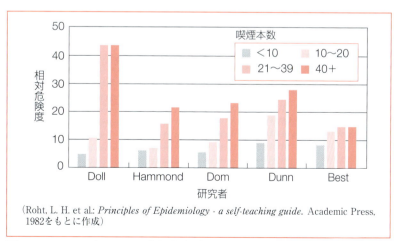

(Roht, L. H. et al.: *Principles of Epidemiology - a self-teaching guide*. Academic Press, 1982をもとに作成)

図3-1 5つの研究における喫煙本数別の肺がん罹患の相対危険

3章　疫学的研究方法

＋ プラス・ワン

必要条件と十分条件
要因Aなしには疾病Xを発生させることができない場合，AはXの**必要条件**であるという。
また，要因Aが単独で疾病Xを確実に発症させる場合，AはXの**十分条件**であるという。
必要条件でありかつ十分条件である場合を**必要十分条件**というが，この条件を満たすものは少ない。

反応関係がみられるときは，関連の一致性がある場合が多い。

図3-1（25ページ）にみられるように，喫煙と肺がんの関係は多くの研究で同様の結果が報告されているため，関連の一致性があるといえる。

e 関連の特異性

関連の特異性（specificity）は，**必要条件**と**十分条件 ＋** の両方のことをさす。たとえばタバコを吸う人のみが肺がんにかかる（必要条件）のであれば，喫煙と肺がんの関係は因果関係があるといえる。また，タバコを吸えば必ず肺がんになる（十分条件）場合も同じである。もちろん現実にはそのようなことはないが，だからといってタバコと肺がんの因果関係が否定されるわけではない。関連の特異性はあれば因果関係を検証しやすいが，関連の特異性がなくても因果関係の立証にさしつかえない。

f 関連の整合性

関連の整合性（coherence）は，研究の結果が既存の知見と矛盾しないことをいう。とくに，動物実験の結果など，生物学的な所見と一致すれば，曝露と疾病との因果関係は強まる。しかし，生物学的な所見と一致しない場合も，疫学的発見が先行し，のちに生物学的な裏づけがなされることもある。たとえば，喫煙が冠動脈疾患（CHD）の危険因子であることは以前から疫学的に示唆されていたが，その生物学的なメカニズムについてわかってきたのは最近のことである。

❷ 多要因原因説

「結核菌は結核の病因の1つにすぎない」とアメリカの公衆衛生学者ウィンスロー（Winslow, C. E. A.）が述べたように，疫学では疾病発症の原因は病原体だけではなく，個体の側（宿主）の条件や環境の条件も必要であると考える。このように，疾病発症の原因を**病因**，**宿主要因**，**環境要因**に求め，それぞれの要因を考慮して総合的に発症原因をとらえることを，**多要因原因説**（multifactorial causation theory）という。疫学はこの考え方に基づき，病原体のような病因が存在しなかったり，わからなかったりする疾病の場合でも，宿主要因と環境要因を明らかにすることで疾病を予防してきた。

多様な要因の1つひとつをとってみると疾病発症への寄与は小さいかもしれないが，複数の要因が同時に存在すると，互いに相加的 ＋，あるいは相乗的 ＋ にはたらくことがある。反面，拮抗的にはたらくこともある。そのため，多要因を総合的に評価することが重要となる。がんや循環器疾患などのように，長期間にわたる生活習慣が発症に関与するような疾病では，単一の病因を取り上げることは困難である。

＋ プラス・ワン

相加効果
2つ以上の要因に曝露された場合，その要因のリスクが加算されることである。

相乗効果（interaction）
2つ以上の要因に曝露された場合，その要因のリスクが加算以上の値になることである。タバコとアスベスト（石綿）の関係は，相乗効果の例としてよく知られている。

A．因果関係の立証

●参考文献

・Hill, A. B.: The environment and disease - association or causation? *Proceedings of the Royal Society of Medicine*, 58(5): 295–300, 1965.
・Roht, L. H., et al.: *Principles of Epidemiology - a self-teaching guide*. Academic Press, 1982.

B 対象集団の選定

> **POINT**
> - その研究課題において対象となる集団全体を母集団という。
> - 母集団から一部の標本を取り出すことを標本抽出という。
> - 無作為抽出法は，標本に選ばれる確率がわかっている抽出法である。単純無作為抽出法，層化無作為抽出法，集落抽出法，多段抽出法などがある。
> - 単純無作為抽出法は，母集団の全構成員において，標本となる確率が等しい抽出法である。

1 母集団と標本

プラス・ワン
観察対象集団と観察集団
観察対象集団が決定すれば，これらを対象として実際の研究を行う。観察対象集団のなかで研究参加に同意し，実際に研究に参加した集団を**観察集団**という。

疫学研究を行う場合，まず，とくべき課題を設定する。これを，**研究課題**（リサーチクエスチョン；research question）という。研究課題が決定すれば，対象とする**母集団**（population）がそれに対応して決定する。

研究課題から母集団が決定したならば，母集団のなかの誰を実際の研究対象にするかを次に検討する。母集団のなかから選ばれた研究の対象集団を**観察対象集団**（study population）とよぶ。母集団と観察対象集団が等しい研究（母集団の全員を対象にする研究）を**全数調査（悉皆調査）**という。これに対して，母集団の一部を**標本**（sample）として抽出して観察対象集団とする研究を**標本調査**という。

2 標本抽出法

標本抽出は，母集団から一部の標本を取り出す方法である（図3-2）。標本として抽出した研究対象者の数を**サンプルサイズ**とよぶ。標本から推定した母集団の値を推定値とよぶ。標本抽出法には，大きく分けて無作為抽出法と非確率抽出法の2つがある。

プラス・ワン
確率抽出法
本書では確率抽出法と無作為抽出法を同義としたが，文献によってその定義はさまざまである（Kish, L., 1965 など）。

a 無作為抽出法

無作為抽出法（random sampling）あるいは**確率抽出法**（probability sampling）は，標本に選ばれる確率がわかっている抽出法である。無作為抽出法の代表的なものとして，以下の方法がある。また，これらの

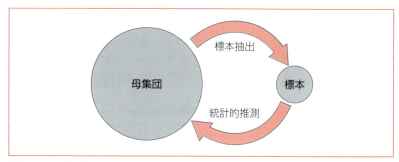

図 3-2　標本抽出

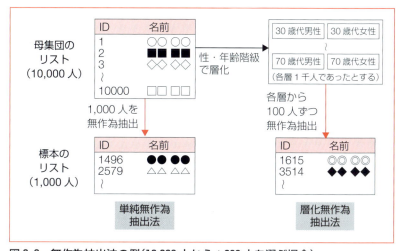

図 3-3　無作為抽出法の例（10,000 人から 1,000 人を選ぶ場合）

複数の方法を同時に組み合わせる場合もある。

1 単純無作為抽出法

　母集団全体の名簿（リスト）から乱数表などによって無作為（ランダム）に数字を発生させ，標本を抽出する方法である（図 3-3）。母集団の全構成員において，標本に選ばれる確率が等しい抽出法である。サンプルサイズが少ないと，偶然のばらつきによる偏りが生じるおそれがある。

2 層化無作為抽出法

　抽出を行う前に，関心のある属性（性，年齢階級，職業，地域ブロックなど）により，母集団をあらかじめ層に分け，各層から標本を無作為に抽出する方法である（図 3-3）。各層からの抽出数は各層の大きさに応じて決定する。

3 集落抽出法（クラスター抽出法）

　母集団を重複のないいくつかのグループに分け，グループを単純無作為抽出法で選び，そのグループの全構成員に調査する方法である。集落

(地域単位)を無作為に抽出し，選ばれた集落の全構成員に調査する場合や，学校のリストから学校を無作為に選び，選ばれた学校の生徒全員に調査する場合などである。対象者1人ひとりを無作為抽出するのがむずかしい場合に用いられる。

4 多段抽出法

何段階かのステップで標本を抽出する方法である。たとえば，まず市町村を無作為に選び，ついで国勢調査の調査区(市町村よりも小さい区域)を無作為に選ぶ場合などである。国民健康・栄養調査は，多段抽出法により対象地区を選び，その地区の全員に調査する(集落抽出)方法をとっている。何段階も抽出作業を繰り返すうちに標本に思いもよらない偏りが生じてしまう場合もある。

b 非確率抽出法

非確率抽出法(nonprobability sampling)は，標本に選ばれる確率が不明な抽出法である。標本が母集団を代表している保証がなく，またどの程度偏っているかが推定できない。そのため，無作為抽出法に比べてデータの信憑性は低い。ただし，非確率抽出法であっても，母集団を比較的よく代表していることがわかれば，有用な場合もある。また，対象者へのアプローチがきわめて困難な集団に調査したい場合はこのような方法もやむをえない。代表的な非確率抽出法には次のものがある。

1 有為抽出法

いくつかの変数に着目し，それらの標本平均などが母集団のものと同一になるように標本を選ぶ抽出法である。無作為抽出法に相対する用語として，非確率抽出法全体を有為抽出法と総称することも多いが，正確には非確率抽出法の1つである。

2 系統抽出法

最初の標本のみ選び，あとは一定の間隔で抽出する方法である。たとえば，10,000人から1,000人をリストから選ぶ場合は，母集団の1/10の標本を抽出するので，最初の1人は乱数表などを用いて1〜10番より無作為に1人選び，そこから10番ごとに抽出する。最初の1人が乱数表で5番目の人が選ばれたとすると，残りは10番おきに15，25，35，45，55……と選べばよい。もとになる母集団のリストが無作為に作成されていない限り，非確率抽出法になる。

3 その他の非確率抽出法

①便宜的抽出法：研究協力を依頼しやすい施設などで調査を行う方法である。

②**スノーボールサンプリング(雪だるま式抽出法)**：知人などを介して対象者を紹介してもらい，その人からさらに別の人を紹介してもらって研究参加者を増やす方法である。**機縁法**，**紹介法**ともよぶ。

③**応募法**：応募してきた人を対象にする方法である。モニター調査などがある。

④**典型法**：母集団を構成する典型的な人を対象にする方法である。

⑤**インターセプト法**：街角などで通りがかった人に声をかけて研究協力を依頼し，応諾した人を対象にする方法である。

●参考文献

・Kish, L.: *Survey Sampling.* John Wiley & Sons, Inc., 1965.

3章 疫学的研究方法

C 研究デザイン（研究方法）

POINT
- 研究デザイン（研究方法）は，介入の有無により，介入研究と観察研究に分かれる。
- 観察研究で疾病の危険因子や防御因子を明らかにし，介入研究で介入の効果を評価する。
- 観察研究は実態の把握や事例の報告などを行う記述研究と，疾病の危険因子や防御因子を究明する分析研究に分かれる。
- 観察研究の分析研究には横断研究，コホート研究，症例対照研究などがある。
- 横断研究は有病率の調査，コホート研究は罹患率や死亡率の調査が可能である。
- 介入研究には前後比較試験，無作為化比較試験，クロスオーバー試験などがある。
- 無作為化比較試験はエビデンスレベルが高い。

プラス・ワン

介入
疾患の危険因子などに対して人為的に変化をおこし，疾病の発生率の低下や合併症の予防などを試みること。たとえば，肺がんの予防のために禁煙支援を行うことなどである。

　疫学的な**研究デザイン（研究方法）**は，医学や看護学・保健学の量的研究の基盤である。一般的な分類を図3-4に示すが，研究デザインの分類の仕方については統一した見解がなく，多くの別名がある。
　研究方法は大きく分けると，研究対象者に介入✚を行わない（観察のみである）**観察研究**（observational study）と，疾病の危険因子などに対

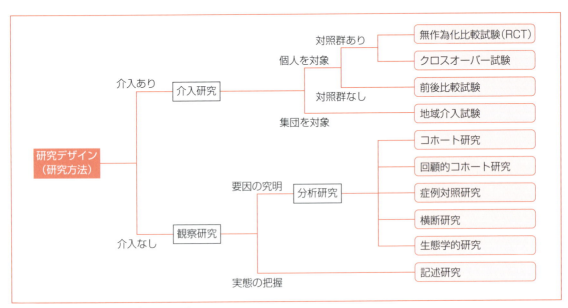

図3-4　疫学的な研究デザインの分類

C. 研究デザイン（研究方法）

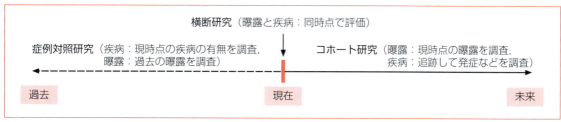

図3-5 疫学研究における曝露と疾病，調査の方向性

プラス・ワン

疾病の要因
疾病の危険因子や防御因子（予防因子）には，直接原因（下記のB）と間接原因（下記のA）のいずれもが含まれる。一般的に，危険因子や防御因子は近位（疾病に近い側）であるほどリスクや予防効果が高い。

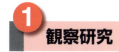

して介入を行う**介入研究**（intervention study）がある。観察研究では疾病の要因✚などを明らかにし，介入研究では介入の効果を評価する。

観察研究をさらに分類すると，実態の把握や事例の報告などを行う**記述研究**と，疾病の危険因子や防御因子（予防因子）を究明する**分析研究**がある。分析研究が記述研究と異なるのは，曝露と疾病との因果関係を明らかにすることを意図しているという点である。分析研究を曝露と疾病との関係で分類すると，図3-5に示すように**横断研究**，**コホート研究（前向き）**，**症例対照研究（後ろ向き）**，の3つに分けられる。

介入研究は，介入の対象が個人の場合は無作為化比較試験などがあり，地域全体や特定のグループなど集団の場合は地域介入研究がある。

1 観察研究

a 記述研究

記述研究（descriptive study）は名前が示すように，実態などについて記述し，報告する研究である。記述研究の例として，疾病の有病率の調査がある。性，年齢階級，地理的分布，年次推移などによる特徴の把握も記述研究である。事例報告（case report）も記述研究の一種で，臨床実践で遭遇するまれな事例についての報告などである。

■記述研究から分析研究，介入研究へ

記述研究からヒントを得て，分析研究を行うことも少なくない。たとえば，記述研究から始まった冠動脈疾患（CHD）の疫学は，欧米諸国で大規模なコホート研究へと発展した。1930年代から，経済的にゆたかな国でCHDによる死亡率が増加し，心筋梗塞の生存者を対象とした記述研究が行われるようになった。心筋梗塞を発症した患者のほとんどは中高年の男性で，高血圧や糖尿病をもっている者が多かった。

また，第二次世界大戦中に深刻な食糧不足に悩んだ北欧諸国や旧ソビエト連邦共和国では，CHDによる死亡率が低下し，解剖事例では高度の動脈硬化が減少していた。これらの報告から，生活状態とCHD発症との関連が注目されはじめた。その後，欧米諸国で大規模なコホート研究が実施され，血圧値・血清脂質値・肥満度・喫煙などの危険因子と

3章　疫学的研究方法

➕ プラス・ワン

相関関係
量的な2つの変数の関係をあらわす。1つの変数の増加に伴い，もう1つの変数が増加（または減少）する傾向が強いかどうかを意味する。相関が強いからといって2つの変数の間に直接の因果関係があるという証拠にはならない。因果関係の立証には時間的関係が必須である。

生態学的錯誤（ecological fallacy）
集団の特性に基づく変数間の相関は，個体の特性に基づく変数においても再現されるとは限らないこと。

CHD 発症との因果関係が示された。そして，これらの危険因子に対して介入を行い，CHD 発症を予防する介入研究へと発展してきた。

b 生態学的研究

生態学的研究（ecological study）は，個人ではなく都道府県や国という大規模集団を対象とする。既存の人口統計学的データを利用して，集団間の曝露と疾病との関係を比較することによって，疾病の危険因子を模索する分析研究である。

たとえば，各国における成人1人あたりのアルコール消費量と肝硬変による死亡率との相関関係➕や，タバコの販売本数と肺がんによる死亡率との相関関係の調査などがある。生態学的研究は，現時点における関連や，過去の経時的データに基づく関連の分析も含む。

生態学的研究の長所と短所

［長所］

- 既存のデータを分析するため，研究に要する時間や費用が少ない。
- 既存のデータを用いるため，倫理的な問題が生じにくい。
- 多くの曝露や疾病について調査が可能である。

［短所］

- 生態学的錯誤➕に陥りやすい。
- 重要な曝露のデータが欠如している（既存のデータに含まれていない）場合がある。
- 因果関係の立証が困難である。

---

c 横断研究

横断研究（断面研究；cross-sectional study）は個人の曝露と疾病を同時に調査する分析研究である。疾病の有病率が明らかになるため，有病率調査（prevalence survey）ともいわれる。

横断研究の長所と短所

［長所］

- 一度の調査で曝露と疾病を同時に調査するため，曝露と疾病との関係を比較的容易に，かつ少ない費用で明らかにできる。
- とくに不変的な曝露（人種などのかわらない要因）は，疾病との関連について問題なく論じることができる。
- 調査時点の曝露情報を収集するため，過去にさかのぼって曝露情報を収集する研究よりも，曝露情報が正確である。

［短所］

- 曝露と疾病を同時に調査するため，時間的関係を検証しにくく，因果関係の立証が困難である。
- 有病率の低い疾病では大規模な調査が必要である。

d コホート研究

コホート研究✚ (cohort study) は曝露の有無を研究開始時点で調査し，その後，曝露群と非曝露群における疾病の罹患率や死亡率を比較する分析研究である。コホートとは，特定の人口学的特性を共有する人々の集団である。おもに，誕生年，入社の時期などを同じくする者の集団をさす。地域の研究対象集団や看護師などの専門職集団などもコホートである。

喫煙と肺がん罹患の因果関係を究明するためのコホート研究を図式化すると，図3-6のようになる。一般的にコホート研究では，研究対象の疾病に罹患していないことを参加の条件とするため，まず，ベースライン調査✚において肺がんにかかっていない人を選び，曝露(喫煙)の有無を調査する。ベースライン調査後に，質問票調査，検査，死亡診断書の確認などにより，研究対象者が研究対象の疾病(肺がん)に罹患したかどうかを，追跡して調査する(死亡している場合には死因が研究対象の疾病かどうかを確認する)。そして，曝露群(喫煙者群)と非曝露群(非喫煙者群)で，研究対象の疾病(肺がん)の罹患率を比較する。

コホート研究には，地域住民を対象とするもの，特定の職業をもつ集団(医師，看護師など)や特定の団体(企業，軍隊，大学など)に所属する人を対象とするものなどがある。有名なコホート研究の1つにイギリスの医師を対象としたコホート研究がある。喫煙と肺がんとの関係を明らかにしたドールとヒルによる研究は，約4万人の医師がコホートである (Doll, R. and Hill, A. B., 1964)。医師は登録制であるため移動しても追跡しやすく，死亡診断書も職業欄に医師と記入しているものをさがし出すことができ，イギリスやアメリカではよく研究の対象にされる。アメリカの Nurses' Health Study やわが国の Japan Nurses' Health Study は看護職を対象にしたコホート研究であり，これらの研究によって女性における生活習慣と健康との関係が明らかにされている。

プラス・ワン
コホート研究のその他のよび方
次のようなものがある。
・前向き研究(prospective study)
・追跡調査(follow-up study)
・縦断研究(longitudinal study)
・罹患率調査(incidence study)

ベースライン調査
コホート研究を開始した時点で行う調査。ベースライン調査を行ったのち，疾病の発症などを追跡する(追跡調査)。

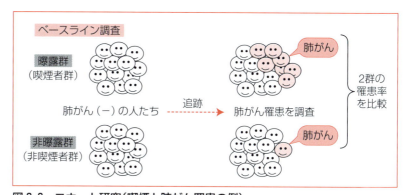

図3-6 コホート研究(喫煙と肺がん罹患の例)

3章 疫学的研究方法

コホート研究の長所と短所

［長所］

- 曝露の有無を調査後に，追跡して疾病発症を評価するため，因果関係を立証しやすい。
- 曝露を詳細に評価することで，多要因と疾病発症との因果関係を検証できる。
- 複数の疾病を評価できる。
- 罹患率や死亡率を評価できる。
- 疾病への罹患（あるいは疾病による死亡）に関する相対危険や寄与危険を評価できる。

［短所］

- 疾病発症までに時間を要するため，時間や労力，費用負担が大きい。
- まれな疾病では多くの参加者が必要となるため不向きである。
- 潜伏期間が長い疾病には不向きである。ただし，長期間追跡する計画がある場合は問題ない。
- 研究対象者が転居や他疾患による死亡などで追跡不可能となる。

■ 相対危険（RR）

コホート研究は罹患率や死亡率の調査が可能であり，疾病への罹患（あるいは死亡）の相対危険を算出することができる。相対危険（19ページ）は個人への曝露の影響をみたもので，曝露群と非曝露群の罹患率（または死亡率）の比である。相対危険の計算方法を**表3-1**に示す。

● 相対危険の解釈

相対危険（RR）は，曝露群が非曝露群の何倍罹患（あるいは死亡）しやすいかを示す。RRが高いほど（あるいは低いほど）曝露と疾病との関係が強まる（関連の強固性）。

・RR＝1：曝露と罹患（あるいは死亡）に関係なし。

・RR＞1：リスクが高くなる。

たとえば喫煙者（曝露群）と非喫煙者（非曝露群）の2群から算出した肺がん罹患のRRが3であれば，喫煙者（曝露群）は非喫煙者（非曝露群）に比べて肺がんに罹患するリスクが3倍であることを示す。

・RR＜1：リスクが低くなる。

たとえば運動習慣のある者（曝露群）とない者（非曝露群）の2群から算出したCHD発症のRRが0.8であれば，運動習慣のある者（曝露群）は

表3-1 相対危険（RR）の計算法

	疾病（＋）	疾病（−）	合計
曝露群	a	b	$a+b$
非曝露群	c	d	$c+d$
合計	$a+c$	$b+d$	$a+b+c+d$

$$RR = \frac{\text{曝露群における罹患率（死亡率）}}{\text{非曝露群における罹患率（死亡率）}} = \frac{\dfrac{a}{a+b}}{\dfrac{c}{c+d}}$$

C. 研究デザイン（研究方法）

ない者（非曝露群）に比べて CHD を発症するリスクが 0.8 倍である（運動習慣は CHD の罹患率を 20% 減少させる）ことを示す。

海外のコホート研究の例

■フラミンガム研究（the Framingham Study）

コホート研究のなかでも**フラミンガム研究**は，質，規模，追跡期間の長さ，CHD の疫学の発展への貢献などからとくに有名で，その後のコホート研究の模範となっている（Dawber, T. R. et al, 1951）。

この研究はさまざまな曝露と CHD との関係を調べるため，1948 年にマサチューセッツ州のボストン郊外にある町，フラミンガムで開始された。フラミンガムが選ばれた理由は，①住民の転入・転出が比較的少ない，②以前行われた調査に協力的，③地域に病院があり CHD の発症を把握しやすいことや，大きな医療センターが近くにあり質の高い研究が行えること，などがあげられる。

研究対象者✚ は 30～62 歳の男女で，約 1 万人の住民のうち 4,469 人が調査への参加を希望した。研究参加者の脱落を防ぐために，740 人のボランティアをさらに募ってコホートに加え，参加継続のためのアウトリーチ✚ 活動を行ってきた。その後 2 年おきに検査や質問票調査を行い，30 年間以上も追跡した。

危険因子という言葉が最初に使われたのもこの研究で，高血圧・糖尿病・肥満・喫煙などの多要因と CHD の発症との因果関係の解明に貢献した。

わが国のコホート研究の例

■NIPPON DATA

NIPPON DATA✚ 80 は，第三次循環器疾患基礎調査（1980 年）の対象者を 1994 年にあらためて追跡し，循環器疾患の危険因子と死亡リスクとの関係を検証したものである（**図 3-7**）。また，第四次循環器疾患基礎調査（1990 年）の対象者の追跡も行われており，こちらは NIPPON DATA 90 とよばれている（上島ら，1999）。さらに，2010 年からは NIPPON DATA 2010 が開始されている。

これまでに，総コレステロールと全死亡，高血圧や肥満と脳血管疾患死亡など，さまざまな関連が明らかにされている。

■回顧的コホート研究

回顧的コホート研究✚ （retrospective cohort study）とは，既存の経時的データを用いて過去の曝露を特定し，曝露群と非曝露群における疾病の罹患率などを比較する分析研究である。コホート研究との違いを**図 3-8** に示す。電子カルテなどから過去のデータを入手できるときや，健

✚ プラス・ワン

研究対象者のよび方

被験者は英語で study subject であるが，これは人間以外も含む表現である。近年，この言葉は看護研究などでは使用されなくなっており，研究参加者（study participant）がよく使われるようになっている。

アウトリーチ

アウトリーチは，手をのばす・手を差しのべるという意味である。すなわち，援助が必要であるにもかかわらず，自発的に申し出をしない人々や，施設に来られない人々などに，こちらから積極的にはたらきかけて支援の実現を目ざすことである。とくに疫学研究においては，研究を行う組織・機関が，対象集団に向けて，教育や啓発活動などのはたらきかけを行うことである。

NIPPON DATA

National Integrated Project for Prospective Observation of Non-communicable Disease And Its Trends in the Aged の略。

回顧的コホート研究のよび方

見出しに示したよび方のほかに次のものがある。
・retrospective follow-up study
・historical cohort study
・historical prospective study

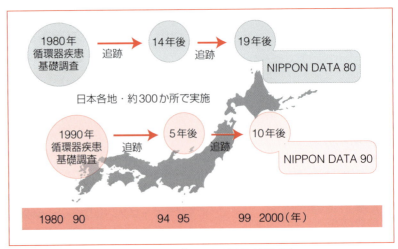

図3-7 NIPPON DATA 80 および NIPPON DATA 90

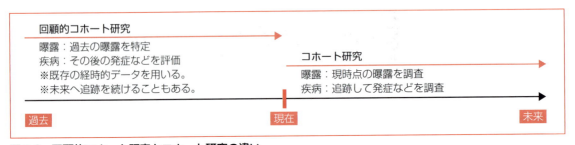

図3-8 回顧的コホート研究とコホート研究の違い

康診断や人間ドックの既存のデータを経年的に連結できるときに実施が可能である。

既存のデータを用いるため、必要なデータがすべてあるとは限らない、研究対象者が追跡不可能となることを防ぐための対策を講じることができない、などの短所があるが、リアルワールドデータ✚を活用でき、コホート研究よりも時間・労力・費用が少ないなどの長所がある。

後述の症例対照研究とは、疾病を発症する前の曝露に関するデータを収集し、曝露群と非曝露群で疾病の罹患率などを比較する点で異なる。

回顧的コホート研究の例

■**佐久研究**（Saku study）
人間ドックの既存のデータを経年的に連結し、糖尿病発症の危険因子などを評価した回顧的コホート研究である。この研究から、日本人ではインスリン分泌不全の糖尿病発症への影響が大きいことや、糖尿病が拘束性肺機能障害の発症リスクを高めることなどが明らかになっている（Morimoto, A. et al., 2013 および Sonoda, N. et al., 2018）。

✚ **プラス・ワン**

リアルワールドデータ
日常臨床のなかで得られる医療・保健データの総称である。近年、世界的にリアルワールドデータを用いた観察研究に注目が集まっている。

e 症例対照研究

症例対照研究（case-control study）は，疾病から曝露へと，疾病の自然史（曝露から疾病）に逆行する分析研究である．疫学ではよく用いられる研究方法であるが，さまざまな偏りが入り込む余地があるため，むずかしい研究とされている．

この研究では，すでに発症している人を症例群（case）とし，発病していない人を対照群（control）に選び，2群の過去の曝露の割合を比較する．喫煙と肺がんの研究を例にとると，まず肺がん患者を症例群とし，肺がんでない人を対照群に選んだのち，2群の過去（発症前）の喫煙の割合を比較するということになる（図3-9）．

まれな疾病の研究や薬の副作用の調査に用いられることが多い．

> **症例対照研究の長所と短所**
> ［長所］
> - まれな疾病の調査を少ないサンプルサイズで実施できる．たとえば，1,000人に1人が発症する疾患で，相対危険が4，寄与危険割合が75%の場合，必要なサンプルサイズを計算すると，症例対照研究では48人でよいが，コホート研究の場合は5,815人が必要となる（Kahn, H. A. and Sempos, C. T., 1989）．
> - 調査に要する時間，労力が少なく，かつ経済的である．
> - 原因不明の疾病が発生し，すぐに対策をとらなければならない場合，要因について比較的簡単に調査することができる．
> - 現在の疾病を調査するため，疾病に関する情報の妥当性が高い．
> - 薬の副作用のように曝露が明確な場合の調査に適している．
>
> ［短所］
> - 曝露の同定が困難な場合が多く，因果関係を立証しにくい．すなわち，

プラス・ワン

症例対照研究のよび方
英語の case-control study の日本語訳に「症例対照研究」と「患者対照研究」があるが，どちらも同じものである．

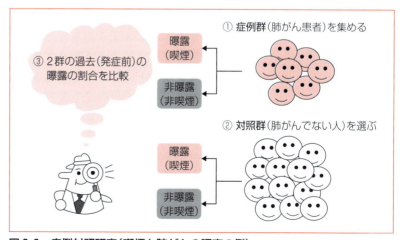

図3-9 症例対照研究（喫煙と肺がんの調査の例）

疾病を発症する前に曝露したことを証明しにくい。

- 曝露の情報が過去のものであるため，曝露の情報に対して思い出しバイアス（52 ページ）がおこりやすい。
- 症例群が大学病院などから選ばれた場合，患者の特徴が偏っているおそれがあり，結果を一般化しにくい。
- 適切な対照群の選択がむずかしい。
- 罹患率や相対危険・寄与危険を評価できない。

■オッズ比（OR）

症例対照研究では相対危険を算出することはできないが，かわりに，相対危険の近似値であるオッズ比（19 ページ）を算出することができる（表 3-2）。

●オッズ比（OR）の解釈

オッズ比の値の解釈の仕方は，相対危険と同様である。

OR＝1：曝露と疾病に関係なし。

OR＞1：リスクが高くなる。

OR＜1：リスクが低くなる。

症例対照研究は，食中毒の原因の調査にもよく用いられる。食中毒にかかった人を症例群とし，食中毒にかからなかった人のなかから対照群を選び，食べた食品ごとにオッズ比を算出する。喫食率が高くオッズ比が高い食品は，食中毒と関連している可能性が高い。

■対照群の選び方

対照群が症例群に似すぎていると過去の曝露も似ているため，曝露と疾病の関係がわかりにくい。たとえば喫煙と肺がんの研究の場合，対照群に入院患者を選ぶと，喫煙のリスク（オッズ比）は低くなる。喫煙者は非喫煙者に比べて入院するリスクが高いため，入院患者（対照群）は一般人に比べ過去の曝露（喫煙）の割合が高くなるからである。このような場合，喫煙と関係のない疾病で入院している患者を対照群に選ばなければならない。

●マッチング（55 ページ）

対照を選ぶ際に，性や年齢などを症例と一致させて選ぶ。

●症例 1 人に対し複数の対照を選ぶ

症例群の数が少ない場合，症例 1 人につき，複数の対照を選ぶ。

表 3-2　オッズ比（OR）の計算法

	症例群：肺がん（＋）	対照群：肺がん（－）	合計
曝露の有無：喫煙（＋）	a	b	$a+b$
曝露の有無：喫煙（－）	c	d	$c+d$
合計	$a+c$	$b+d$	$a+b+c+d$

$$OR = \frac{\{a/(a+c)\} / \{c/(a+c)\}}{\{b/(b+d)\} / \{d/(b+d)\}}$$
$$= \frac{a/c}{b/d} = \frac{ad}{bc}$$

●対照群を複数設ける

対照群の選定の偏りが不明な場合，複数の対照群と比較し，偏りの存在を調査する。たとえば，小児におけるアスピリンとライ症候群との関係についての調査では，①入院患者，②救急外来の患者，③地域住民，④学校の同級生という4つの対照群をつくり，オッズ比が比較された。この調査では，曝露の割合は4群ともかわらず，どの対照群にも偏りはみられなかった。

2 介入研究

介入研究（intervention study）は，研究対象者に介入を行わない（観察のみの）観察研究と異なり，疾病の危険因子などに対して介入し，その効果を評価するものである。

a 前後比較試験

前後比較試験（before-after trial）は対照群のない介入研究である。以下のような理由から対照群の必要性は高いため，通常，ペニシリンなどのように画期的な効果がない限りは，介入の成果としては認められない。

■対照群の必要性

介入の効果にはさまざまな要因がかかわっており，それらの影響を排除するために対照群が必要となる（図3-10）。自然治癒は，積極的な治療介入をしなくても自然に治癒することである。プラセボ効果✚やホーソン効果✚も無視できない要因で，ある医療施設の介入成功例をほかの施設で試みても，効果がみとめられないこともある。

介入の内容によっては，医療者の熱意や患者の期待なども結果に影響を及ぼす。

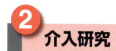

プラセボ効果

プラセボ（placebo）とは，実質的な薬理的効果のないものであり，「偽薬」ともいう。本来特定の薬理学的効果が低い物質であるにもかかわらず，服用行為そのものが結果に影響を及ぼすことをプラセボ効果という。
プラセボ効果が高いものは，止痒薬などである。プラセボ効果が中程度のものは鎮痛薬などで，プラセボ効果が低いものは抗菌薬などである。

ホーソン効果

1932年に，ウエスタンエレクトリック社のホーソン工場において労働生産性向上に関する実験が行われた。環境要因として，照明の明るさと生産性との関連が調べられたが，照明を明るくしても，暗くしても生産性が向上した。これは環境の明るさが生産性に影響するのではなく，第三者から監視されていることによる効果であると解釈されている。
患者や医療者も，研究に参加すると通常と異なる行動をとることが考えられ，研究参加による効果（監視効果）をホーソン効果という。

図3-10 介入の効果に関連するさまざまな要因

b 無作為化比較試験

　無作為化比較試験(randomized controlled trial；**RCT**)は，研究参加者を無作為に介入群と対照群に割り付け(無作為割付)，介入効果を比較する方法である(図 3-11)。対照群のある介入研究を行う際に，介入群と対照群のどちらに入るのかを研究参加者の希望や健康状態などで恣意的に決めると，介入群と対照群の背景要因に偏りが生じて介入効果を適切に評価できなくなる。そこでRCTでは，無作為割付を行い，介入群と対照群の背景要因の偏りを制御する。新しい介入の評価などに用いられ，エビデンスの構築(45ページ)に欠かせない手法である。

■**マスキング(盲検法)**

　RCTにおいて，研究参加者自身が，介入群と対照群のどちらに所属しているかを知ることで，研究参加者の認知や行動などに影響が生じる可能性がある。その影響を制御し，介入の効果を適切に評価するために，研究参加者自身が介入群と対照群のどちらに所属しているかを識別できないようにすることを，**一重マスキング**(一重盲検法；single-masking, single-blind)という。

　これに加えて，医師や看護師などの介入の実施者や評価者も，研究参加者が介入群と対照群のどちらに所属しているかを知ることで，先入観による過大評価または過小評価が生じる可能性がある。その影響を制御するために，介入の実施者や評価者も，研究参加者が介入群と対照群のどちらに所属しているかを識別できないようにすることを**二重マスキング**(二重盲検法；double-masking, double-blind)という(図 3-12)。

　介入群に看護ケアや保健指導などを行うRCTでは，マスキングは不可能であるため，評価の客観性が重要となる。

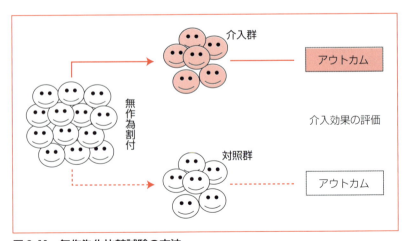

図 3-11　無作為化比較試験の方法

C. 研究デザイン（研究方法）

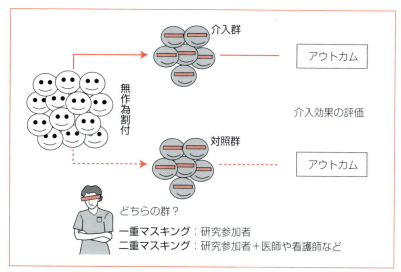

図 3-12　一重マスキングと二重マスキングの違い

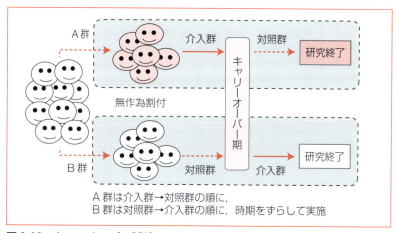

図 3-13　クロスオーバー試験

c クロスオーバー試験

　クロスオーバー試験（crossover trial）は，研究対象者が少ない場合などに，同一の対象者を時期をずらして介入群と対照群の両方に割り付けし，それぞれのアウトカム⊕を評価する方法である（図 3-13）。

　新薬の評価などの場合は，クロスオーバー試験も二重マスキングで行うのが基本である。同一の対象者が複数の介入（介入群のときに新薬の服用，対照群のときに従来の薬の服用，など）を受ける必要があるクロスオーバー試験では，介入により完治する疾病は研究対象にできない。加えて，研究期間が比較的長くなるため対象者の脱落がおきやすくなることや，介入の効果が継続してしまうキャリーオーバー効果（持ちこし効果）⊕などへの対処が必要となる。

プラス・ワン

アウトカム（outcome）
「結果」「成果」などと訳されている。介入研究では，介入の最終的な結果という意味で使われている。

キャリーオーバー効果
介入を中止しても，介入の効果が一定期間持続することをいう。キャリーオーバー期間は評価の対象としない。

d 地域介入研究

地域介入研究（community trial）は，地域住民などを対象とし，健康行動の促進や疾病予防などへの地域介入の効果を評価する研究である。RCTとは異なり，地域を介入地域と対照地域を無作為に分けることはむずかしい場合が多い。

地域介入研究の例

■マスメディアを活用した脳卒中の啓発活動の効果

　地域住民の脳卒中初発症状の理解を向上させることを目的に，マスメディアを活用した1年間の脳卒中啓発活動の効果を検証した地域介入研究がある。介入地域（岡山市）において，マスメディアを活用した1年間の脳卒中啓発活動を実施し，対照地域（呉市）では実施しなかった。効果を評価するため，各地域において無作為抽出した地域住民に対して，啓発活動の前後に脳卒中初発症状の理解に関する調査が実施された。

　この研究から，マスメディアを活用した脳卒中啓発活動は，地域住民，とくに女性で，脳卒中初発症状の理解を向上させることが示された（Miyamatsu, N. et al., 2012）。

---

❸ システマティックレビューとメタアナリシス

　これまでに述べてきた観察研究や介入研究で得られた研究結果を統合する手法として，文献レビューやメタアナリシスがある。

　文献レビューは，ある研究課題について，個々の研究論文で報告された結果を統合する研究方法である。文献レビューは，**システマティックレビュー**（systematic review），**スコーピングレビュー**（scoping review），**ナラティブレビュー**（narrative review）に大別される。

　システマティックレビューは，再現可能な方法で文献検索やデータ抽出を行い，個々の研究論文の質を評価し，研究結果を統合する手法である。一方，ナラティブレビューは，再現可能な文献検索やデータ抽出，個々の研究論文の質の評価が必須ではない。スコーピングレビューは両者の中間に位置しており，文献検索やデータ抽出は再現できる必要があるが，個々の研究論文の質の評価は必須でない。

　メタアナリシス（meta-analysis）は，量的な統合の手法であり，ある研究課題について，個々の研究論文で報告された相対危険やオッズ比などを，データのばらつきの度合いなどで重みづけしてから統合し，1つの値に要約するものである。

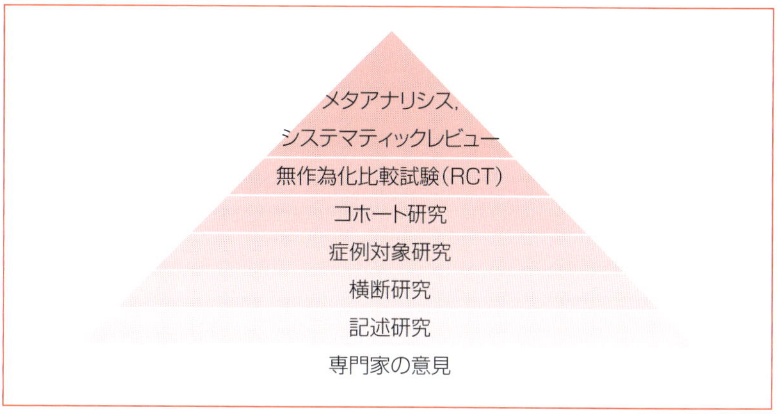

図 3-14　エビデンスピラミッド

4 研究方法によるエビデンスのレベル

研究結果に基づいた根拠を，**エビデンス**（evidence）という。エビデンスには，因果関係の確からしさによってレベルがあり，エビデンスピラミッドとよばれている。エビデンスレベルは，システマティックレビューやメタアナリシス，RCT，コホート研究，症例対照研究，横断研究，記述研究，専門家の意見，の順に高いとされる（**図 3-14**）。

●参考文献

・上島弘嗣ら：厚生省循環器疾患基礎調査の追跡調査の成果とその意義 NIPPON DATA 80 及び 90．厚生の指標 46（7）：17-20，1999．
・Bonita, R. et al.: *Basic Epidemiology, 2nd ed.* WHO, 2006.
・Dawber, T. R. et al.: Epidemiological approaches to heart disease: the Framingham Study. *American journal of public health*, 41（3）: 279-281, 1951.
・Doll, R. and Hill, A. B.: Mortality in relation to smoking: ten years' observation of British doctors. *British Medical Journal*, 1（5396）: 1399-1410, 1964.
・Kahn, H. A. and Sempos, C. T.: *Statistical Methods in Epidemiology*. Oxford University Press, 1989.
・Miyamatsu, N. et al.: Effects of public education by television on knowledge of early stroke symptoms among a Japanese population aged 40 to 74 years: a controlled study. *Stroke*, 43（2）: 545-549, 2012.
・Morimoto, A. et al.: Impact of impaired insulin secretion and insulin resistance on the incidence of type 2 diabetes mellitus in a Japanese population: the Saku study. *Diabetologia*, 56（8）: 1671-1679, 2013.
・Schneider, D. and Lilienfeld, D. E.: *Lilienfeld's Foundations of Epidemiology, 4th ed.* Oxford University Press, 2015.
・Sonoda, N. et al.: A prospective study of the impact of diabetes mellitus on restrictive and obstructive lung function impairment: the Saku study. *Metabolism*, 82: 58-64, 2018

3章 疫学的研究方法

D 誤差

POINT
- 母集団における真の値と標本調査で得られた値との差を誤差という。
- 一定の方向性がなく偶然おこるばらつきを偶然誤差という。
- 系統的な，一定の方向性をもった誤差を系統誤差という。
- 系統誤差には偏り(バイアス)や交絡がある。
- 誤差の評価指標には精度と妥当性がある。
- 標本調査では偶然誤差と系統誤差を制御する必要がある。

　疫学研究では研究課題に応じて母集団が決まるが，母集団への全数調査は実施がむずかしいため，母集団から標本を抽出して調査を行うことが一般的である。しかし，標本調査で得られた結果は，母集団での真の値を示しているわけではない。たとえば，ある標本において観察された有病率が，母集団の真の有病率と一致するとは限らない。母集団における真の値と標本調査で得られた値との差を**誤差**(error)という。

1 偶然誤差と系統誤差

　誤差は偶然誤差と系統誤差に分けられる(図3-15)。一定の方向性がなく偶然おこるばらつきを**偶然誤差**といい，系統的な，一定の方向性をもった誤差を**系統誤差**(広義の偏り)という。系統誤差は，**偏り(バイアス)**と**交絡**に区分され，偏りはさらに**選択バイアス**と**情報バイアス**に区分される。

■偶然誤差と系統誤差の制御
　誤差の制御は，研究計画段階から十分に検討する必要がある。
　偶然誤差を制御するためには，標本調査のサンプルサイズを大きくする必要がある。サンプルサイズが大きければ大きいほど，偶然誤差は制

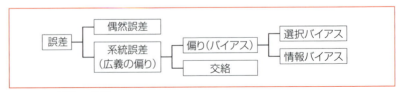

図3-15　誤差の分類

御され，母集団の真の値に近い結果が得られる。

系統誤差のうち，偏りは研究計画段階で制御する必要がある。一方，交絡は交絡因子を調査していれば解析段階でも制御が可能となる。

2 精度と妥当性

プラス・ワン

精度のよび方
精度のことを，再現性（repeatability）や信頼性（reliability）と言うこともある。

誤差の評価指標には，偶然誤差の小ささを示す**精度**（precision）と，系統誤差の小ささを示す**妥当性**（validity）がある。図3-16は，両者の関係を射的で模式的に示したものである。的の中心の×が母集団の真の値，1つの弾のあとが1つの標本調査の結果と考える。

偶然誤差は一定の方向性がなく偶然おこるばらつきのため，精度が低い（偶然誤差が大きい）と弾はバラバラなところに命中する（C，D）。

これに対して妥当性が低い（系統誤差が大きい）と，弾は一定の方向にそれる（A，C）。この図からもわかるように，標本調査では精度と妥当性の両方を高くする必要がある。

a 測定用具の精度と妥当性

■**測定用具の精度**

測定機器や心理尺度などの測定用具の精度とは，測定用具の機能の一貫性，安定性をさす。たとえば，体重測定で1回目と2回目の測定値が1kgも異なる場合，その体重計の精度は低い。調査では精度の高い測定用具を使用する必要がある。

生化学検査などの測定値の精度を確認する1つの方法は，同一人物から採集した血液や尿などを2つの検体に分け，検査することである。2

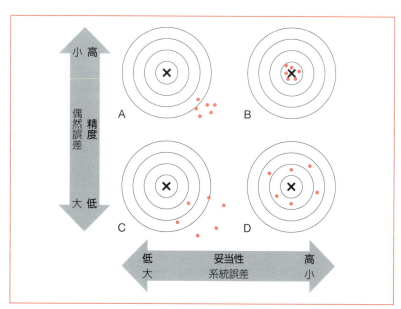

図3-16 精度と妥当性

つに分けた検体(同一人物)の検査結果の違いが許容値以内であれば，その検査方法の精度は高いといえる。

■測定用具の妥当性

測定用具の妥当性とは，測定しようとする属性を実際にどれくらい測定しているかの程度をいう。たとえば，ある体重計で測定を繰り返し，ほぼ同じ測定値が得られても，より精密な体重計での測定値と異なる場合，その体重計の精度は高いが，実際の値から離れていることが考えられるため妥当性は低い。調査では，妥当性の高い測定用具を使用する必要がある。

b 測定者の精度と妥当性

■測定者の精度

同一の測定者が同じものを繰り返し測定し，同一(近似)の結果が出せることを**測定者内信頼性**という。バイタルサインの測定，病理学所見，X線写真の解釈など，同じものを繰り返し測定した場合，同一人物が必ずしも同じ測定結果を出すとは限らない。

一方，複数の測定者が同じものを測定し，同一(近似)の結果が出せることを**測定者間信頼性**という。訓練を受けた2人以上の測定者が，ある現象を測定または観察し，その結果を比較し，差がないかを確認する必要がある。

調査では，測定方法のマニュアルの作成や，測定者の訓練，測定の反復，測定手段の自動化などの精度管理を行う必要がある。たとえば，測定の反復としては，血圧値を2回測定してその平均値を測定値として使用する方法などがあり，測定手段の自動化としては，自動血圧計の使用などがある。

■測定者の妥当性

測定者の妥当性を下げる要因として**数値傾向**がある。数値傾向とは，人間が測定をする場合に，実際の測定値よりも0や5などの覚えやすい(キリのよい)数字を選ぶ傾向のことである。数値傾向が強ければ，妥当性は低くなる。たとえば，わが国のある地域の出生時の頭囲の度数分布をみると，数値傾向がなければ曲線はゆるやかな丘のようになるはずであるが，測定値は .0 と .5 に集中している(**図3-17**)。妥当性を高めるには測定者の訓練が必要であり，また測定値の度数分布をみて数値傾向の度合いを確認しなければならない。

c 外的妥当性(一般化可能性)

外的妥当性は，標本調査の結果から母集団の特徴を予測する場合に，どれだけ正確に予測できるかをあらわすものである(**図3-18**)。標本調査の結果は，厳密にいえば，母集団から無作為抽出法で標本を抽出した場合にのみ一般化できる。たとえば，わが国の一地域で行った飲酒量や

D. 誤差

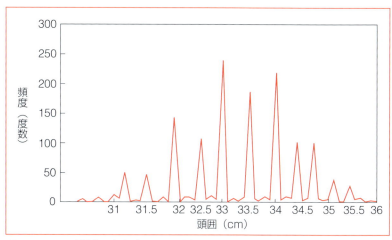

図 3-17　ある地域の出生時の頭囲測定における数値傾向

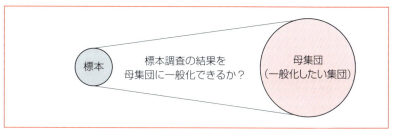

図 3-18　外的妥当性

運動量などの調査は，ライフスタイルの地域差が大きいため，日本人全体の調査としては外的妥当性が低い．しかし，標本調査の結果が研究対象者の人口学的特徴や地域性にあまり左右されない場合には，標本調査の結果から母集団の傾向を予測することが可能である．

E 偏り（バイアス）

- 選択バイアスは，母集団から標本を抽出するときに生じる偏りである。研究への参加率が低い場合や，研究途中での追跡不能者（脱落者）が多い場合にも生じる。
- 情報バイアスは，調査で曝露や疾病などの情報を収集するときに，得られた情報が事実と異なる場合におこる偏りである。

偏り（バイアス）には，選択バイアスと情報バイアスがある。ともに研究計画段階で制御する必要がある。

1 選択バイアス

プラス・ワン

研究への参加率
研究への参加率は高ければ高いほどよいが，参加率が何%以上必要という基準はない。一般的に郵送による調査などでは，回収率が50%をこえることはむずかしい。

選択バイアス（selection bias）は，系統誤差の1つであり，標本調査で偏った抽出方法を行った結果生じる偏りである。また，観察対象集団と観察集団が異なる場合（つまり，研究への参加率が100%でない場合）や，研究途中での追跡不能者（脱落者）が多い場合にも生じる。

選択バイアスは，標本抽出法や，研究参加率・追跡率を高める工夫など，研究計画段階で制御方法を検討する必要がある。

代表的な選択バイアスを以下に示す。

a 志願者バイアス

一般的に，自発的に研究に参加する人は，参加しない人に比べて健康に関心や自信があり，積極的に健康増進に努めている人が多い。そのため，罹患率などが母集団における実際の値より低くなる傾向がある。これを志願者バイアス（volunteer bias）という。

b 追跡不能バイアス

追跡不能バイアス（lost to follow-up bias）とは，コホート研究や介入研究で追跡不能者（脱落者）が多い場合におこりうる偏りである。追跡不能者での曝露と疾病の関係が追跡可能者での関係と異なる場合，追跡可能者のみから得られた結果は真実とは異なるものになる。**脱落バイアス**ともよばれる。

50

c 健康労働者効果

重病で慢性的な健康上の問題がある人は，健康な人と同じようには働けない可能性がある。そのため，就労者を対象に調査を行うと，比較的健康な人ばかりが観察対象集団に含まれることになる。身体的に重い労働が要求される職場では，一層その傾向は強くなる。必然的に，そのような就労者の集団の死亡率は母集団における死亡率より低くなる。これを健康労働者効果（healthy-worker effect）とよぶ。

d バークソンのバイアス

バークソンのバイアス（Berkson's bias）とは，入院患者を研究対象にして症例対照研究を実施する場合に生じる偏りである。**入院バイアス**（admission rate bias）ともよばれる。

たとえば，心筋梗塞の危険因子を明らかにする目的の症例対照研究で入院患者を研究対象とした場合，発症後数時間以内に死亡する重症例は対象に含まれない。そのため，比較的軽症な患者のみの特徴を調べることになり，危険因子の疾病発症に対するオッズ比が真の値より小さくなる可能性がある。

また，ある疾病（たとえば，肺がん）の症例対照研究で，喫煙の疾病発症リスクを明らかにしようとするときに，ほかの疾病（たとえば，肺気腫）の入院患者を対照群にすると（ほかの疾病による入院も喫煙が関係すると），喫煙の疾病（肺がん）発症リスクは真の値より低く見積もられる。

e 有病者-罹患者バイアス

有病者-罹患者バイアス（prevalence-incidence bias）は，有病者を症例群とした症例対照研究において生じうる偏りである。ある疾病の致死率が非常に高かった場合，研究開始時点では，症例群となるべき患者はすでに死亡し，研究対象に含まれないことになる。逆に，研究に参加できる人は発症したが死ななかった，つまり疾病発症の危険因子をもつが同時に急性期死亡の危険因子はもたない，あるいは生存しやすい要因をもつことになる。この場合，症例群と対照群でなんらかの要因が異なっても，それが疾病発症の危険因子なのか，急性期死亡をしない要因なのか判別が困難である。**ネイマンバイアス**（Neyman's bias）ともよばれる。

2 情報バイアス

情報バイアス（information bias）は，調査で曝露や疾病などの情報を収集するときに，得られた情報が事実と異なる場合におこる偏りである。

情報バイアスは，曝露や疾病などの定義を決めておく，客観的な情報

を収集する，マスキングを行うなど，研究計画段階で制御方法を検討する必要がある。

代表的な情報バイアスとして，次のものがある。

a 社会的望ましさバイアス

社会的望ましさバイアス(social desirability bias)は，社会的に望ましい回答をすることで生じる偏りである。たとえば，喫煙状況についての自記式質問票調査では，とくに若い女性は喫煙していることを隠す傾向があるといわれている。また，主治医が調査の質問者になった場合にも，望ましい回答が増えることが考えられる。

b 思い出しバイアス

思い出しバイアス(recall bias)は，思い出しの程度が異なることで生じる偏りである。症例群と対照群の過去の曝露を比較する症例対照研究では，症例群は対照群よりも，曝露に関する記憶がよいといわれている。**想起バイアス**ともよばれる。

c 面接者バイアス

面接者バイアス(interviewer bias)は，面接者や調査者の無意識的，あるいは意識的なデータ収集(先入観などで判断して回答を処理するなど)によっておこる偏りである。**質問者バイアス**ともよばれる。

d 曝露疑いバイアス

とくに症例対照研究で，症例群はその疾病の危険因子をもっているに違いないと考え，対照群に対する場合と比べてより熱心に曝露の事実を聞き出そうとする可能性がある。曝露疑いバイアス(exposure suspicion bias)は，このようなときにおこりうる偏りで，症例群の曝露が多めに見積もられることになる。

e 診断疑いバイアス

診断疑いバイアス(diagnostic suspicion bias)は，曝露の有無が診断に影響を及ぼすときにおこりうる偏りである。たとえば，アスベストの曝露がある人では，胸部 X 線診断でわずかな変化でも異常ありと判断することがある。

F 交絡因子とその制御方法

POINT
- 交絡は系統誤差の1つである。
- 交絡因子の3要件は，①交絡因子と疾病に因果関係がある，②曝露と交絡因子に関連がある，③曝露と疾病の中間過程ではない，である。
- 研究計画段階での交絡因子の制御方法には，無作為割付，制限，マッチングがある。
- 解析段階での交絡因子の制御方法には，層化，多変量解析，傾向スコア分析がある。

1 交絡因子の概念

　曝露と疾病の因果関係の立証において，考慮する必要がある第3の要因のことを**交絡因子**(confounding factor)という。交絡因子は次の3つの要件が必要である。このうちの1つでも欠けると交絡因子ではない。
(1) 交絡因子と疾病に因果関係がある
(2) 曝露と交絡因子に関連がある
(3) 曝露と疾病の中間過程ではない

　図3-19と図3-20左の具体例でみると，毎日飲酒する群は飲酒しない群に比べて肺がん罹患の相対危険が高く，毎日飲酒は肺がん罹患の危険因子であるようにみえる。しかし，これは毎日飲酒する群には喫煙者

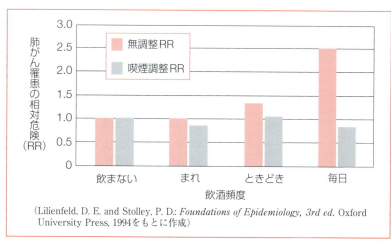

(Lilienfeld, D. E. and Stolley, P. D.: *Foundations of Epidemiology, 3rd ed.* Oxford University Press, 1994をもとに作成)

図3-19　飲酒頻度別の肺がん罹患の相対危険(喫煙が交絡因子である例)

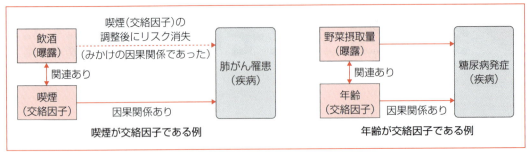

図 3-20　曝露と疾病，交絡因子の模式図

が多く，飲酒しない群には喫煙者が少ないことで，まるで飲酒頻度と肺がん罹患に因果関係があるようにみえるだけなのである．統計学的に喫煙の影響を取り除き（喫煙調整），飲酒頻度による肺がん罹患の相対危険（喫煙調整 RR）を算出すると，毎日飲酒の肺がん罹患リスクは消失する（危険因子ではない）．このような場合に，喫煙を交絡因子という．

■交絡因子の制御の必要性

曝露と疾病の因果関係を立証するためには，交絡因子を適切に制御する必要がある．たとえば，就労者において野菜摂取量と糖尿病発症との関連を検証する場合，年齢は交絡因子と考えられる（図 3-20 右）．この場合，若年者は野菜摂取量が少なく，糖尿病発症リスクも低いため，年齢（交絡因子）を適切に制御せずに野菜摂取量と糖尿病発症との関連を検証すると，野菜摂取の糖尿病予防効果を過小評価するおそれがある．

性や年齢は必ずといっていいほど交絡因子として取り扱われる．

2 研究計画段階での交絡因子の制御方法

プラス・ワン

無作為抽出法と無作為化
無作為抽出法（Random sampling）と無作為化（randomization）は，用語としては似ているがその意味合いはまったく異なるため，混同しないように注意が必要である．

a 無作為割付

無作為割付（無作為化；randomization）とは，無作為化比較試験（RCT）において研究参加者を無作為に介入群と対照群に割り付ける方法である．コホート研究や症例対照研究などの観察研究では用いることのできない方法だが，きわめて有効性の高い交絡因子の制御方法である．無作為割付を行うことで，交絡因子であるかないかにかかわらず，すべての要因が介入群と対照群で均等になることが期待される（少なくとも，交絡因子の分布がどちらかの群に大きく偏る確率は低くなる）．そのため，ほかの方法では既知の交絡因子しか制御できないが，無作為割付では未知の交絡因子もすべて制御されることになる．

b 制限

制限（限定；restriction）とは，研究対象者をある交絡因子をもつ人のみ，あるいはもたない人のみに制限する方法である．たとえば，毎日飲

酒と食道がんの罹患との関係を調べる研究で、毎日飲酒する群はしない群に比べて喫煙者(交絡因子)の割合が高い可能性がある。そこで、非喫煙者のみを研究対象者とする方法である。性や年齢が交絡因子と考えられる場合は、いずれかの性や特定の年齢層に制限することもある。

単純で容易な方法であり、解釈も簡単だが、結果の一般化に問題が残る(外的妥当性が低い)。この例でいえば、非喫煙者で得られた結果が喫煙者にもあてはまるのかは不明である。

c マッチング

マッチング(matching)とは、ある症例に対して対照を選ぶ際に、交絡因子と考えられる要因を症例と一致させて選ぶ方法である。とくに症例対照研究でよく用いられる。性や年齢は交絡因子としてマッチングされることが多い。

3 解析段階での交絡因子の制御方法

a 層化

層化(stratification)とは、交絡因子の層ごとに解析を行う方法である。たとえば、喫煙者と非喫煙者それぞれで、毎日飲酒と食道がん罹患との関連を検証することである。多変量解析に比べて単純でわかりやすく、結果の解釈も容易だが、サンプルサイズの問題などから一度に多くの交絡因子を制御できないという問題点もある。

b 多変量解析

多変量解析(multivariable analysis)とは、3変数以上のデータを同時に解析する手法である。説明変数(曝露)と目的変数(疾病)および交絡因子との関連をモデル化(数式化)することで、交絡因子の影響を制御したうえで説明変数と目的変数の関連を算出できる。多変量解析は同時に複数の交絡因子を制御でき、また、サンプルサイズが小さくても適用できる。多変量解析には、重回帰分析、共分散分析、ロジスティック回帰分析、コックス(Cox)比例ハザードモデル、などがある。

c 傾向スコア分析

傾向スコア分析(propensity score analysis)とは、複数の交絡因子を傾向スコアという1つのスコアに集約し、その傾向スコアを用いて、マッチングや多変量解析を行う統計手法である。同時に多数の交絡因子を制御できるため、有効性の高い交絡因子の制御方法である。

4 年齢調整

　年齢は交絡因子となることが多い。たとえば，高齢者が多い集団では死亡数が多くなり，その集団の死亡率は高くなるなど，対象集団の年齢構成は死亡率に大きく影響する。そのため，死亡率を集団間，あるいは過去と現在で比較する場合，集団間の年齢構成を等しくする操作である**年齢調整**が必要となる。年齢調整を行っていない死亡率は，単に死亡率ということが多いが，年齢調整を行った死亡率（**年齢調整死亡率**）と区別したい場合などには，**粗死亡率**ともいう。

　表 3-3 の例では，対象集団の死亡率は 0.0150，基準集団の死亡率は 0.0120 であり，対象集団は基準集団に比べて死亡率が高い。しかし，対象集団と基準集団は年齢構成が異なっており，対象集団は 15 歳未満の人口が少なく，65 歳以上の人口が多い。そのため，対象集団の年齢調整死亡率を算出して比較する必要がある。

　年齢調整には，**直接法**と**間接法**の 2 つの方法がある。以下にそれぞれの計算方法を，**表 3-3** の例を用いて示す。なお，年齢調整は罹患率や有病率の比較においても用いられる。以下に示す計算式の死亡率を罹患率などにおきかえれば，年齢調整罹患率などが算出できる。また，人口動態統計などでは，平成 27 年モデル人口（平成 27 年の国勢調査人口をもとに補正した人口）を基準集団とし，年齢調整死亡率が算出されている。

a 年齢調整死亡率（直接法）

　年齢調整死亡率（直接法）は，基準集団が対象集団の年齢階級別死亡率

表 3-3　年齢調整死亡率（直接法，間接法）の計算例

| | | 年齢階級 | | | 合計 |
		15 歳未満	15～64 歳	65 歳以上	（総和）
基準集団	①人口	20000	60000	20000	100000
	②死亡数	20	180	1000	1200
	③死亡率（②÷①）	0.0010	0.0030	0.0500	0.0120
対象集団	④人口	10000	60000	30000	100000
	⑤死亡数	0	150	1350	1500
	⑥死亡率（⑤÷④）	0.0000	0.0025	0.0450	0.0150
期待死亡数	⑦基準集団が対象集団の年齢階級別死亡率で死亡すると仮定したときの期待死亡数（①×⑥）	0	150	900	1050
	⑧対象集団が基準集団の年齢階級別死亡率で死亡すると仮定したときの期待死亡数（④×③）	10	180	1500	1690

基準集団の死亡率 = 1200 ÷ 100000 = 0.0120
対象集団の死亡率 = 1500 ÷ 100000 = 0.0150
対象集団の年齢調整死亡率（直接法）= 1050 ÷ 100000 = 0.0105
対象集団の標準化死亡比（SMR）= 1500 ÷ 1690 = 0.89
対象集団の年齢調整死亡率（間接法）= 0.89 × 0.0120 = 0.0107

で死亡すると仮定したときの期待死亡数を基準集団の総人口で割ったものである。

表3-3の例では，対象集団の年齢調整死亡率（直接法）は0.0105であり，基準集団の死亡率（0.0120）よりも低い。つまり，対象集団の死亡率は基準集団より低いといえる。直接法による年齢調整は，国際間の比較や都道府県間の比較などに用いられる。

● 年齢調整死亡率（直接法）

$$= \frac{\text{基準集団が対象集団の年齢階級別死亡率で死亡すると仮定したときの期待死亡数}}{\text{基準集団の総人口}}$$

$$= \frac{\Sigma \text{基準集団の年齢階級別人口} \times \text{対象集団の年齢階級別死亡率}}{\text{基準集団の総人口}}$$

b 標準化死亡比，年齢調整死亡率（間接法）

間接法では，標準化死亡比（standardized mortality ratio；SMR）を算出する。SMRは，対象集団の総死亡数を，対象集団が基準集団の年齢階級別死亡率で死亡すると仮定したときの期待死亡数で割ったものである。

表3-3の例では，対象集団のSMRは0.89である。通常，この値に100を掛け，値が100より大きければ対象集団の死亡率は基準集団より高いと判断し，100より小さければ低いと判断する。

年齢調整死亡率（間接法）は，SMRと基準集団の死亡率を掛けて算出する。表3-3の例では，対象集団の年齢調整死亡率（間接法）は0.0107であり，対象集団の死亡率は基準集団より低いといえる。人口規模の小さい集団で年齢階級別死亡率を算出すると偶然による変動が比較的大きくなるため，間接法による年齢調整は，市町村などの人口規模が小さい場合に用いられる。

● 標準化死亡比（SMR）

$$= \frac{\text{対象集団の総死亡数}}{\text{対象集団が基準集団の年齢階級別死亡率で死亡すると仮定したときの期待死亡数}}$$

$$= \frac{\text{対象集団の総死亡数}}{\Sigma \text{対象集団の年齢階級別人口} \times \text{基準集団の年齢階級別死亡率}}$$

● 年齢調整死亡率（間接法）＝ SMR ×基準集団の粗死亡率

● 参考文献

・Schneider, D. and Lilienfeld, D. E.: *Lilienfeld's Foundations of Epidemiology, 4th ed.* Oxford University Press, 2015.

G 研究における倫理

POINT

- 1947年にニュルンベルク裁判の結果として提示されたニュルンベルク綱領は、医学研究倫理の原型である。
- 1964年に世界医師会総会で採択されたヘルシンキ宣言は、人を対象とする研究の世界的な基本原則である。
- わが国では2002年に、倫理委員会、インフォームドコンセント、個人情報の保護の3つの柱からなる、疫学研究に関する倫理指針が示された。
- その後、ほかの倫理指針と統合され、現在は、人を対象とする生命科学・医学系研究に関する倫理指針が制定されている。

ここでは、疫学研究を行う際に必ずまもるべき「倫理指針」について、その歴史的背景もふまえて学ぶ。より広く、保健活動・研究における情報の収集や管理の原則については第11章で述べるので、適宜そちらも参照してほしい。

1 ニュルンベルク綱領，ヘルシンキ宣言

プラス・ワン

ニュルンベルク綱領
1947年にニュルンベルク裁判の結果として提示された、医学研究を行うにあたって厳守すべき基本原則である。ニュルンベルク裁判では、第二次世界大戦のナチス・ドイツによるユダヤ人に対する虐殺・人体実験などが、反倫理的・反社会的な犯罪として裁かれた。

ヘルシンキ宣言
正式名称は「人間を対象とする医学研究の倫理的原則」という。フィンランドの首都ヘルシンキにおいて開かれた世界医師会第18回総会で採択された。

近代の医学研究における倫理規定の起点は1947年の「**ニュルンベルク綱領**」である。この綱領はナチス・ドイツの人体実験の反省から生じ、医学研究における人体実験の必要性を認めつつ、「容認できる人体実験とはなにか」を示した世界初の倫理規範である。全10項目のうち、第1項には「被験者の自発的な同意が絶対に必要不可欠である」と、今日のインフォームドコンセントの概念を示している。ニュルンベルク綱領は医学研究倫理の原型であり、のちにつくられた数多くの法令や指針に多大な影響を与えた。

その後、1964年に、世界医師会は、人を対象とする医学研究にかかわる医師、その他の関係者に対する指針を示す倫理的原則として「**ヘルシンキ宣言**」を採択した。ヘルシンキ宣言はその後改訂されながら、今日も人を対象とする研究の世界的な基本原則となっている。

さらに、国際医学団体協議会（CIOMS）と世界保健機関（WHO）は、ニュルンベルク綱領とヘルシンキ宣言をもとに、とくに途上国への適用に際して不足する部分を補った「**人を対象とする生物医学研究の国際倫理指針**」を発表している（1982年）。

❷ わが国における倫理指針

その後，つぎつぎと倫理指針が公表され，わが国の疫学研究においては 2002(平成 14)年に文部科学省と厚生労働省によって「**疫学研究に関する倫理指針**」が示された。この倫理指針は，倫理審査委員会，インフォームドコンセント，個人情報の保護，の 3 つの柱からなる。指針の前文では，「疫学研究は，疾病のり患を始め健康に関する事象の頻度や分布を調査し，その要因を明らかにする科学研究である。疾病の成因を探り，疾病の予防法や治療法の有効性を検証し，又は環境や生活習慣と健康とのかかわりを明らかにするために，疫学研究は欠くことができず，医学の発展や国民の健康の保持増進に多大な役割を果たしている」と示された。

また，指針の目的として「国民の健康の保持増進を図る上での疫学研究の重要性と学問の自由を踏まえつつ，個人の尊厳及び人権の尊重，個人情報の保護その他の倫理的観点並びに科学的観点から，疫学研究に携わるすべての関係者が遵守すべき事項を定めることにより，社会の理解と協力を得て，疫学研究の適正な推進が図られること」が掲げられている。

文部科学省と厚生労働省は，2014(平成 26)年に「疫学研究に関する倫理指針」と「臨床研究に関する倫理指針」を統合し，新たに「**人を対象とする医学系研究に関する倫理指針**」を制定した。この新しい倫理指針には，倫理審査委員会の機能強化と審査の透明性確保に関する規定，インフォームドコンセント等に関する規定，個人情報等に関する規定に加えて，研究機関の長および研究責任者等の責務に関する規定，利益相反の管理に関する規定，研究に関する試料・情報等の保管に関する規定，モニタリング・監査に関する規定などの内容が含まれた。

加えて，文部科学省・厚生労働省・経済産業省は，2021(令和 3)年に「人を対象とする医学系研究に関する倫理指針」と「ヒトゲノム・遺伝子解析研究に関する倫理指針」を統合し，「**人を対象とする生命科学・医学系研究に関する倫理指針**」を制定した。

●参考文献
・文部科学省・厚生労働省：疫学研究に関する倫理指針．2002.
・文部科学省・厚生労働省：人を対象とする医学系研究に関する倫理指針．2014.
・文部科学省・厚生労働省・経済産業省：人を対象とする生命科学・医学系研究に関する倫理指針．2021.

演習問題

問題1 因果関係の推論で正しいのはどれか。2つ選べ。

1. 関連の一致性は必須の条件である。
2. 統計学的に有意な関連は因果関係である。
3. 相対危険やオッズ比の大きさは関連の強固性の指標となる。
4. 関連の整合性とは研究結果が動物実験の結果と一致することをさす。
5. 時間的関係(関連の時間性)とは曝露から疾病発生までの時間が短いことである。

問題2 A市において，ある疾患の罹患率を調査するために，65歳未満の群と65歳以上の群とに分け，それらをさらに男女に分け，各群から10%を無作為に抽出した。この標本抽出法はどれか。

1. 単純無作為抽出法
2. 層化無作為抽出法
3. 集落抽出法
4. 多段抽出法
5. 系統抽出法

問題3 研究デザインに関する記述で正しいのはどれか。2つ選べ。

1. 生態学的研究では相関係数を算出する。
2. 症例対照研究では相対危険を算出する。
3. 横断研究によって因果関係を立証できる。
4. コホート研究は稀少疾病の危険因子を検討するのに適している。
5. 無作為化比較試験はエビデンスレベルが最も高い研究デザインである。

問題4 A市において，糖尿病の発症予防に関する施策を策定することになった。その基礎資料を作成するために，ある一時点での運動習慣の有無と糖尿病の有無の関連を検討することにした。この研究デザインはどれか。

1. 生態学的研究
2. コホート研究
3. 症例対照研究
4. 横断研究
5. 介入研究

問題5 測定の精度と妥当性に関する記述で正しいのはどれか。2つ選べ。
1. 偶然誤差が小さいと精度が低い。
2. 系統誤差が小さいと妥当性が高い。
3. より精密な測定用具とほぼ同じ測定値が得られた場合，精度が高い。
4. 腹囲測定の精度を高めるには，測定手順書を作成し，測定方法を標準化することが有効である。
5. ある測定用具を用いて同一人物に繰り返し測定を行い，ほぼ同じ測定値が得られた場合，妥当性が高い。

問題6 情報バイアスが生じる可能性が高いのはどれか。2つ選べ。
1. 症例対照研究で肺がん患者に喫煙歴を詳細にたずねる。
2. 研究対象者をランダムに2群に分けて比較する。
3. コホート研究や介入研究で追跡不能者が多い。
4. 研究対象者を市町村の広報誌で公募する。
5. 主治医が調査の質問者になる。

問題7-1 大学生の減災行動を促進するための新たな教育プログラムを開発し，その効果を評価することとした。大学生100人を，新たな教育プログラムを受講する群と従来の教育プログラムを受講する群に分け，プログラムの実施前後に減災行動を調査した。この研究デザインはどれか。
1. 生態学的研究
2. コホート研究
3. 症例対照研究
4. 横断研究
5. 介入研究

問題7-2 新たな教育プログラムを受講する群と従来の教育プログラムを受講する群の2群間において，研究対象者の属性を均等にする必要がある。最も適切な方法はどれか。
1. 無作為割付（無作為化）
2. 無作為抽出
3. マッチング
4. 制限
5. 層化

問題8-1 運動習慣の有無と糖尿病発症との関連を検討するために，特定健診受診者のなかで糖尿病の既往がない男女1万人ずつを研究対象者として運動習慣を調査し，その翌年に新規の糖尿病発症の有無を調査した。この研究デザインはどれか。

1．生態学的研究
2．コホート研究
3．症例対照研究
4．横断研究
5．介入研究

問題8-2 この集団では，糖尿病発症に男女差があることがわかった。そのため，男女別に結果を分析することにした。この制御方法はどれか。

1．無作為割付(無作為化)
2．無作為抽出
3．マッチング
4．制限
5．層化

問題9 A市は全国と比較して市民の平均年齢が高い。そのため，A市の死亡率を解釈する際に，間接法による年齢調整を行うこととし，標準化死亡比(SMR)を算出することとした。その際に必要となる情報はどれか。**2つ選べ**。

1．基準集団の総人口
2．基準集団の総死亡数
3．対象集団の総死亡数
4．基準集団の年齢階級別人口
5．対象集団の年齢階級別人口

4^章

疾病の予防と
スクリーニング

4章 疾病の予防とスクリーニング

A スクリーニング検査の目的・要件・評価

- スクリーニング検査は，疾病の早期発見や集団の疫学的特性の把握を目的とする。
- スクリーニング検査の対象となる疾患には，公衆衛生上重要で，自然史が明らかで，確定診断法や治療法があるなどの条件がある。
- スクリーニング検査は，集団に対して簡便に実施でき，費用対効果にすぐれ，受け入れられやすく，妥当性が高く，メリットがデメリットを上まわるなどの要件を満たす必要がある。
- スクリーニング検査の妥当性の評価指標として感度・特異度がある。

1 スクリーニング検査の目的

スクリーニング検査は，人間ドックのように詳細な検査群をささず，集団健診のようにおおぜいの人に対して潜在する目的の疾病を見つけるために実施される簡便な検査をさし，精密検査に行くべき人を見つけるためのふるい分け検査のことである。

公衆衛生活動においては，乳幼児健康診査，循環器健診である特定健康診査，集団健診として実施するがん検診，職場健診，学校健診などがこれにあたる。最近では，疾病になりそうな人（ハイリスク者）をみつけるような場合も含まれる。

スクリーニング検査の目的は，迅速な検査により無自覚な疾病や障害をみつけることであり，疾病の二次予防である早期発見・早期治療のうち，早期発見に欠かせないものである。スクリーニング検査は，あくまでも多くの対象者のふるい分けに用いる検査であって，それ単独で確定診断となるものではない。したがって，スクリーニング検査で陽性になった場合は，精密検査や臨床的診察などによる確定診断が必要である。

対象集団のかなりの割合にスクリーニング検査を実施できれば，その結果を分析することで，その集団の疫学的特性が把握できる。地域保健の現場では，乳幼児健診や特定健健康診査などの結果を集計分析して，地域診断に用いることが多い。

A. スクリーニング検査の目的・要件・評価

❷ スクリーニング検査の要件

　スクリーニング検査が備えるべき条件には，**表4-1**のようなものがある。

■対象となる疾病の特性

　スクリーニング検査を実施する意義があるのは，見つけようとする疾患が公衆衛生上重要である，すなわち①頻度が比較的高く，②疾病のもたらす集団への負荷が大きい場合である。頻度の高さとは，有病率の高さをさす。また負荷の大きさは，死亡率，もたらす障害の重大さ，有病者への医療的介入の量や費用，労働損失の度合いなどで評価する。

　新たなスクリーニング検査を採用する際には，その検査の疾病負荷軽減効果が科学的に（疫学的に）検証されている必要がある。そのためには，目的とする疾病が明確に定められ，その疾病に無症状期間があり，無症状のうちに見つける簡便な方法があり，確定診断をする方法が存在し，早期発見した人への有効な治療方法が存在する必要がある。

　早く見つけて治療を行っても，症状が出はじめて本人がみずから医療機関を受診した場合に比べて予後がよくならない，つまり疾病負荷を減らせないのなら，検査を行う意味がない。その判断のためには，疾病の自然史や，要精密検査者を放置するとどうなるかなどがわかっている必要がある。

■検査に求められる特性とメリット・デメリット

　採用される検査は，検査の妥当性や信頼性がすぐれている必要がある。簡便で集団に対して実施可能で，対象者に受け入れられやすい検査方法であり，費用対効果にすぐれていることも要件である。対象者にスクリーニング検査の意義がわかりやすく伝えられ，検査への公平なアクセスが保証され（頻度・場所・時間帯・費用など），強制ではなく自己決定で受診できるようにすることが重要である。

　いくら簡便な検査でもデメリット（不利益）があるので，スクリーニング検査の採用においては，検査のデメリットを上まわるメリット（利益）

表4-1　スクリーニング検査が備えるべき条件

1. 目的とする疾病が公衆衛生上重要である
2. それが適切なスクリーニング検査である（高い信頼性と妥当性）
3. 早期発見をした場合，治療法が存在する
4. スクリーニング陽性者を診断確定できる方法と場所がある
5. 目的とする疾病に無症状期がある
6. 集団に対して適応可能で受け入れやすい
7. 目的とする疾病の自然史（放っておくとどうなるかなど）がわかっている
8. みつけた患者，要観察者の追跡システムが存在する
9. 費用便益がすぐれている（かけた費用に対して十分な〔経済的〕効果が得られる）
10. スクリーニング検査の意味，内容が受診者に十分知らされている

4章 疾病の予防とスクリーニング

プラス・ワン

過剰診断
過剰診断とは，放っておいても命に別条のないがんを検診で発見することである。本来不要な治療により，身体的・心理的・経済的負担がかかるが，発見された時点ではそれに該当するがんかわからない。

偶発症
検診や精密検査での医療行為による合併症をさす。

があることが求められる。たとえば，すべての市町村で共通して実施されている対策型がん検診は，メリットがデメリットを上まわるもののみが採用されている。それでも，近年は，過剰診断 ✚ の問題がクローズアップされ，がん検診受診前に検査のメリットとデメリットを対象者に十分に説明することが求められるようになった。

国立がん研究センターによると，がん検診のメリットとして，目的とするがんの死亡率低下や，早期発見による治療の負担の低下，異常なしとされた人の安心をあげている。がん検診のデメリットとしては，後述する偽陰性・偽陽性や，過剰診断，偶発症 ✚ をあげている。また，がん検診は適切な年齢，および適切な受診間隔で受けるべきであり，これを逸脱するとメリットよりもデメリットが増大する。

③ スクリーニング検査の評価

スクリーニング検査の評価には，検査そのものの評価（狭義）と，スクリーニング検査を用いた事業や活動の評価（広義）がある。

前者の評価において重要なのが妥当性と信頼性の評価である。妥当性とは，ある検査が測定したいものを測定しているかどうかということである。信頼性（ときに再現性，反復性）は，同一の測定するものに対し検査を繰り返しても同じ結果が得られることをいう。望ましい検査は，妥当性も信頼性も高い。後者は，スクリーニングを導入し，対象疾患の死亡率が低下したかなどで評価される。

a 感度と特異度（妥当性の指標）

スクリーニング検査のよしあしを決める指標に，**感度**（敏感度，鋭敏度；sensitivity），**特異度**（specificity）がある。感度は疾病がある者のうち検査で陽性と診断できた者の割合，特異度は疾病がない者のうち検査で陰性と診断できた者の割合であり，計算方法は**表 4-2** のとおりである。この両者とも高い（1 に近い）ほどよい検査といえるが，片方を高くすると片方が低くなる。感度と特異度はそれぞれの検査に固有の値（決まった値）である。同じ検査を異なる集団，異なる時期に実施しても，その検査結果から算出できる感度，特異度は同一の値となる。

b 偽陽性率と偽陰性率

疾病がないのに検査で陽性になることを**偽陽性**（第一種過誤 ✚），疾病があるのに検査で陰性になることを**偽陰性**（第二種過誤 ✚）といい，**表 4-2** ではそれぞれ *b*，*c* にあたる。疾病のない者のうち偽陽性の者の割合を**偽陽性率**，疾病がある者のうち偽陰性の者の割合を**偽陰性率**という。偽陽性率も偽陰性率も 0 に近いほうがよいが，これも片方を下げようとするともう一方が上がってしまう。

プラス・ワン

第一種過誤と第二種過誤
第一種過誤（type Ⅰ error，α過誤，偽陽性）とは，帰無仮説が実際には真であるのに棄却してしまう過誤である。すなわち，疾病がないのに疾病があると判定してしまうことである。
第二種過誤（type Ⅱ error，β過誤，偽陰性）は，対立仮説が実際には真であるのに帰無仮説を採用してしまう過誤である。すなわち，疾病があるのに疾病がないと判定してしまうことである。
帰無仮説，対立仮説については 8 章を参照。

A. スクリーニング検査の目的・要件・評価

表4-2　スクリーニング検査の評価指標の計算

項目		疾病	
		あり	なし
検査結果	陽性	a(真陽性)	b(偽陽性)
	陰性	c(偽陰性)	d(真陰性)

$$陽性反応的中度 = \frac{a}{a+b}$$

$$陰性反応的中度 = \frac{d}{c+d}$$

$$敏感度 = \frac{a}{a+c}$$

$$偽陰性率 = \frac{c}{a+c} = 1 - 敏感度$$

$$特異度 = \frac{d}{b+d}$$

$$偽陽性率 = \frac{b}{b+d} = 1 - 特異度$$

$$正確度✚ = \frac{a+d}{a+b+c+d}$$

$$有病率 = \frac{a+c}{a+b+c+d}$$

✚ プラス・ワン

正確度(accuracy)

意味としては測定値が真の値をどの程度あらわしているのかをあらわしている。疾病の有無を真の値，検査の結果を測定値とすると正確度は$(a+d)／(a+b+c+d)$であらわすことができる。

---

c 陽性反応的中度と陰性反応的中度

　スクリーニング検査の2×2表を使って計算できるその他の指標として，陽性反応的中度や陰性反応的中度などがあるが，これらは検査の妥当性の指標とはよばれない。

　陽性反応的中度(predictive value of a positive test)とは検査結果が陽性の者のうち実際に疾病を有していた者の割合で，**表 4-2** の例では，$a／(a+b)$である。この状況は，実際の臨床場面に近く，スクリーニング検査(がん検診など)で要精密検査になって来院した人が実際に疾病をもっている割合(確率)である。陽性反応的中度は，検査を行う集団における目的疾患の有病率の大小に影響されて変動する。すなわち，ある感度と特異度をもつ検査を有病率の高い集団に行うと，陽性反応的中度は高くなる。

　陽性反応的中度は，近年，総合診療医や家庭の業界で重視される指標である。先入観や思い込みに影響された診療を行わないためにも，診療地域の主要な疾病の有病率を把握し，陽性反応的中度をふまえた診療をすることが求められている。

　陰性反応的中度(predictive value of a negative test)は，検査結果が陰性の者のうち実際には疾病をもっていなかった者の割合であり，$d／(c+d)$で計算される。1－陰性反応的中度は，検査で陰性とした者のうち疾病をもっている者の割合となる。

　陽性反応的中度および陰性反応的中度は，集団における疾病の有病率に左右されるため，検査の妥当性指標としては適切ではないが，受動的サーベイランスの評価の場合などに用いられる。たとえば，医師の報告による感染症サーベイランスは，報告ケースしか把握できないため，報告されない発症者がいるかどうかはわからない。そのため，評価指標に陽性反応的中度を用いる。ほかにも，検査陰性者中のがん罹患者が把握できない場合のがん検診の評価に用いられることもある。

67

表4-3　〔例題〕スクリーニング検査の評価指標の計算

		疾病	
		あり	なし
検査結果	陽性	60	60
	陰性	40	840

感度＝60/(60＋40)＝0.60（60%）
特異度＝840/(60＋840)＝0.93（93%）
陽性反応的中度＝60/(60＋60)＝0.5（50%）
偽陽性率＝1－特異度＝0.07
偽陰性率＝1－敏感度＝0.40

〔例題〕

　健康診断を受けた 1,000 人のうち，空腹時血糖が 110 mg／dL 以上の人が 120 人いた。一方で，この 1,000 人に糖負荷試験を実施し，糖尿病型の人が 100 人いた。空腹時血糖が 110 mg／dL の人で糖尿病型の人は 60 人であった。空腹時血糖をスクリーニング検査，糖負荷試験を確定診断法とみなした場合のスクリーニング検査の感度，特異度はいくらか？　また，この集団で，空腹時血糖が高かった人の陽性反応的中度はいくらか？

　上記の状況を 2×2 表に落とし込み，それぞれの指標の計算を行うと**表4-3**のようになる。特異度は高いが，感度はあまり高くない，つまり偽陰性が多く，見逃し例が多くなるという結果である（偽陰性率が高い）。有病率が高い集団なので，陽性反応的中度は高かった。特異度は高く偽陽性率は低いが，疾病がない人の数が多いので，偽陽性者の実数は偽陰性者数より多い。

d 信頼性の検討

　信頼性は検査を繰り返しても同じ結果に判定されるかどうか（再現性）をみるものである。本来は同じような状態のものを繰り返し測定しても同じ結果が出るかどうかをみるものであるが，検査対象となる指標によっては，同じ人でも日内変動など個人内変動が大きな指標もあるため，ある検査を繰り返した場合の検査結果のばらつきは，厳密には信頼性だけで決まるものでもない。アンケート調査などで回答率の高い調査を，信頼性が高い，ということもある。

e スクリーニングのカットオフポイント

　陰性あるいは陽性といった検査結果ではなく，検査値が連続変量をとる場合，どこかに線引きをして，スクリーニングする必要が出てくる。このポイントを**カットオフポイント**とよぶ。これは，臨床で用いられている正常と異常との境界とは別である。カットオフポイントをどこにするかは妥当性の検討に用いた指標を用いて検討する。境界をどこにするかの判断は対象疾患やスクリーニング検査の特性によりかわりうるが，治療効果が期待できなくなるよりも前に発見できるレベルでなくてはならない。

f 受信者動作特性曲線（ROC曲線）

受信者動作特性（receiver operating characteristic；ROC）曲線はスクリーニング検査の有効性を判定するための分析方法であり，複数の検査方法から最適のものを選ぶとき用いられる。一般に縦軸に感度，横軸に1－特異度をとり，連続変量をとる検査の場合では，さまざまなカットオフ値を設定した場合の感度・特異度を計算して図に記入し，それらの点をつなげた曲線をえがく。これをROC曲線とよぶ。

カットオフ値を変更できる場合，感度を上げようとするとあるところから急に特異度が下がってしまい，逆に特異度を上げようとすると敏感度が下がってしまうという，トレードオフの関係が存在することがわかる。図4-1のように検査AからCまで3種類あったとすると，1番左上にくる方法が最良といえ，この例だとAの検査がすぐれていると結論づけられる。すなわち，感度＝1，特異度＝1である図の左上の角に最も近い検査，あるいは曲線の下の面積が最も広い（1に近い）検査が，すぐれた検査といえる。

調査研究事例

■高齢者のための嚥下障害リスク評価に関する尺度開発

この調査は，在宅高齢者の嚥下障害のスクリーニングを調査票（アンケート）用いて行うことを目的としたものである（深田ら，2002）。研究手順は，①文献をもとに評価尺度を開発，②高齢者に調査を実施（至適基準✚として水飲テストを同時に実施），③統計解析の実施である。

評価尺度をしぼるために，①テスト再テスト法を用いた項目ごとの再

プラス・ワン

至適基準
gold standard ともよぶ。測定したいものの真の値を知る方法，あるいは現存の測定方法のなかでもっともよい方法だとみなされているものをさす。この場合，水飲テストが嚥下障害を正確に判定できる方法だと仮定し，その結果を最もよく予測できる調査票を見いだそうという検討を行っている。

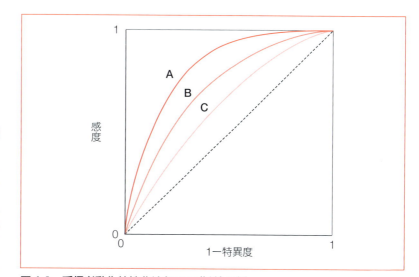

図4-1 受信者動作特性曲線（ROC曲線）の例

4章　疾病の予防とスクリーニング

プラス・ワン

リードタイムバイアス
一般にスクリーニング検査では，患者の自覚症状が発生する前に疾病を発見できるので，疾病の診断から帰結（死亡）までの時間が長くなり自覚症状により受診した場合よりも予後がよくみえることをさす。

レングスバイアス（疾病期間バイアス）
一般にスクリーニング検査では，同じ疾患でも，病巣の発育が遅く，経過が長い患者をみつけやすいことをさす。これはスクリーニング検査では急性発症・急性転帰の患者を発見することが少なく，したがって検査で発見した患者の予後が，みかけ上よくみえることになる。

自己選択バイアス
スクリーニング検査に参加する人は，参加しない人より健康意識が高く，その他の生活習慣も良好で，長生きしやすいと考えられることをさす。

表4-4　カットオフポイントが4点のときの各指標

在宅高齢者		嚥下障害リスク（水飲テスト）	
		あり	なし
質問紙	4点以上	12	21
	4点未満	9	48

感度＝57.1%
特異度＝69.6%
陽性反応的中度 36.4%
陰性反応的中度 84.2%
正確度＝66.7%

現性の評価により再現性の低いものを削除，②因子分析により合計点との相関が低いものを削除，などを実施した。その後，至適基準とスクリーニング検査としてのアンケート項目の回答との間で，敏感度と特異度を検討した。ROC曲線による検討を通して，カットオフポイントである4点を導き出した（**表4-4**）。

g スクリーニング検査の評価における偏り（バイアス）

　広義のスクリーニング検査の評価において注意しなくてはならないのが，情報の偏り（バイアス）の問題である。例としておもなものに**リードタイムバイアス➕**，**レングスバイアス➕**，**自己選択バイアス➕**がある。これらの偏りは，一般的にスクリーニング検査を過大評価する（より役にたっていると判断する）方向にはたらく。

　今後は，これらの点も考慮し，さらにスクリーニング検査を評価する場合の指標に疾病発見後の患者のQOLも含めて検討する必要がある。上記の3つのバイアスを考慮してスクリーニング検査の評価を行うには，対象者を無作為に検査を受ける群と受けない群に割り付け，それぞれの集団の死亡率などを観察する方法がある。

4 わが国におけるスクリーニングの例

　親子保健（母子保健）におけるスクリーニングの例に，乳幼児健康診査がある。先天性代謝異常，B型肝炎母子感染防止事業などは，その典型的な例である。学校保健，産業保健，老人保健事業においてもスクリーニング検査は数多く実施されている。循環器疾患および糖尿病のスクリーニングを目的とした特定健康診査や，がん検診などがそれにあたる。わが国では集団健康診査などの場で集団に対してスクリーニング検査を行うことが多く，この集団に対するスクリーニングをマススクリーニングとよぶ。

●参考文献
・佐々木隆一郎：スクリーニング．日本疫学会編：疫学．南江堂，1996.
・深田順子ほか：在宅高齢者のための嚥下障害リスク評価に関する尺度開発．日本看護研究学会雑誌，25（1）：87-99，2002.

演習問題

問題1 疾病のスクリーニングの要件で正しいのはどれか。（106回改）
1. 疾病の自然史が不明でも対象になる。
2. 無症状の期間がない疾患が対象となる。
3. 治療方法が確立していなくても対象となる。
4. 検査方法が，対象者より検者に受け入れやすい。
5. スクリーニング陽性者の確定診断の手技が確立している。

問題2 検査で陽性と判定された人のうち実際に疾病を有している人の割合を示す指標はどれか。（108回）
1. 特異度
2. 敏感度
3. 有効度
4. 偽陽性率
5. 陽性反応的中度

問題3 疾病Aの新しいスクリーニング検査の性能を評価するために，疾病Aの患者100人と疾病Aでない者100人に対して検査を実施した。疾病Aの患者のうち60人と，疾病Aでない者のうち10人とが検査の結果陽性であった。特異度を求めよ。ただし，小数点以下の数値が得られた場合には，小数点以下第3位を四捨五入すること。（102回）

問題4 陽性反応的中度が上昇する理由で，適切なのはどれか。（106回改）
1. 疾患の治療法が進歩した
2. 疾患の有病率が上昇した。
3. 検査を受けた人数が増加した。
4. 検査の感度はかわらず，特異度が低下した

問題5 3種類のスクリーニング検査A, B, Cの受信者動作特性（ROC）曲線を示す。検査の正確さについて正しいのはどれか。（100回改）

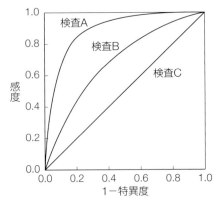

1. 3検査のうちAが最も正確な検査である。
2. 3検査のうちBが最も正確な検査である。
3. 3検査のうちCが最も正確な検査である。
4. 正確さを評価するには足りない情報がある。
5. この曲線は検査の正確さの評価には適していない。

5^章

疾病登録

A 疾病登録の意義と目的

- 疾患の頻度や分布を把握し，対策を講じるため，疾病登録が行われる。
- 急性疾患・感染症の登録には，健康危機管理的な側面がある。
- 罹患率の算出には，疾病登録が必要である。

　疾病登録は，特定の疾病の患者情報を一定の基準に基づいて把握し，頻度や分布の特徴やその動向を明らかにし，疾病対策の樹立や対策の評価に活用するものである。国民の公衆衛生に重要である疾病が対象になることが多く，具体的にはがん・脳血管疾患・虚血性心疾患などを対象とする。一方，急性疾患，とくに感染症の疾病登録もなされる。これは，健康危機管理的要素が強い。

　がん登録や希少疾患の登録のように，すべての疾病を登録し（全数把握），対策の樹立や評価に必須の罹患率を算出することを目的とする場合は，患者個々人の承諾を得ずに登録をすることが許される場合がある。脳血管疾患を対象とする脳卒中登録は罹患率の把握をめざす場合もあるが，寝たきり状態の防止などをめざした発症後の保健医療サービスの提供を目的とする場合もある。いずれも二重登録の防止や生命予後（生存率など）の算出のために，個人を同定する個人情報を含めた登録が必要になる。慢性疾患の登録は，登録される疾病の確定診断を待ってから行われるため，診断後数年がたってから登録されることもある。

　一方，感染症などの急性疾患の登録は，健康危機管理対策を目的に行うため，診断の正確性よりもいち早く疾病の流行の疫学的特性を把握し，迅速に対策にいかすことが重要になる。この場合，必ずしも個人情報の登録は必要とされない。

■登録データの活用

　このように，疾患により目的は若干異なるが，疾病登録では，明確な定義を定め，登録の対象となる症例を悉皆的に収集することが重要である。また，長期にわたって継続することで，症例が集積され，追跡調査も充実し，疾病の実態が明確になるため，ある一時点だけでの実施ではなく，長期継続可能な体制づくりが重要となる。長期に蓄積された疾病登録のデータは，国や都道府県の医療計画，疾病対策，効果的な検診・健診の実施・評価を検討していくうえでの基礎資料となる。

B がん登録

> **POINT**
> - がん登録には，院内がん登録・地域がん登録・全国臓器別がん登録がある。
> - がん登録事業の根拠法は「がん登録等の推進に関する法律」である。

プラス・ワン

均てん化
水準を等しくすること。

公衆衛生上重要な疾患である，がんの対策とその評価のため，がんの罹患率・死亡率・生存率などを算出するために実施されるのが，がん登録である。がん登録には，院内がん登録，地域がん登録，全国臓器別がん登録などがある（表 5-1）。がん医療レベルの均てん化 ➕ やがん患者や家族への情報提供のためにも，がん治療についての情報も入手する。

がん対策の目的は，がんの罹患率や死亡率の低減とがん患者や家族のQOLの向上である。これらの目的のために，患者の性・年齢，がんの部位・診断方法・診断日・進行度・組織型，治療の内容，その後の死亡の有無と死因（転帰）などのデータを収集，整備する。

1 院内がん登録

院内がん登録は，病院単位でがんの登録を行うもので，がん診療連携拠点病院の要件にもなっている。複数の病院で，院内がん登録を同じ方法で実施し，比較することにより，がん診療の病院ごとの特徴を明らかにすることができる。病院ごとのがん医療についての特徴とは，診断動機（検診発見がんか，症状受診がんか），がんの部位，進行度（臨床ステージ）ごとの治療方法や治療成績などである。

患者・家族に危険や不利益が及ぶことがないように，個人情報の保護は厳重に行われている。従事する職員には守秘義務が課せられており，

表 5-1 がん登録の種類

種類	実施主体	対象	目的
院内がん登録	医療機関	当該施設で診断・治療を受けた全がん患者	病院の対がん医療活動の評価 患者のフォロー
地域がん登録	都道府県市	対象地域で発生した全がん患者	がんの罹患率の計測 受療状況の把握 生存率の計測
全国臓器別がん登録	学会・研究会	全国臓器別がん登録に協力する医療施設で治療を受けた患者	がんの臨床病理学的特徴と進行度の適切な把握 適切な治療指針の確立 進行度分類のあり方の検討

2 地域がん登録

プラス・ワン

DCN と DCO
死亡情報のみで登録された患者をDCO（death certificate only）といい，死亡情報ではじめて把握された患者をDCN（death certificate notification）という。登録精度の高いがん登録はこれらの割合が低く，国際的な水準ではDCOは10％以下であることが求められる。DCNについては，生前の医療情報をさかのぼり調査することが推奨されているが，それでも情報が得られない場合はDCOとなる。

地域がん登録は，がん対策の基本と位置づけられ，世界の多くの国や地域で行われている。法的に実施が義務づけられているところも多い。これらを取りまとめる国際がん登録協議会（IACR）は，各国のがんの疫学特性を比較・公表している。

地域がん登録は，わが国では，1950年代に広島市・長崎市・宮城県で開始され，ついで1960年に大阪府・愛知県などで始められ，1992年に地域がん登録全国協議会が発足した。現在すべての都道府県で実施されるようになったが，その精度は，いまだ不均一である。

地域がん登録は，特定の地域（通常は都道府県単位）を対象に，その地域のがん診療施設から協力を得て，がんの診断・治療を受けたすべてのがん患者の診療情報を収集・整理するもので，これにより罹患率が算出できる。さらに，厚生労働省の許可を得て，その地域の人口動態統計から死亡情報を得て，届出もれ患者を補完登録（罹患登録されず死亡票によりはじめて登録された症例登録）し，また，患者予後を把握する。

3 がん登録に関する指標

プラス・ワン

罹患死亡比（I/D比）
一定期間におけるがん罹患数とがん死亡数との比を罹患死亡比（I/D比）という。生存率が低いとき，罹患届出が不十分なときに低くなり，生存率が高いとき，重複登録が多いときに高くなる。この値はがんの部位により異なり，現在のがんの生存率から考えると，全がんで1.8〜1.9程度が妥当と推計されている。

がんの罹患率はがんの一次予防（発生予防）の指標である。がんの二次予防（がん検診）の効果指標は，がん死亡率の低下である。間接的指標として，診断時のがんの進行度がわかる。がん患者の受療状況（診断・治療・検診受診の状況）やがん患者の生存率など，がん医療の指標もがん登録によって明らかになる。また，DCNやDCO✚，罹患死亡比（I/D比）✚などの指標を用いて，登録の精度が評価される。

■部位別の罹患率・生存率

がんの部位別年次別罹患率や生存率に関する情報は，地域がん登録により得られたデータによりはじめて算出できるものである。図5-1は地域がん登録で明らかになった生存率の例である。地域がん登録により明らかになった情報やその応用方法については，日本がん登録協議会のwebサイト（http://www.jacr.info/about.html）に詳しい。また，5年相対生存率などのがんの生存率に関する情報は，国立がん研究センターのwebサイトに掲載されている。

4 がん登録等の推進に関する法律

わが国では，2013（平成25）年12月6日に「がん登録等の推進に関する法律」が成立した。これは，がん医療の質の向上およびがん予防の推

B. がん登録

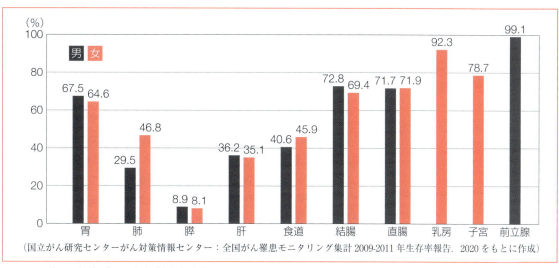

図 5-1　がんの部位別の5年相対生存率（2009〜20011年罹患）

進のために，地域がん登録の全国実施（全国がん登録）と院内がん登録の実施を義務づけるものである。個人情報の厳格な管理のもと，患者個人の承諾を得ることなく，全数把握される。全国規模で，がん罹患を正確に把握し，がんの治療状況とその予後を把握し，医療関係者のみならず患者・家族に情報を提供することによって，がん医療の質の向上をめざしている。全国がん登録は 2016（平成 28）年1月に開始された。

■登録される情報

全国がん登録で把握されるべき情報は政令にて示されている。現状の地域がん登録の登録項目と同様に，①がんに罹患した者の姓名・性別・生年月日，②届出を行った医療機関名，③がんと診断された日，④がんの発見経緯，⑤がんの種類および進行度（転移性のがんにかかる原発性のがんの種類および進行度が明らかではない場合にあっては，その旨），⑥②の医療機関が治療を行っていれば，その治療内容，⑦③の日における居住地，⑧生存確認情報など，が含まれる。

■義務と罰則

全国規模でがん登録を推進することにより，転帰の確認，都道府県をまたいだ受診などの把握がしやすくなる。病院は届出の義務を負い，届け出ないことへの罰則規定もある。都道府県が指定する診療所は届出義務はあるが罰則はない。都道府県は，届けられた情報を審査・整理し，国へ送る責務を負う。患者の生存確認のための突き合わせ作業は，国が一元的に行う。その際，罹患情報がないがん死亡者については，国から都道府県に罹患情報の把握が依頼される。都道府県は医療機関等に問い合わせて情報を検索する。

専門的ながん医療の提供を行う病院は，院内がん登録を実施するよう努めるものとすることともされている。院内がん登録は，とくに治療に

ついて，より詳しい情報が入手されるので，医療機関ごとの診療件数，手術件数，治療方法ごとの件数などが公表され，患者が望む情報提供を担うことが期待されている。

■登録情報の保護と活用

　がん登録に従事する人の守秘義務については，罰則規定がある。また，たとえ本人ががん患者であっても，全国がん登録データベースに記録されたがん情報については，開示請求（およびこれに連なる訂正請求・利用停止請求）を認めないこととすることも法に記載されている。

　がん登録などの情報の活用に関しては，課題が残っている。国や都道府県はがん対策の推進のため，がん登録で得られた情報をおもに集計表として活用するのであるが，個人別の情報をほかの情報とリンケージして分析したい疫学研究者などには高いハードルがある。対象者が生存していれば本人から同意を得ていることが条件となっているからである。匿名化された照合結果の提供が望まれる。患者が望む個人ベースの情報の活用，とくに諸外国にあるような，性，年齢，部位，進行度などが自分によく似た患者の情報の閲覧なども今後の課題となろう。

●参考文献
・国立がん研究センターがん対策情報センター：がん情報サービス．（http://ganjoho.jp/）．
・地域がん登録全国協議会．（http://www.jacr.info/）．

C 循環器疾患の登録

- 循環器疾患の登録は一部の自治体や大学，学会，医療機関などによって行われてきた。
- わが国全体における循環器疾患の登録は未整備であり，「脳卒中・循環器病対策基本法」に基づいた，正確かつ悉皆性の高い全国規模での疾病登録システムの構築が望まれる。

わが国は，かつて世界有数の脳卒中大国であった。死亡率が劇的に低下した今日においてもなお，要介護4・5の原因疾患の第1位は脳卒中であり（2022年「国民生活基礎調査」），国民医療費に占める循環器疾患の割合はがんよりも高く，65歳以上ではその割合はさらに高くなる（2021年度「国民医療費の概況」）など，介護費や医療費への影響が大きい疾患であるといえる。しかし，脳卒中をはじめとした循環器疾患の発症登録は，感染症やがんの発症登録と比べて遅れている。

1 循環器疾患登録の根拠

これまでの脳卒中およびその他の循環器疾患の発症登録の根拠法令は「健康増進法」であった。その第16条には「国及び地方公共団体は，国民の健康の増進の総合的な推進を図るための基礎資料として，国民の生活習慣とがん，循環器病その他の政令で定める生活習慣病との相関関係を明らかにするため，生活習慣病の発生の状況の把握に努めなければならない」と記されている。

これに加えて，2018（平成30）年に「健康寿命の延伸等を図るための脳卒中，心臓病その他の循環器病に係る対策に関する基本法」（脳卒中・循環器病対策基本法）が制定され，その第18条第2項に「国及び地方公共団体は，循環器病に係る予防，診断，治療，リハビリテーション等に関する方法の開発及び医療機関等におけるその成果の活用に資するため，国立研究開発法人国立循環器病研究センター及び循環器病に係る医学医術に関する学術団体の協力を得て，全国の循環器病に関する症例に係る情報の収集及び提供を行う体制を整備するために必要な施策を講ずるよう努めるものとする」と規定された。

この法律に基づき，都道府県においては「循環器対策推進計画」を策定し，治療体制の整備や評価だけでなく，市民啓発や発症登録を含む包括的な脳卒中・循環器病対策が推進されることとなった。2020（令和2）

年度から第1期計画が進められてきたが，2023(令和5)年度から，2028(令和10)年度までの6年間で第2期計画が進められている。

循環器疾患登録の現状

現状では，全国を網羅する悉皆性の高い脳卒中・循環器病患者のデータベース(診断・治療・介護・福祉などの基礎データ)がない。そのため，脳卒中・循環器病医療や介護・福祉サービスを提供するための地域の医療・社会資源の十分な把握ができず，現状をふまえた，適切な医療・介護・福祉計画の策定や診療提供体制の構築が行えない状況にある。

わが国におけるがん登録は，「がん登録等の推進に関する法律」で法制化され，これに基づいてがん拠点病院などの比較的規模が大きく，医療資源の豊富な施設で行われている。一方，脳卒中・循環器病については，学会主導で急性期医療を担う医療施設において登録が行われているが，これらの医療施設はがん登録が義務づけられている施設とは異なり，必ずしも医師を含む人的資源が豊富でないのが現状である。がんと同じく強制力のある登録制度を進めるには，ICTの活用あるいは医療事務作業補助者などの導入による医療現場の負担軽減が必須である。

このように，現状では，「脳卒中・循環器病対策基本法」の施行後も全国的な登録体制は確立されておらず，わが国の循環器病対策はこれまで実施されていた多くの疫学研究にその根拠を求める状況が続いている。

■これまで行われてきた循環器疾患の疫学調査・発症登録

わが国の循環器疾患に関する大規模な公的調査としては，厚生労働省が日本循環器管理研究協議会(現日本循環器病予防学会)の協力のもと，2000年まで10年おきに実施していた**循環器疾患基礎調査**がある(2010年より国民健康・栄養調査に統合)。これは無作為に抽出された約1万人を対象に，血液検査を含む循環器疾患の実態を把握するもので，わが国における循環器疾患危険因子の保有状況の代表的調査であるが，断面研究として毎回新たな対象者に対して調査が行われるため，この調査のみでは危険因子と発症との関連を検討することはできなかった。

日本における循環器疾患の発症状況は，久山町研究(九州大学)やCIRCS研究(大阪大学)，吹田コホート研究(国立循環器病研究センター)，大迫研究(帝京大学，東北大学)，高島研究(滋賀医科大学)，岩手県北地域コホート研究(岩手医科大学)などの研究の一環として調査され，これらのデータから発症率や危険因子との関連が検討されてきた。

医療機関ベースの発症登録としては，脳卒中については日本脳卒中協会が運営している**脳卒中データバンク**，心疾患については日本循環器学会と国立循環器病研究センターによる**循環器疾患診療実態調査(JROAD)** があり，脳卒中・心疾患の患者数把握や治療成績の検討など

の取り組みがなされている。さらに 2014(平成 26)年 4 月には，これら
を統合し，脳卒中・心疾患を合わせた循環器疾患の情報を全国の医療機
関から広範囲に収集するため，循環器病統合情報センター(現オープン
イノベーションセンター情報利用促進部)が国立循環器病研究センター
内に開設された。

　現在，国内では，岩手県・山形県・福島県・栃木県・愛知県・滋賀県
などの県・地域単位の循環器疾患登録が存在するが，疾患の定義の違い
や，医療機関からの報告であるか採録によるかなどの方法の違いがあ
る。悉皆性の問題もあり，域内での推移は追えるものの，地域間の比較
などはむずかしい状況にある。

❸ 今後の課題

　「脳卒中・循環器病対策基本法」は，①脳卒中・循環器病の予防及び
啓発，②保健・医療・福祉サービスの提供体制の充実，③脳卒中・循環
器病の研究推進を目標としており，これに基づき，2020(令和 2)年度以
降は各都道府県で循環器病対策推進基本計画(第 1 期)が策定され，国・
地方自治体・医療保険者・国民による脳卒中・循環器病対策が推進され
ている。さらに，2023(令和 5)年度から 2028 年度の 6 年間で，引きつ
づいて第 2 期計画が進められている。

　発症登録は，③脳卒中・循環器病の研究推進に位置づけられている
が，現状では全国を網羅する悉皆性の高い脳卒中・循環器病患者データ
ベースがない。適切な医療・介護・福祉計画の策定や診療提供体制の構
築を考えるうえで，がん登録にならった，あるいは循環器疾患の特性に
合った異なる体制の整備が引きつづき必要な状況である。

　脳卒中およびその他の循環器疾患登録事業の目的は，わが国全体の脳
卒中や心疾患に関する罹患数・率の把握とその推移の検討，危険因子の
評価，治療の実態や転帰などの把握を行い，①適正な診療提供体制と地
域包括ケアシステムの構築，②脳卒中・循環器病医療や介護・福祉サー
ビスを受けるための地域の医療・社会資源の有効活用，③脳卒中・循環
器病診療のモニタリングと均てん化，④予防・治療の両面を含めた将来
予測と医療政策評価を進めることである。

　都道府県や市町村の健康施策の多くは，死亡率をその根拠や評価指標
にしているが，疾病の予防対策とその評価には罹患率での評価が必要で
ある。とくに罹患数・率の把握とその推移については都道府県内での悉
皆性が重視されるため，公的発症登録システムの全国への拡充に加え
て，登録の質，すなわち悉皆性および収集データの精度の向上が課題で
ある。また，予防施策立案のための危険因子の評価には地域・職域の健
康診断データとの，治療の実態や転帰の評価には介護保険・医療費デー
タとのリンケージが重要となる。

5章　疾病登録

演習問題

問題1　がん登録等の推進に関する法律（がん登録推進法）で正しいのはどれか。**2つ選べ。**（106回）
1．病院には罹患情報の届出義務がある。
2．がん登録届出の際は患者の同意が必要である。
3．がん診療連携拠点病院を2次医療圏に整備する。
4．全国がん登録データベースは一般に公開されている。
5．がんの罹患に関する情報のデータベース化は国が行う。

問題2　法律に基づく全国の疾病登録があるのはどれか。（104回）
1．がん
2．糖尿病
3．脳卒中
4．慢性腎臓病
5．マイコプラズマ感染症

問題3　地域がん登録について正しいのはどれか。（102回）
1．転帰は登録事項ではない。
2．国立がん研究センターが実施主体である。
3．高齢者の医療の確保に関する法律に基づいて実施される。
4．がんの罹患率と地域レベルの生存率を計測する仕組みである。

問題4　全国がん登録制度について正しいのはどれか。（110回）
1．罹患率を計測する。
2．健康増進法に基づいている。
3．診断後7日以内に届け出る。
4．がん罹患者の同意が必要である。
5．指定届出機関による定点観測である。

---

6 章

おもな疾患・生活習慣の疫学

■はじめに

　地域の健康課題を解決するための保健師活動を有効に行うためには，対象地域の地域診断は必須である。地域診断の方法の1つに疫学的地域診断があり，これは地域の既存の健康指標を精査するところから始まる。その際，国や都道府県レベルの健康指標と，市町村のそれを比較することが重要となる。そのためには，わが国の健康に関連した基本的情報の実情を知っておく必要がある。この基本情報が衛生統計である。

　衛生統計とは，人間集団の健康に関する情報に適切な処理をして，その集団の健康特性を表現したものである。衛生統計を見る目を養うことは，地域の健康課題を明らかにするために大切なことである。衛生統計には，人口統計(人口静態統計や人口動態統計)，母子保健統計，学校保健統計，労働衛生に関する統計，感染症統計，受療率，疾病登録による罹患率，喫煙率や飲酒率などの生活習慣についての指標，医療施設や医療従事者についての統計など，さまざまなものがある。

　わが国の疾病構造は第二次世界大戦後急速に変化してきた。終戦直後に高かった結核死亡率は急速に減少し，脳血管疾患の時代となり，やがて，がん主流の時代となった。また，疾病統計にはあらわれにくいが，がん・虚血性心疾患・慢性閉塞性肺疾患などの背景に喫煙がある場合，腎不全・循環器疾患などの背景に糖尿病がある場合など，生活習慣病が重要な位置を占めるにいたっている。しかし，一方で近年は感染症の逆襲が叫ばれ，また自殺と不慮の事故，肺炎などの高齢者に関連する疾病なども重要になってきており，さまざまな疾患の疫学や予防可能性，およびその方法を学ぶことの必要性が増している。

　罹患・有病・死亡の頻度や分布は疾病によりまちまちであり，性別，年齢階級別，地域別にも特徴がある。かかわる対象や地域の健康課題を分析し，ニーズに合った適切な対策を講じるべきである。

感染症の疫学

- わが国で疫学的に重要な感染症は，近年では新型コロナウイルス感染症であるが，そのほかにもHIV感染症／エイズ，結核，季節性インフルエンザ，ノロウイルス感染症，ヘルペスウイルス感染症などがある。公衆衛生活動における感染症対策の前線である保健所活動にとくに縁が深いのは，結核，HIV感染症／エイズ，ノロウイルス感染症などである。
- 感染症や食中毒の集団発生時には，原因を究明して対策にいかすために疫学調査（流行調査）が実施される。とくに記述疫学が重要で，疾病の流行を時間・場所・人の要因について詳細に分析する。

1 流行

ある集団や地域において，ある疾病の患者，あるいはある健康関連事象が，通常の期待値よりも明らかに超過した状態を**流行**（エピデミック：epidemic）という。感染症の疫学を学ぶ際には，流行に関する用語を知っておく必要がある。

a エンデミック

エンデミック（endemic）は，特定の地域などで，ふだんから継続的に病気が発生することである。毎年同じような季節性の発生がある場合もエンデミックよぶ。endemic diseaseとは，風土病あるいは地方病という訳語となり，ある限られた地域の気候などの自然条件と住民の生活習慣などが合わさって発生する疾病という意味になる。

b パンデミック

パンデミック（pandemic）は疾病が国境こえて広範囲に，世界的に流行していることをさす。新型コロナウイルス感染症の流行は，この典型例である。

c アウトブレイク

アウトブレイク（outbreak）とは，感染症の集団発生のことをいい，とくにある地域や医療施設内に限って病気が急増することをさす。エピデミックと似ているが，急に発生する，特定の施設に限定して発生す

85

る，などのニュアンスがある点がやや異なる。

2 アウトブレイク時の流行調査の基本

感染症や食中毒の集団発生（アウトブレイク）時には，その被害を最小限に食いとめ，原因を究明し，再発を防ぐために疫学調査が用いられる。原因不明の症状を呈する患者の多発時にも，同様の方法による調査が有効である。このような調査では，迅速に対応するために定型的な手法ですばやく行うことが肝要である。

アウトブレイク時の流行調査の基本は，①アウトブレイクの症例の定義と把握，②流行曲線の作成などによる発生パターンの把握，③発生率を算出するためのマスターテーブル作成などによる流行原因の検討，を行うことである。これらの知見をもとに，流行の拡大を早期に抑え，原因への対策を講じ，次のアウトブレイク発生の予防活動を行う。

a アウトブレイクの症例の定義と把握

アウトブレイク時の流行調査において，最初に行うことは調査の対象となる感染症患者・食中毒患者の定義を作成し，その定義に合致する症例をさがし出すことである。この定義には，時間・場所・人の情報が含まれる。

たとえば，ある給食施設でつくられた食事が原因の食中毒のアウトブレイクでは「20××年×月×日に，A給食施設でつくられた給食を食べた者で，20××年〇月〇日から△日までの間に，腹痛，下痢，吐きけ・嘔吐などの症状を呈した者」が症例の定義となる。こうした定義により，症例と非症例とを識別できるようにする。

流行している疾病がすでに判明し，その特定が可能な検査方法がある場合は，検査ではっきりした人を確定例，症状やレントゲン検査などから患者であると考えられる人を疑似症例とする。

b 流行曲線の作成などによる発生パターンの把握

把握できた症例から情報を収集し，発生パターンの把握を行う。発生パターンの把握においては，記述疫学の三要素（時間・場所・人）による分析が重要である。記述疫学の三要素についての分析の基本は，特定の時間に患者発生が集中していないか（時間集積性），特定の場所に集中していないか（空間または地理集積性），特定の性・年齢階級・職業などに集中していないか（人に関する要素）を検討することである。

■時間についての分析

時間についての分析は，**流行曲線**（epidemic curve）を描くことから始める。流行曲線とは，発症者数を棒グラフにして，時系列であらわしたもので，ヒストグラムの一種である。流行曲線を作成することによっ

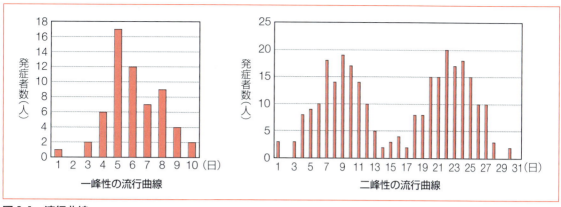

図6-1 流行曲線

て，流行発生の時間経過を検討でき，感染症の感染力や潜伏期がわかる。また，感染源の推定にもつながる。

たちあがりが急な一峰性の曲線（図6-1左）は，原因が一時点で作用した場合にあらわれる（単一曝露）。二峰性（図6-1右）を示す場合は，最初の宿主の感染のあとに，その感染者を通じて他者へ二次感染するなど，複数回の曝露が考えられる。

■場所についての分析

場所については，まず患者が発生した場所を地図上に描く。ある人にかかわる地理的情報は複数あるので，さまざまな情報について検討する。たとえば，現住所，職場などの昼間の所在地，立ち寄り地，出身地などである。

こうして，患者の発生が多い場所や少ない場所などを観察し，今回の流行に関連していることが疑われる地理的特徴を見いだす。ときには，施設内の居室や昼食時の座席配置などを検討することもある。どのくらいの距離の人まで感染するかをみて，感染経路や感染力を推定することもある。

■人についての分析

人については，性別・年齢・職業・行動などが重要である。ある特性をもった人の集団が特定できれば，原因究明についての仮説をもつことができ，対策につながる。常在する疾病の集団発生や急増の場合は，既知の疫学的特性と異なる所見を見いだすことが原因究明につながることがある。とくに，関連する特定の行動が明らかになると，原因究明や予防活動に有効である。

c マスターテーブルの作成による流行原因の検討

記述疫学の三要素について詳細に分析することで，アウトブレイクをおこした原因についての仮説をもつことができる。感染症の成立には病因（病原体），環境要因（感染経路），宿主要因という三要素があり，これ

らの観点で仮説を考える。

　食中毒の流行調査の場合は，病因を運んだと考えられる食品，食材，メニューについて検討する。疫学的特性を観察するなかで，病原体が不明の流行の場合でも，病原体を推測できることがある。

　感染経路の特定はとくに重要で，これにより感染対策が異なってくる。感染経路の遮断が可能な場合は，病原体が不明のままでも，また診断方法や治療方法が確立していなくても，対策が可能である。

　性，年齢，人種，職業，特定の遺伝的・免疫的背景，基礎疾患や栄養状態といった人の要素が特定できれば，とくに対策が必要な集団（ハイリスクグループ）に特化した対策を打ち出せ，注意を喚起でき，限られた資源を集中して投入できる。

■感染経路別の対策

　感染経路が**接触感染**の場合，感染者や感染源の表面に付着した病原体が，直接，ほかの人の口や鼻，眼などの粘膜に触れることで感染するので，爆発的な流行になることは少ない。感染対策は，接触を避けること，手洗いや消毒となる。

　飛沫感染は，感染者がくしゃみや咳をする際に飛び散る飛沫（唾液や粘液）に含まれた病原体が，数 m 圏内にいるほかの人の口や鼻の粘膜に触れて感染するため，感染が広がりやすい。感染対策は，感染者と距離をとることや，マスクなどの病原体の拡散を防ぐ防護具の使用となる。

　エアロゾル感染は，空気中に漂う微細な粒子（エアロゾル）に含まれた病原体を吸い込むことで感染が広がるもので，病原体は飛沫よりも遠くまで運ばれる（飛沫感染の一種として扱われる場合もある）。感染対策は，空間の換気や狭い空間での人の密集を避けるなどである。

　空気感染は，飛沫から水分が蒸発した状態で，さらに小さな微粒子となった病原体が空気中を広範囲にわたって漂い，それを吸い込んで感染するものである。そのため，最も爆発的に感染が広がりやすく，基本再生産数✚ が大きい。感染対策は，換気や閉ざされた空間での密集を避けることだが，感染の広がりの完全に防ぐことは困難で，重篤な疾患であれば外出規制などしか予防方法がない場合がある。

　なお，2024 年，世界保健機関（WHO）は，感染経路に関する用語の混乱があるとして，飛沫感染・エアロゾル感染・空気感染を区別せず空気媒介感染とよぶことを提唱している。

　感染症対策において隔離が有効となる条件は，①感染力が強く重症になりやすい感染症であること，②感染経路が空気感染やエアロゾル感染であること，③不顕性感染が少ないこと，④発症前の潜伏期間のうちに感染することが少ないこと，⑤隔離させる施設が十分にあること，などである。

■マスターテーブルの作成

　ある要因への曝露の有無と発症の有無に関する情報からマスターテー

✚ **プラス・ワン**

基本再生産数（R_0）

感染者が誰も免疫をもっていない集団に加わったときに，直接感染させる人数の期待値である。一般に飛沫感染＜エアロゾル感染＜空気感染の順に大きくなりやすいが，実際の基本再生産数の大きさは感染力の持続時間，病原体の性状（感染性など），感染個体が入ってきた集団における感受性個体数などの要因による影響を受ける。

たとえば，インフルエンザ（飛沫感染）の R_0 は約 1～3，風邪症候群（飛沫感染）では，2～3，新型コロナウイルス感染症（デルタ株；飛沫およびエアロゾル感染）では約 5～10，麻疹（エアロゾル感染）では約 12～18 と報告されている。HIV 感染症（R_0＝2～5）のように，一部の性感染症では基本再生産数の大きなものもある。

表6-1　マスターテーブル				
食品	喫食状況			
	食べた		食べなかった	
	発症	未発症	発症	未発症
A	88	24	3	46
B	50	50	41	20
C	60	60	31	10
D	87	69	4	1

表6-2　食品Aのオッズ比	食べた（曝露あり）	食べなかった（曝露なし）
発症	88	3
未発症	24	46

オッズ比：$\dfrac{88 \times 46}{24 \times 3} \fallingdotseq 56.2$

ブルを作成することで，原因についての仮説の検討，発症率の算出および感染経路の同定につながる。**マスターテーブル**とは，特定の疾病や健康問題について，異なる要因や条件をクロス集計し，要因を分析するための表である。流行調査の場合は，片方の要因は，疾病発生の原因や介在要因と思われる要因（容疑要因）であり，もう一方は発症の有無である。

マスターテーブルの解析には，分析疫学の手法を用いる。患者と一部の非発症者を調査できた場合は，症例対照研究として扱い，オッズ比を計算する。特定の集団に限定したアウトブレイクで集団全員を調査できた場合は，後ろ向きコホート研究として扱い，相対危険を計算する。食中毒のアウトブレイクの場合，食べた食品ごとに相対危険あるいはオッズ比を算出し，その値が高い食品が原因食品として最も疑われる。

仮想例として，20××年×月×日に，A給食施設でつくられた給食を食べた者の各食品の喫食状況を調査し，得られた情報からマスターテーブルを作成したものが，**表6-1**である。A～Dはそれぞれある食品であり，各食品についてオッズ比を求めると，Aは56.2，Bは0.49，Cは0.32，Dは0.32となる（**表6-2**）。よって，オッズ比が最も高いAの食品が原因食品として最も疑わしいことになる。

ただし，この例は非常に単純な仮想例であり，実際には疑わしい食品はもっと多い。オッズ比もしくは相対危険度の値が大きいだけではなく，容疑要因に曝露した者の割合が比較的高く，寄与危険度割合や人口寄与危険度割合が高い要因が疑わしい要因となる。

❸ おもな感染症の疫学

わが国における感染症や食中毒の疫学において重要な疾患には，インフルエンザ，高齢者の肺炎，結核，HIV感染症／エイズ，ノロウイルスによる感染性胃腸炎，性感染症などがある。

ⓐ インフルエンザ

インフルエンザは，インフルエンザウイルスによって引きおこされる

6章　おもな疾患・生活習慣の疫学

プラス・ワン

超過死亡
例年の死亡数から予想される死亡数をこえた死亡のことで，感染症の流行や災害によって生じる。

気道感染症である。インフルエンザウイルスには，A型，B型，C型の3つの型があり，流行するのはA型とB型である。世界各地で年間を通じて発生しており，毎年冬季に流行が見られる。わが国では，毎年11月下旬から12月上旬に発症が始まり，翌年の1～3月に患者数が増加し，4～5月にかけて減少する傾向がある。夏季にも患者が発生することがあり，とくに沖縄に多い。

インフルエンザが大流行した年は，インフルエンザによる死亡者数および肺炎死亡者数が増加する。超過死亡は高齢者に多く，循環器疾患などの慢性基礎疾患を死因とする死亡者数も増加する。一方で，新型コロナウイルス感染症のパンデミック期には，インフルエンザによる死亡数は減少した。

b 新型コロナウイルス感染症

新型コロナウイルス感染症は，2020年から世界的に流行した。わが国では，2020年1月15日に第一例が報告され，その後，「感染症の予防及び感染症の患者に対する医療に関する法律」(感染症法)における第五類に類型が変更された2023年5月までに，8回の流行が確認されている。流行の中心となるウイルスがオミクロン株にかわった第6波以降は，大きな流行の波が形成された。2023年5月7日までの累積陽性者数は，約3377万人，累積死亡者数は74,663人であった。

流行の初期の2020年には，海外渡航歴のある人への接触から広がり始め，従来の呼吸器感染症より重症化傾向や死亡率が高いことが確認された。政府は緊急事態宣言を発令し，都市部での移動制限や休業要請を行なった。高齢者施設などでのクラスター(集団発生)がたびたび発生し，感染者や重症者が増えていった。2020年の夏には流行の第2波が立ち上がりはじめ，秋から冬にかけて第2波が拡大し，都市部を中心に感染者数が増加した。この時期から学校や職場でのクラスターが多発するようになった。

2021年以降は，感染力の強い変異株の出現により，感染が拡大した。とくにデルタ株の流行により感染者数や重症者数が急増した。一方で，ワクチン接種が高齢者や医療従事者から開始され，順次あらゆる住民へと広げられた。変異株の弱毒化やワクチン接種率の向上により，重症化率や死亡率の減少が見られたが，感染者数は増える一方であったため，重症者数や死亡者数は増加した。

■わが国における新型コロナウイルス感染症の疫学的特徴

わが国の新型コロナウイルス感染症の疫学的特徴として，欧米諸国に比べ，流行の開始が遅く，拡大ペースが比較的ゆるやかだったことがあげられる。とくに流行の初期は，わが国の本感染症による死亡率はきわめて低かった。そのため，比較的長い期間，クラスターの把握とクラスターに対する疫学調査を実施していた。また，緊急事態宣言の発令は

あったものの，国は住民の行動制限を強制せず，住民の自主的判断にまかせたのも特徴であった。クラスター調査などの結果から，クラスターが発生しやすい場所や状況についての情報提供が行われ，住民の日常生活の行動様式に影響が及んだ。

わが国では，マスクの着用や手洗いなどの衛生習慣が比較的普及しており，感染拡大時にそれが強化され，欧米諸国がマスク着用をやめても長期にわたり習慣化したのも特徴である。また，ワクチン接種の開始と接種スピードは欧米諸国に比べると遅かったが，最終的には多くの住民が接種を受けることとなった。

■危険因子・防御因子

新型コロナウイルス感染症の重症化の危険因子として，高齢であること，糖尿病・高血圧・心臓病・肺疾患などの基礎疾患の保有，別の疾患や治療の影響で免疫不全状態にあること，肥満，喫煙などがある。防御因子としては，若年であること，健康によい生活習慣を保有すること，予防接種，適切な医療管理などが指摘されている。

c HIV 感染症／エイズ

2022年の新規報告数は，HIV感染者632（男性609，女性23），エイズ患者252（男性237，女性15）であった（図6-2）。HIV感染者およびエイズ患者の年間新規報告数は近年減少傾向である。HIV感染者とエイズ患者を合わせた新規報告数に占めるエイズ患者の割合は28.5%であり，高い水準であった。

保健所などにおける検査・相談件数が2020年に前年の半数以下に減少し，2021年もさらに前年より減少している。新型コロナウイルス感染症の流行にともない，保健所などでのHIV検査が縮小され，検査機会の減少などの影響で無症状感染者が診断に結びついておらず，感染者数が過小に把握されている可能性がある。

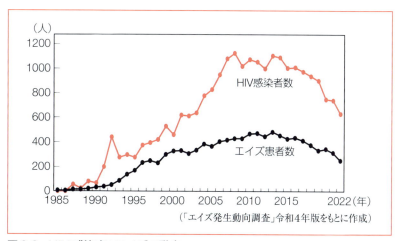

図6-2 HIV感染症/エイズの動向

■感染者・感染経路の内訳

　HIV 感染者 632 人中，日本国籍者は 527 人，外国国籍者は 105 人であった。HIV 感染者のなかでは，男性同性間性的接触（両性間性的接触を含む）による感染が多く（日本国籍男性 HIV 感染者のなかでの同性間性的接触の割合はさらに高い），その大多数は 20〜40 代であった。日本国籍女性 HIV 感染者では，異性間性的接触が男性より高かった。母子感染や静注薬物使用によるものは，わが国ではまれである。

■地域性

　HIV 感染者の推定感染地域をみると，1992 年までは海外での感染がおもであったが，それ以降は国内感染が大部分である。地域別にみると，東京都を含む関東・甲信越が最も多い。

　わが国では，HIV 感染症／エイズが公衆衛生上の課題となった当初から，疫学的特徴があまり変化していない。

d 結核

■死亡

　2022 年の結核による死亡数は 1,664 人で，前年の 1,845 人に比べ 181 人減少し，死亡率（人口 10 万対）は 1.4 で，前年から 0.1 減少した。

■罹患

　新たに登録された結核患者数は 10,235 人で，前年より 1,284 人（11.1％）減少した。喀痰塗抹陽性肺結核の患者数は 3,703 人で，前年より 424 人（10.3％）減少した。罹患率（人口 10 万対）は 8.2 であり，前年と比べ 1.0 の減少となった。2021 年に WHO の定める結核低蔓延国の水準（罹患率 10.0 未満）を達成し，2022 年もこの低い水準が継続しているが，米国を除く先進国のなかではまだ高い水準である。なお，2020 年以降の結核罹患率の減少は，新型コロナウイルス感染症の影響ではないかと考えられている。

　都道府県別の結核罹患率（人口 10 万対）には，大きな地域差がある。大阪府・大分県・長崎県・徳島県・和歌山県が高く，福島県・山形県・新潟県・岩手県・長野が低い。大阪府の結核罹患率は 12.7 であり，最も低い福島県の結核罹患率 4.6 の 2.8 倍である。

■課題と対策

　入国が増えている在留外国人における対策，中長期在留希望者への入国前スクリーニング，多剤耐性結核菌感染者の増加への対策などの課題がある。

e 高齢者の肺炎

　肺炎は，2023 年の死因別死亡割合では 5 位であるが，これは近年誤嚥性肺炎（6 位）別集計するようになったためで，両者を合計すると 135,935 人（8.6％）となり，4 位となる。肺炎の動向は，新型コロナウイ

ルス感染症のパンデミックによる影響を受けて一時的に減少している可能性があり，今後はますます死因のなかでの位置づけが高くなる可能性がある。また，肺炎の死亡率は80歳以上で急増するため，高齢化の影響を受けやすい。

■原因別の対策

肺炎の病原体で多いのは，肺炎球菌，インフルエンザ菌，インフルエンザウイルス，RSウイルスである。

インフルエンザウイルスによる肺炎は，高齢者の死亡率が高い季節性の疾患である。とくに高齢者施設や介護施設で集団発生しやすい。

肺炎球菌による肺炎も，高齢者では重篤になりやすい。そのため，肺炎球菌ワクチンの接種が推奨されている。

RSウイルスによる肺炎は，乳幼児のみならず高齢者でも重要であり，高齢者では死亡率が高い。RSウイルス感染症は季節性の流行を示し，冬季に高齢者施設や介護施設などで集団発生をおこす。

高齢者，とくに要介護の者に多いのが誤嚥性肺炎であり，口腔内常在菌である肺炎球菌やインフルエンザ菌，あるいは腸内細菌などが原因となる。

f 食中毒，ノロウイルス感染症

2023年の食中毒の件数は1,021，患者数は11,803，死者数は4であった。近年，患者数は減少傾向だが，事件数は横ばいであり，1事件あたりの患者数が減少傾向にある。

通年で発生しており，5月ごろから10月ごろまでは細菌性食中毒が多く発生し，冬季を中心にノロウイルスによる食中毒が多く発生している。病因物質別に患者数の多いものをあげると，ノロウイルス，ウエルシュ菌，カンピロバクター，サルモネラ属菌，アニサキスであった。ときに腸管出血性大腸菌食中毒で多くの患者が発生し，死亡者も少なからず出ることがあるが，最近は患者数が少ない。

■ノロウイルス感染症

ノロウイルスは食品を介して感染し，ヒトの腸管で増殖する。おもな原因食品は，カキをはじめとする二枚貝である。食中毒以外でも，吐物や便を感染源として，トイレや手指など，さまざまなものを介して人から人へ感染する。感染力が強く，少数のウイルスを経口摂取しただけでも感染する。

ノロウイルスによる食中毒は，全体の半数程度を占める年もある。高齢者施設での死亡例を伴う集団感染事例や大規模食中毒事件も報告されており，集団発生した場合は大規模化しやすい。飲食店が最も多い原因施設であり，半数以上を占める。飲食業者の定期的な検便では，ノロウイルスも検査されている。

ノロウイルスは，構造上の特徴によりアルコール消毒がききづらいの

で，次亜塩素酸ナトリウム消毒液の使用が推奨されている。また，食材を中心温度 85℃〜90℃ で 90 秒以上加熱することが有効といわれている。

g 性感染症

性感染症とは，性行為によって伝播する疾患で，①梅毒，②性器クラミジア感染症，③性器ヘルペスウイルス感染症，④尖圭コンジローマ，⑤淋菌感染症が「感染症法」の五類感染症に規定されている。このうち，梅毒が全数把握疾患で，そのほかは定点把握疾患である。2022 年の報告数の多い順に，性器クラミジア感染症，梅毒，淋菌感染症，性器ヘルペスウイルス感染症である。

近年，梅毒患者数の増加が問題となっている。2013 年以降，増加傾向が顕著で，2022 年は 13,221 人であった。従来は男性に多かったが，近年は女性の割合が増加しており，報告数に占める女性の割合は 34.2%となった。男性では 20〜50 代で増加がみられ，女性では 20 代で突出して増加している。

わが国における梅毒の増加理由としては，オーラルセックスなどの性行動の多様化，SNS などの普及により複数の人と性交渉する人の増加，わが国の性風俗店を利用する梅毒流行国からの観光客の増加，などが指摘されている。

B 非感染性疾患の疫学

POINT
- 成人に発生する疾患でとくに重要なのは，おもな死因になるもの，要介護状態の原因になるもの，外来・入院医療を必要とするものなどである。
- 死因としては，がん，心疾患，肺炎，脳血管疾患，外因死（自殺，不慮の事故）などが重要である。
- 要介護状態の原因になる疾患としては，脳血管疾患，認知症，関節疾患・骨折，パーキンソン病（とくに前期高齢者）などが重要である。
- 日常的な生活習慣の改善を伴う管理が必要なものに，高血圧症，糖尿病などの生活習慣病がある。
- さらにこれらに関連する要因として重要なものに，喫煙，飲酒，食生活，身体活動，肥満がある。

1 がんの疫学

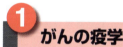

がんは，長らくわが国の死因順位の1位である。罹患・有病・死亡の情報がそろう疾病である。全がんだけでなく，部位別の罹患，死亡の特性を知っておくことも重要である。若年での死亡を防ぐためにも，患者や国民の関心・ニーズにこたえるためにも，またがん医療費の低減のためにも，がん対策は重要である。

■罹患

2020年に新たに診断されたがんは94万5055例（男性53万4814例，女性41万238例）であった。この数字に基づき日本人が一生のうちにがんと診断される確率➕を推計すると，男性62.1％（2人に1人），女性48.9％（2人に1人）となった。

■死亡

2023年にがんで死亡した人は38万2492人（男性22万1358人，女性16万1134人）であった。

2009〜2011年にがんと診断された人の5年相対生存率➕は男女計で64.1％（男性62.0％，女性66.9％）であった。

部位別にみると，死亡数は，男性では肺，大腸，胃，膵臓，肝臓の順に多く，女性では大腸，肺，膵臓，乳房，胃の順に多かった。罹患数は，男性は前立腺が最も多く，次いで大腸，肺，胃，肝臓の順であり，

プラス・ワン

一生のうちにがんと診断される確率
累積罹患率の一種で，累積がん罹患リスクともいう。

5年相対生存率
あるがんの患者のうち5年間生存する者の割合が，同じ特性（性・年齢・地域など）をもつ一般集団のうち5年間生存する者の割合と比較して，何％にあたるかをあらわしたもの。対象のがん以外の死因を除いた生存率を示すとされる。

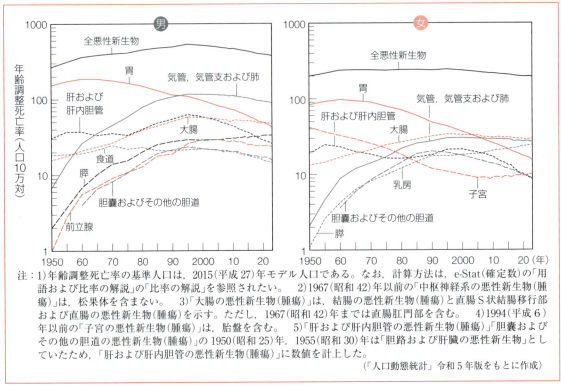

図6-3　がんの部位別年齢調整死亡率の推移

女性では乳房が最も多く，大腸，肺，胃，子宮の順である。

年齢調整死亡率をみると，近年は多くの部位のがんの死亡率が減少傾向である（図6-3）。男性の肺，大腸，胃，肝臓，食道が減少傾向で，増加傾向にあるのが膵臓であった。女性で減少傾向にあるのは大腸，胃，肝臓で，増加傾向にあるのは膵臓，乳房であり，減少傾向にあったが最近横ばいなのは，肺であった。子宮は減少傾向にあったが，近年ゆるやかな増加傾向となった。

■危険因子

おもな部位のがんの危険因子は，以下のとおりである。わが国では感染症の寄与危険割合が高いのが特徴である。

- 肺：喫煙，受動喫煙，大気汚染，放射性物質，ヒ素，アスベスト（石綿）
- 胃：高塩分食品，喫煙，ヘリコバクター-ピロリ感染
- 肝臓：C型肝炎，B型肝炎，アフラトキシン，多量飲酒，喫煙
- 大腸：多量飲酒，喫煙，加工肉摂取，運動不足，肥満
- 乳房：初産年齢の高さ，初潮年齢の低さ，肥満（閉経後），飲酒，ホルモン治療・ホルモン避妊
- 子宮：ヒトパピローマウイルス感染，喫煙

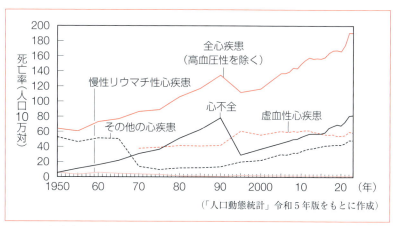

図 6-4　心疾患の死亡率の推移

2 心疾患の疫学

■死亡

　心疾患はわが国の死因の第 2 位である．粗死亡率は，心不全，虚血性心疾患，その他の心疾患の順に高い（図 6-4）．わが国では，虚血性心疾患のほうが心不全より死亡率が高くなっていたが，2010 年代中盤より心不全の方が多くなった．その他の心疾患の粗死亡率も増加傾向である．年齢調整死亡率は 1970 年ごろまでは男女とも増加していたが，1980 年ごろからは減少傾向が続いている．

■罹患・受療

　心疾患と脳血管疾患の最大の原因である高血圧症は，わが国ではとても受療率の高い疾病である．高齢化の進行とともに世界的に心不全が増加しており，心不全パンデミックともよばれる．

■危険因子・防御因子

　虚血性心疾患の危険因子は高血圧，喫煙，脂質異常症，耐糖能異常である．脂質異常症では，とくに高コレステロール血症，高 LDL 血症，低 HDL 血症が問題とされる．その他，左室肥大，凝固能亢進，身体運動の不足，肥満なども危険因子であると考えられている．少量の飲酒（1 日平均日本酒換算 1 合）は虚血性心疾患の防御因子だと考えられていたが，それを否定する研究が出はじめており，再考する必要があるかもしれない．

3 脳血管疾患の疫学

■死亡

　1950 年代から 1980 年ごろまでの間，脳血管疾患はわが国の死因第 1

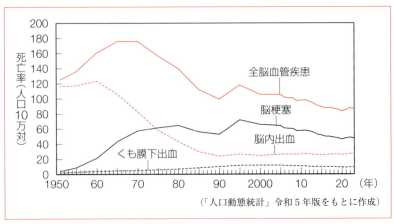

図6-5 脳血管疾患の死亡率の推移

位であり，国民病的な存在であった。以後，年齢調整死亡率は劇的に減少し，死因順位も4位に下がった。しかし，治療方法の改善で致命的な症例が減る反面，要介護状態となる原因疾患として主要なものの1つであり，入院受療率も高く，医療や介護に与える影響の大きい疾患として，今後もかわらず重要である。

脳血管疾患は，年齢調整死亡率だけでなく粗死亡率でも減少傾向である。女性での脳血管疾患の死亡率の低下の傾きは男性より大きい。

死亡率が高いのは，脳梗塞，脳内出血，くも膜下出血の順である（図6-5）。年齢調整死亡率の低下は脳内出血で著しい。くも膜下出血の死亡率は増加傾向であったが，近年は横ばいで，男性より女性において全脳血管疾患に占める割合が高い。

■ 危険因子

脳出血の危険因子は，高血圧，低コレステロール血症，多量飲酒である。寒冷，重労働・長時間労働，過度なストレスなどは発症の引きがねになる。くも膜下出血は喫煙，高血圧，多量飲酒が危険因子としてみとめられている。脳梗塞の危険因子には，高血圧，心房細動，糖尿病，喫煙，肥満などがある。これらの危険因子のうち高血圧がとくに重要で，高血圧が完全に予防できれば，日本人の脳血管疾患は約半分に減ると推定されている。

4 糖尿病の疫学

近年は高齢化も相まって，糖尿病の患者数が増加している。糖尿病は死因の上位ではないが，心疾患・脳血管疾患・慢性腎疾患など，多くの主要死因の危険因子となっており，近年はアルツハイマー病の危険因子であるとの報告もある。新規透析導入の原因疾患の1位（2021年で40.2％），中途失明の原因の1位でもあるなど，多くの合併症にかかわっ

B. 非感染性疾患の疫学

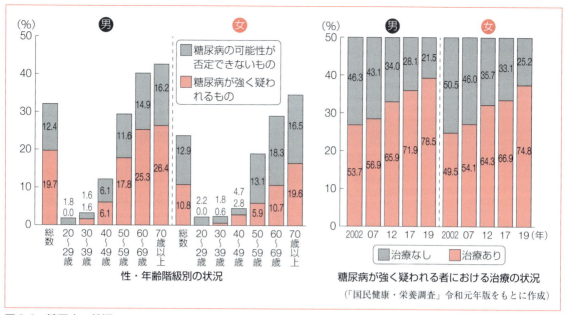

図 6-6　糖尿病の状況

ており，わが国に大きな疾病負荷をもたらしている。

糖尿病は，初期には無症状であるため，糖尿病の疑いがあると認識しておらず，治療に結びついていない国民も多いと考えられている。2016年の国民健康・栄養調査に基づいて，糖尿病が強く疑われる者は約1000万人，糖尿病の可能性が否定できない者が約1000万人，合計2000万人と推定されており，ゆるやかに減少傾向にある。

2019年の国民健康・栄養調査によると，糖尿病が強く疑われる者および可能性が否定できない者の割合は，男女とも50代以降に高くなっている（図6-6左）。また，糖尿病が強く疑われる者のうち，現在治療を受けている者の割合は2019年で76.9％で，1/4近くが未治療の可能性がある（図6-6右）。男性の40代でその割合が最も高い。さらに，治療中の者の一部は血糖コントロール状況が不良であり，糖尿病の診療レベルの均てん化も大きな課題である。

■危険因子

1型糖尿病は，先天性で小児のころに発生すると考えられていたが，近年は成人でも発生率がかなりあると報告されるようになった。日本人は，1型糖尿病になる人が欧米人に比べて1/10以下と，少ないことがよく知られている。

2型糖尿病は，遺伝の関与の割合が高いとされ，加えて肥満，肥満を助長する食生活，運動不足などが危険因子であると考えられている。日本人は欧米人ほど肥満しなくても糖尿病になりやすい人種であるといわれている。

6章　おもな疾患・生活習慣の疫学

⑤ 難病の疫学

　難病はわが国に独特の疾病分類群で，原因不明で治療方法が未確立な後遺症を残すことが多い疾患や，経過が慢性的で本人および家族に大きな負担があるような疾患が該当する。これは，わが国の保健医療政策と直結した疾患群であり，難病の疫学は厚生労働省の調査研究事業，医療費の公費負担制度などにより把握されている。

　2014(平成26)年に「難病の患者に対する医療等に関する法律」が成立し，2015(平成27)年より施行されている。同法は，消費税収入をあてて新たな難病医療費助成制度を確立することを定めている。2024年4月時点で，341疾患が指定難病となっている。

■有病

　2022年度末時点で，医療費助成を受けている特定医療費(指定難病)受給者証所持者数は104万8660人であり，疾患別ではパーキンソン病(14万3267)，潰瘍性大腸炎(14万1387)，全身性エリテマトーデス(6万5145)，クローン病(5万0184)，後縦靱帯骨化症(3万1571)，全身性強皮症(2万7013)，脊髄小脳変性症(2万6476)，重症筋無力症(2万6387)，皮膚筋炎／多発性筋炎(2万6046)，多発硬化症／視神経脊髄炎(2万3105)，好酸球性副鼻腔炎(2万2340)，網膜色素変性症(2万1263)が多い。

⑥ 精神疾患の疫学，自殺の疫学

　わが国は，多くの精神疾患患者が入院しているのが特徴である。近年，長期入院患者の地域社会への復帰が求められるようになった。

■受療

　2020年の患者調査によると，精神および行動の障害は入院188，外来211(人口10万対)と，入院受療率が高い疾病である。入院受療率は男女ともに1位であるが，外来受療率は9位(男性10位，女性6位)と順位が下がる。近年，入院受療率は減少傾向であるが，外来受療率は横ばいから増加傾向である。入院受療率は，高齢になると急激に高くなる。

　入院では統合失調症と認知症が多く，認知症の内訳としては，近年では脳血管性認知症よりアルツハイマー病のほうが多くなった(現在アルツハイマー病は傷病分類では，神経系の疾患に入っている)。外来では気分(感情)障害(躁うつ病を含む)，統合失調症，神経症性障害・ストレス関連障害及び身体表現性障害の順で多く，その他てんかん，アルツハイマー病も多い。

　2022年の入院形態の割合をみると，医療保護入院が50.4%，任意入院が48.5%であった。2021年から，任意入院よりも医療保護入院が多

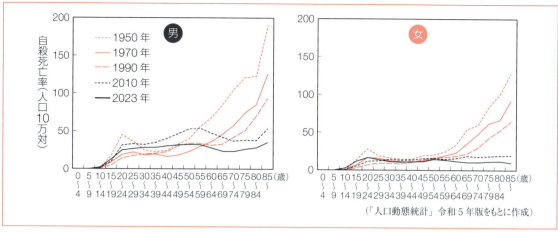

図6-7 自殺死亡率の推移

くなった。精神病床数は32.2万床で,精神病床の平均在院日数は276.7日と以前より短縮しているものの,国際的にみると非常に高い水準にある。

通院医療は,「障害者の日常生活及び社会生活を総合的に支援するための法律」において自立支援医療のなかの精神通院医療と規定されており,自己負担割合が低くなっている。近年は受給者が増加しており,2022年は191.1万人であった。

■**自殺の疫学**

精神疾患が直接の死因になるものは多くはない。しかし,すべてが精神疾患によるものではないが,自殺の死亡率は高く,2023年における自殺者の総数は21,016人で,死因順位は13位であった。近年は減少傾向にあったが,新型コロナウイルス感染症のパンデミック以降,増加傾向に転じた(図6-7)。この時期には,未成年者を含む若年者や女性の自殺数の増加が社会問題化した。

性別では,男性が14,378人で全体の68.4%を占めた。年齢階級別にみると40～70代,とくに50代に多い。欧米に比べ,わが国は高齢者の自殺死亡率が高い。また,男性の40～50代の死亡率が高いのが特徴的である(男性では高齢者の自殺率より高い)。

原因・動機が明らかなもののうち,要因別にみると,健康問題によるものが最も多く,ついで経済・生活問題,家庭問題,勤務問題の順となっている。なお,この調査は近親者が1人に4つまで理由をあげるため割合は算出できない。健康問題の多くが精神疾患で,中高年の自殺率の高さの背景にうつ病があるのではないかと考えられている。

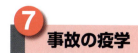

7 事故の疫学

わが国では,不慮の事故の死亡が多い。死因順位の7位で,2023年

には，44,380人もの人が亡くなっている。不慮の事故というと交通事故のイメージが強いが，転倒・転落・墜落，窒息，溺死及び溺水の順に多く，交通事故はその次である。高齢者での死亡数が多く，家庭内での発生が多いのが特徴である。なお，労働災害による死亡も事故に含まれている。

2022年のそれぞれの不慮の事故に占める65歳以上の割合は，転倒・転落・墜落の93%，窒息の90%，溺死及び溺水の91%，交通事故の61%と，高齢者の占める割合が高いことがわかる。一方，不慮の事故が各年代の総死亡に占める割合が高い年代は，15〜19歳(15.5%)，20〜24歳(12.2%)，1〜4歳(11.9%)と，若年層での死因としての重要性も高い。

0歳の不慮の事故死で多いのは窒息(88%)であり，1〜4歳では，溺死，交通事故，窒息が多く，5〜14歳では交通事故，溺死が多い。15〜54歳では交通事故，65〜84歳では溺死，85歳以上では転倒が最も多い。

阪神・淡路大震災や東日本大震災などのような甚大な自然災害による死亡の増加は，不慮の事故に計上されることが多いので，そのような年には特徴的な死亡数の動向が観察される。

⑧ 環境要因による疾患の疫学

人工的な環境が健康に及ぼす影響で最たるものは，公害である。高度経済成長期には社会問題化するような象徴的な症状を示す，重篤な公害病が発生したが，現代ではその教訓によりさまざまな環境基準が生まれ，甚大な公害をもたらす状況は減少した。公害健康被害補償制度の被認定者数は，大気汚染系疾病27,479人(現存，2023年末)，水俣病3,000人(累計，2023年11月末)，イタイイタイ病201人(累計，2023年末)，慢性砒素中毒症239人(累計，2023年度末)である。

しかしその一方で，近年ではさまざまな物理・化学的要因による低濃度・長期曝露や，複合曝露による健康影響が心配される状況になっているが，その健康影響を証明するのは困難をきわめる。東京電力福島第一原子力発電所の事故によって周辺住民にもたらされた，長期・低線量放射線被曝の健康への影響の確認とその対策は，われわれに課された大きな課題である。

地球規模の気象・環境変動による自然災害や，疾病の分布の変化に伴う健康への影響も，広い意味では環境が健康に及ぼす影響に含まれる。地球温暖化の影響の1つである熱中症の増加も健康課題となっている。今後は，国境をこえた大気汚染(黄砂やPM2.5)の健康影響の評価，モニタリング，国際協力による発生源対策なども重要になってくる。

環境省が推進している「子どもの健康と環境に関する全国調査」(エコチル調査)で，これらの課題や，環境要因の健康への影響についての

知見が発表されていくことが期待されている。

その他の重要疾患の疫学

近年話題になったその他の重要疾患の疫学について，概要を以下に示す。

a 慢性閉塞性肺疾患（COPD）

2023年のCOPDによる死亡者数は16,941人で，増加傾向にある。男性に多いが，今後，女性のCOPD患者も増えていくと考えられる。

COPDは，その多くが20年以上の喫煙歴を経て発症するものである。2001年の福地らによる疫学調査（NICEスタディ）では，有病率8.6％，推計患者数530万人と報告されている。2020年の患者調査による推計総患者数は36万人なので，多くは治療に結びついていないと考えられる。高齢になるほど有病率が高くなる。

根本的な対策は禁煙である。現在は症状を軽減する薬もあるが，病状が進行すると在宅酸素療法が必要になり，不自由な生活をしいられる。

b 慢性腎臓病（CKD）

CKDは，慢性的な腎機能低下あるいは腎障害を示唆する所見が続いている状態である。血液検査でわかる推算糸球体濾過量（eGFR）と尿検査の結果で判断する。CKDが進行し，腎機能が高度に低下すると，人工透析の導入となる。またCKDは，心血管系疾患発生の危険因子にもなる。

CKDのおもな原疾患には，糖尿病と高血圧症がある。かつては多かった慢性糸球体腎炎の比重は下がってきた。軽度の腎機能低下をみつけたら，背景疾患の治療や生活習慣の改善指導（食事指導，体重コントロール）を行うことが重要になる。

わが国のCKD患者数は約1480万人と推計され，成人の7〜8人に1人がCKD患者であることになる。

c フレイル，サルコペニア

サルコペニア（sarcopenia；加齢性筋肉減弱現象）は，高齢になり発生する筋肉量の低下により，筋力が低下したり身体動作がわるくなることで，握力や歩行速度の低下がおこる。

フレイル（fraility）は，要介護状態発生のおそれがある状態である。もともとは体重減少，易疲労感，筋力低下，歩行速度低下，身体活動低下の複数を有する状態（身体的フレイル）のことをさしていたが，最近は精神・神経的側面や社会的側面（社会的フレイル）も含んだ概念となってきている。フレイルの頻度は指標によりかわるが，80歳以上の約1/3は

6章　おもな疾患・生活習慣の疫学

> **＋ プラス・ワン**
>
> **MASLD/NASH**
> かつてはそれぞれ非アルコール性脂肪性肝疾患(NAFLD)，非アルコール性脂肪肝炎(NASH)とよばれていた。

該当すると想定される。

d　代謝異常関連脂肪性肝疾患(MASLD)

　過剰飲酒がなく，代謝異常が生じている脂肪性肝疾患(SLD)を代謝異常関連脂肪性肝疾患(MASLD)といい，このうち肝炎を生じたものを代謝異常関連脂肪肝炎(MASH)という ✚。一部が肝硬変や肝がんの発生母地になるとして注目されている。多くは生活習慣病をもとに発症し，メタボリックシンドロームとの関連が深い。中高年に多く，有病率は数％ であろうといわれている。

e　睡眠時無呼吸症候群(SAS)

　睡眠時無呼吸症候群(sleep apnea syndrome；SAS)とは，睡眠中に10秒以上の呼吸停止，つまり無呼吸が5回以上繰り返される疾病である。いびき，昼間の眠け，睡眠の質の自己評価のわるさ，起床時の頭痛などの症状がある。SAS は生活習慣病の悪化にも関係しており，とくに循環器疾患との関連が強い。また，自動車などの運転時の過度の眠けによる事故も深刻な問題である。成人男性の3〜7％，女性の2〜5％ にみられるといわれている。

　近年，早期診断・治療の重要性が指摘されている。治療には，経鼻的な持続陽圧呼吸(continuous positive air-way pressure；CPAP)療法を用いる。これは，鼻に専用のマスクをつけて寝て，睡眠時の無呼吸を感知したら，空気を送りこんで閉塞した気道を広げて無呼吸を回避する療法である。

f　ゲーム症

　2019年の WHO 総会で疾患単位として承認された。オンラインまたはオフラインのゲームを接続・反復使用する人で，①ゲームのコントロールができない，②生活上のほかのことよりゲームを優先する，③よくない影響が出ているのにゲームを続ける，ことが12か月以上続いている場合に診断される。若年者の数％ から10％ 近くが該当すると考えられている。最近，スクリーニングテストなどが開発され，疫学的研究の発展が期待される。

母子保健，学校・産業保健の疫学

POINT
- わが国の妊産婦死亡率は，かつては先進国のなかで高かったが，最近では欧米と同等となった。
- 1〜14歳は，不慮の事故や悪性新生物による死亡が多い。
- 学校での定期健康診断で割合が高いのは，齲歯と裸眼視力1.0未満の者である。
- 職場の健康づくりの分野では，労働災害と業務上疾病が重要である。

1 母性関連疾患の疫学

プラス・ワン

妊産婦死亡
妊娠中または妊娠終了後42日未満の女性の死亡のこと。

周産期死亡
妊娠満22週以後の死産に，生後1週未満の早期新生児死亡を加えたもの。

第二次世界大戦後，わが国の周産期医療は著しい進歩をみせ，妊産婦死亡➕率は大きく減少した。1950年に176.1（出産10万対）であった妊産婦死亡率は，2022年に4.2まで低下し，世界トップクラスになったが，わが国よりも低い国が数か国存在しており，まだ改善の余地があるといえる。

周産期死亡➕率は，母体の健康状態に強く影響される指標で1980年に20.2（出産千対）であったものが2023年に3.3まで低下しているが，近年は下げどまりの傾向にある。

近年は，妊娠中や出産後の精神的な健康問題も重視されるようになっている。妊娠中または出産後の1年間に精神的な健康状態を悪化させる女性の割合が高く，周産期に精神疾患をもつ女性のうち，かなりの割合が自殺念慮をもったり，自傷行為に及んでいると報告されている。そのため，周産期のメンタルヘルスが重視されるようになった。

また，出産年齢の高年化に伴い，出産リスクが上昇しているが，安全なお産をしたいという願望は根強い。こうした妊婦が，インターネットの不確かで過多な情報に影響され，不安があおられることもある。

良好な母子関係や家族関係の形成障害による児童虐待の増加も社会問題となっている。

2 小児疾患の疫学

年齢別死亡率が最も低い年齢階級は，5〜9歳，ついで10〜14歳である。つまり，小中学生のころの死亡率が最も低いわけである。年齢別の最多の死因をみると，0歳と1〜4歳は先天奇形，変形及び染色体異常

だが，5〜9歳は悪性腫瘍，10〜39歳は自殺である。不慮の事故は，0〜29歳で2位または3位の死因である。0歳の5位の死因は乳幼児突然死症候群である。

自殺，不慮の事故，乳幼児突然死症候群は，要因がわかっている部分もあり，一部は予防可能であると考えられるため，対策による減少が期待されている。

入院受療率が最も低いのも5〜14歳である。外来受療率が最も低いのは，男性で20〜24歳，女性で15〜19歳である。10〜14歳の入院受療率が高い疾患は，精神及び行動の障害，神経系の疾患などである。外来受療率が高いのは，齲蝕，急性上気道感染症，歯肉炎及び歯周疾患などである。

年齢が低いころの有病の一部は，妊娠前や妊娠中の母の健康管理や生活習慣の改善で防止できるものがあると考えられる。

③ 学校保健の疫学

ときとして学校では，インフルエンザなどの感染症の流行，食中毒などが発生する。また，学校現場ではいじめ，自殺，虐待，こころの問題，不登校，発達障害，アレルギー疾患など，多くの問題が指摘されている。これらは，従来の学校保健関係の統計では実態が十分把握できないため，今後はこれらの新たな問題を把握できる実態調査が望まれる。

2021年度の学校保健統計調査によると，学校での定期健康診断の結果で割合が高いのは，齲歯と裸眼視力1.0未満の者である。幼稚園と小学校では齲歯が，中学校と高等学校では裸眼視力1.0未満の者が多い。裸眼視力1.0未満の者の割合は幼稚園，小学校，中学校，高等学校の順に増加するが，齲歯の割合が高いのは，高等学校，小学校，中学校，幼稚園の順である。

④ 産業保健の疫学

職場の健康づくりの分野では，**労働災害**（業務災害と通勤災害）と**業務上疾病**（職業性疾病，職業病）が重要である。近年では，作業の要因が大きい業務上疾病よりも，個人の生活習慣などの要因の寄与が大きいが作業により重篤な状況をおこしうる**作業関連疾患**✚の頻度が高く，労働者の高齢化も相まって，労働現場では大きな課題になっている。作業関連疾患の重篤な事例は過労死になる。

労働災害による死亡者数は減少傾向にあるが，2010年ごろより労働災害による死傷者数（休業4日以上）は増加傾向にある。業務上疾病は災害性腰痛が最も多かったが，新型コロナウイルス感染症のパンデミック期には，病原体による疾病が大幅に増えた。

プラス・ワン

作業関連疾患
作業環境や作業遂行が疾病の進行にさまざまな度合いに寄与しうる疾病で，一般集団にもよくみられる疾病をさす。循環器疾患，脳血管疾患，肝疾患，慢性呼吸器疾患，糖尿病，脂質異常症，筋骨格系疾患，精神疾患，胃腸疾患などがある。

労災認定数の推移をみると，精神障害によるものが増加傾向にある一方，脳・心臓疾患によるものは減少傾向にある。石綿よる肺がんと中皮腫の労災保険支給決定数の推移をみると，社会問題化した 2006 年をピークに肺がんは減少，中皮腫は横ばいであったが，近年増加に転じている。また，高齢労働者の増加に伴い，転倒災害が増加している。

　定期健康診断では，有所見率の増加が問題となっており，2022 年は58.3% であった。項目別にみると血中脂質の所見が最も多く，ついで血圧，肝機能，血糖値の有所見率が多い。

D 生活習慣の疫学

POINT
- 生活習慣の実情は，おもに国民健康・栄養調査によってモニタリングされている。

主要な死因の危険因子となっている生活習慣に関する疫学も重要である。生活習慣は「健康日本21」の評価指標にもなっており，その実情はおもに国民健康・栄養調査によってモニタリングされている。

1 栄養・食生活

プラス・ワン

中食
家庭外で調理された食品を家庭や職場に持ち帰って食べる食事形態で，テイクアウトもその1つである。

わが国の栄養・食生活のおもな特徴点や課題として，①塩分摂取量が多いこと，②野菜や果物の摂取量が不十分であること，③乳製品などをとおしたカルシウム摂取量が不足していること，④若年女性においてやせの割合が高いこと，⑤経済格差が食品選択を通して栄養摂取の格差につながっていること，⑥女性の鉄分摂取が不足していること，などがあげられる。さらに，家族構成やライフスタイルの変化，感染症の流行の影響を受け，外食や中食の増加による栄養バランスの乱れが危惧されている。

とくに食塩摂取量は，20歳以上の平均が2019年で10.1 g（男性10.9 g，女性9.3 g）と他国を大幅に上まわっており，世界保健機関（WHO）が推奨する量（1日5 g未満）の約2倍に相当している。

2 身体活動，運動

2019年の国民健康・栄養調査によると，運動習慣のある人の割合は，男性で33.4％，女性で25.1％であり，この10年間でみると，男性では有意な増減はなく，女性では有意に減少している。年齢階級別にみると，その割合は，男性では40代，女性では30代で最も低く，それぞれ8.5％，9.4％である。

歩数の平均値は男性で6,793歩，女性で5,832歩であり，この10年間でみると，男性では有意な増減はなく，女性では有意に減少している。

③ 休息, 睡眠

2019年の国民健康・栄養調査によると, 1日の平均睡眠時間は6時間以上7時間未満の割合が最も高く, 男性32.7%, 女性36.2%である。6時間未満の人の割合は, 男性37.5%, 女性40.6%であり, 性・年齢階級別にみると, 男性の30〜50代, 女性の0〜50代では4割をこえている。諸外国との比較においても, わが国の睡眠時間の短さは顕著である。

睡眠の質の状況については, 男女ともに20〜50代では「日中, 眠気を感じた」, 70代女性では,「夜間, 睡眠途中に目が覚めて困った」と回答した人の割合が最も高かった。睡眠の確保の妨げとなる点について, 男女ともに20代では「就寝前に携帯電話, メール, ゲームなどに熱中すること」, 30〜40代男性では「仕事」, 30歳代女性では「育児」と回答した者の割合が最も高い。

④ 飲酒

2019年の国民健康・栄養調査によると, 飲酒習慣者(週3日以上, 日本酒換算1合以上飲むもの)の割合は男性33.9%, 女性8.8%で, 男性は減少傾向, 女性は横ばいである。中高生の飲酒率も減少傾向だが, 男女差がなくなってきている。

生活習慣病のリスクを高めるとされる, 1日あたりの純アルコール摂取量で男性40g以上, 女性20g以上の飲酒をしている人の割合は, 男性14.9%, 女性9.1%である。2010年以降の推移をみると, 男性では有意な増減はなく, 女性では有意に増加している。年齢階級別にみると, 男性では40代, 女性では50代が最も高く, それぞれ21.0%, 16.8%である。この割合は「健康日本21」の評価指標になっているが, 2022年の「健康日本21」(第二次)の最終評価では「悪化」と判定された。

⑤ 喫煙

2019年の国民健康・栄養調査での喫煙率(現在習慣的に喫煙している人の割合)は, 16.7%(男性27.1%, 女性7.6%)で, この10年間でみると, いずれも有意に減少していた。ただし, 女性の減少傾向は小さい。年齢階級別では, 30〜60代男性ではその割合が高く, 約3割が習慣的に喫煙をしている。

全体として減少傾向にある一方で, 加熱式たばこの使用者の割合が増加しており, 紙巻たばことの併用の問題も指摘されている。現在習慣的に喫煙している人が使用しているたばこ製品の種類は, 紙巻たばこの割

合が男性 79.0％，女性 77.8％ であり，加熱式たばこの割合が男性 27.2％，女性 25.2％ となっている。中高生の喫煙率は着実に減少傾向にあるが，一方ですでに加熱式たばこの使用者が出現している。

わが国は，とくに中小企業を中心に職場の受動喫煙対策が不十分で，禁煙治療の利用も広がっていない。

6 歯・口腔

2022 年の歯科疾患実態調査によると，80 歳で 20 本以上の歯が残っている人（8020 達成者）の割合は 51.6％ で，前回の 2016 年の調査結果（51.2％）と同程度であった。過去 1 年の間に歯科検診を受診した人の割合は 58.0％ で，男性より女性で受診率が高い傾向にあった。4 mm 以上の歯周ポケットをもつ人の割合は，全体では 47.9％ で，高齢になるにつれ増加しており，歯周疾患は重要な健康課題となっている。乳幼児・学齢期の齲蝕のない人の割合は増加傾向にある。

演習問題

問題1 がんと危険因子の組み合せで正しいのはどれか。（100回改）
1. 乳がん ──── 多産
2. 胃がん ──── 脂肪摂取
3. 膀胱がん ──── 喫煙
4. 食道がん ──── アスベスト
5. 大腸がん ──── 炭水化物摂取

問題2 成人男性の部位別にみた悪性新生物の年齢調整死亡率の推移のグラフを示す。Aの一次予防として正しいのはどれか。（107回改）

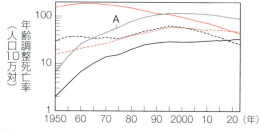

1. 肥満予防　　2. 減塩の推奨　　3. 野菜の摂取
4. 受動喫煙防止　　5. 節度ある飲酒

問題3 2014（平成26）年から2020（令和2）年までの日本の精神疾患患者の動向で正しいのはどれか。**2つ選べ。**（109回改）
1. 総患者数は減少傾向にある。
2. 気分障害の患者数が最も多い。
3. 入院患者数は増加傾向に転じている。
4. 外来患者数では75歳以上の患者が減少傾向にある。
5. アルツハイマー（Alzheimer）病の患者数は増加傾向である。

問題4 2016（平成28）年，2019（令和元）年の国民健康・栄養調査の糖尿病に関する統計で正しいのはどれか。（106回改）
1. 2016（平成28）年の糖尿病が強く疑われる者は約1000万人である。
2. 2019（令和元）年の40歳以上で糖尿病が強く疑われる者の割合は，男性よりも女性が高い。
3. 2019（令和元）年の糖尿病が強く疑われる者のうち，糖尿病治療を受けている者の割合は40％以下である。
4. 2019（令和元）年の30歳以上で糖尿病が強く疑われる者の割合は，女性では年齢に関係なく一定である。

問題5　脳血管疾患について正しいのはどれか。(102回改)
1．年齢調整死亡率は増加している。
2．脳出血の最大の危険因子は糖尿病である。
3．2023(令和5)年の死因順位は第4位である。
4．脳梗塞よりくも膜下出血による死亡数が多い。

問題6　2022(令和4)年度の学校保健統計調査について正しいのはどれか。2つ選べ。(108回改)
1．中学生の齲歯の保有率は45％程度である。
2．幼稚園児の齲歯の保有率は25％程度である。
3．裸眼視力1.0未満の小学生は25％程度である。
4．裸眼視力1.0未満の高校生は50％程度である。
5．齲歯を保有する小学生は前年度に比べて減少している。

問題7　2023(令和5)年の業務上疾病発生状況等調査における疾病分類別業務上疾病発生者数をグラフに示す。Aに該当するのはどれか。(110回改)

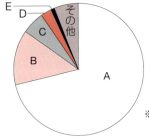

※新型コロナウイルス罹患によるものを除く。

1．化学物質による疾病　　2．負傷に起因する疾病
3．物理的因子による疾病　4．作業態様に起因する疾病
5．じん肺およびじん肺合併症

問題8　先進諸国(アメリカ，イギリス，スウェーデン，フランス，日本)における妊産婦死亡率推移のグラフを別に示す。日本はどれか。(110回)

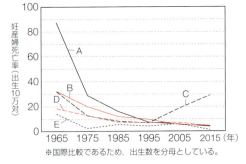

※国際比較であるため，出生数を分母としている。

1．A　　2．B　　3．C　　4．D　　5．E

7^章

疫学と
公衆衛生看護

A 社会疫学

> **POINT**
> - 健康の社会的決定要因は疾病の「原因の原因」である。
> - 健康の社会的決定要因は構造的決定要因と中間決定要因からなる。
> - 構造的要因には経済的・政治的背景や個人の社会経済的地位があり，健康格差を決定する要因と定義されている。
> - 中間決定要因には物理的環境や行動と生物学的要因，心理社会的要因があり，健康を決定する要因と定義されている。

　社会疫学(social epidemiology)は，社会的な要因が健康と疾病の分布にどのように影響を与えるかを研究する学問分野である。これまでの伝統的な疫学が疾病の原因や分布，予防方略，個人や集団への影響の大きさなどを探求することに焦点をあてていたのに対し，社会疫学は健康の社会的決定要因(social determinants of health)に焦点をあてる。

1 社会疫学の歴史と発展

■社会疫学のはじまり

　社会疫学の概念は 19 世紀のフランスの医師ルイス=ルネ=ヴィルメ(Villerme, L. R.)にさかのぼる。ヴィルメは，1830 年代にパリの貧困層に対する公衆衛生調査を行い，貧困が病気の発生と深くかかわっていることを明らかにし，病気の原因を社会的な文脈で理解する必要性をはじめて強調した。

■20 世紀後半の発展

　その後，1970 年代から 1980 年代にかけて，社会的環境や生活条件が健康に及ぼす影響の評価や，社会的要因が健康の不平等を生むメカニズムについての研究が盛んになった。ナンシー=クリーガー(Krieger, N.)は人種・性別・階級の違いが健康に及ぼす影響を強調し，このことで社会疫学の重要性が広く認識されることとなった。

　また，ホワイトホール研究の責任者である英国の公衆衛生学者マイケル=マーモット(Marmot, M.)は，職業階級が低いと健康水準が不良であることを明らかにし，社会経済的地位が健康に大きな影響を与えることを指摘した。彼はその後も健康の社会的勾配が拡大していることに警鐘を鳴らしている。

■近年の方法論の発展

近年は，これまでの観察研究や介入研究に加えて，以下に示すようなさまざまな手法が用いられている。

- 電子健康情報（EHR）である大規模な健診情報・診療情報等を用いたビッグデータ解析
- 人工知能の機械学習による健康アウトカムの予測モデル作成
- 医療記録や健康関連の調査回答などのテキストデータの自然言語処理による分析
- 遺伝要因と環境要因との交互作用の評価
- 個人の遺伝情報に基づく最適医療の提供に関する研究
- 地理情報システム（GIS）による疾病発生パターンの空間分析
- 医療施設へのアクセス解析による医療サービスの不均衡の特定

これらの新たな研究手法による研究成果は，健康を多角的に理解し，効果的・効率的・包括的な健康支援を提供するために活用される。

保健師が活動を行う際に社会疫学の知見を活用することで，健康教育や啓発が必要とされる集団や社会階層の特定が可能となる。こうした特定の集団へのアプローチには，保健医療以外の行政部門や地域産業との連携を検討するなど，既存の枠をこえた解決策や活動の展開を検討することが必要となる。プロスペクト理論➕やナッジ理論➕などの行動経済学の保健医療政策への実装応用など，社会疫学は地域社会での持続可能な健康支援の推進のために今後もその重要性が増すと考えられる。

プラス・ワン

プロスペクト理論
利益や損失の絶対値が大きくなるほど変化に対する心理的作用が鈍くなる感応度逓減や，利益により得られる満足よりも損失により被る不満を過大評価して損失を避けようと選択・行動する損失回避など，人の意思決定の非合理性の機序を説明する行動経済学の理論である。

ナッジ理論
人の行動変容を促す際に，罰やほうびを与えたり説得したりするのではなく，小さなきっかけで自然に望ましい行動を取るようはたらきかける行動科学の理論である。ナッジ（Nudge）は，「軽くひじ先でつつく」「背中を押す」という意味の英単語である。Easy（簡潔），Attractive（魅力的），Social（社会的），Timely（適時）を実践のフレームワークとして，健康行動の推進に活用されている。

❷ 健康の社会的決定要因と健康格差

ａ 健康の社会的決定要因の種類

社会疫学は，特定の集団がほかの集団と比べてどのように異なる健康状態を有するかに焦点をあてる。健康格差に影響を与える社会的要因には，構造的決定要因である**健康格差の社会的決定要因**と，中間決定要因である**健康の社会的決定要因**があり，後者は前者の影響を受ける（図7-1）。

構造的決定要因には社会経済的・政治的背景や個人の社会経済的地位が，中間決定要因には物理的環境や行動と生物学的要因，心理社会的要因が含まれる。

社会的決定要因のなかで，個々人の収入・教育・職業・保有資産などを**社会経済的地位**（socio-economic status；SES）という。生活習慣や保健行動，疾病罹患・死亡リスクなどの健康格差を規定すると考えられる社会的決定要因の例を，以下に示す。

■収入や社会階層：年収や可処分所得，職種・職位

所得水準はSESの重要かつ基本的な指標である。収入や社会階層が

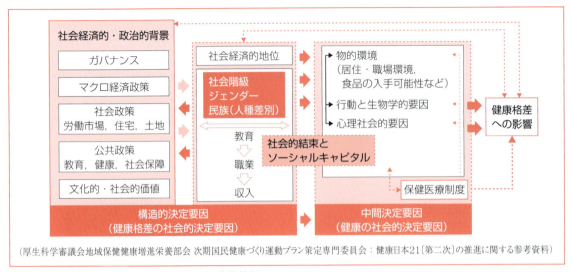

(厚生科学審議会地域保健健康増進栄養部会 次期国民健康づくり運動プラン策定専門委員会：健康日本21〔第二次〕の推進に関する参考資料)

図7-1 健康の社会的決定要因に関する概念的枠組み

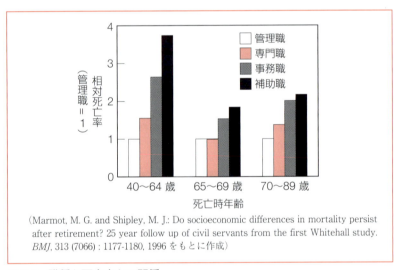

(Marmot, M. G. and Shipley, M. J.: Do socioeconomic differences in mortality persist after retirement? 25 year follow up of civil servants from the first Whitehall study. BMJ, 313 (7066) : 1177-1180, 1996をもとに作成)

図7-2 職種と死亡率との関係

低いと，生鮮食品の購入やスポーツジムでの運動習慣などの良好な生活習慣や，健診・検診・人間ドックの受診や継続的な慢性疾患の治療などの適切な保健行動，快適な住宅環境などを得ることが困難になりやすい。また，疾病の罹患・死亡リスクも高い（図7-2）。

■**教育水準：学歴や教育年数**

　教育水準が高いと健康を維持するための知識やスキルを身につける機会が増え，健康的な生活習慣を維持しやすい。加えて教育水準は収入や社会階層などとも密接に関連する。高い学歴をもつ人々は，職業の選択肢が広がり，よりよい給与や労働条件を得やすくなり，本人および家族の健康によい影響を与えうる。

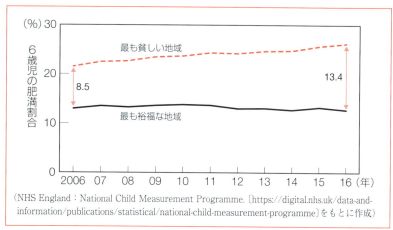

図7-3 イングランドの児童における肥満の地域別格差の拡大

■**労働環境：労働時間，変則勤務など**

過剰な労働時間やストレスフルな労働環境，夜間勤務などは，精神的な健康問題や心血管疾患と関連する。

■**ソーシャルキャピタル：家族や友人，コミュニティなどとのつながり，社会的ネットワーク**

強い社会的ネットワークは，ストレス軽減などの心理的なサポートとなるだけでなく，健診受診などの適切な健康行動の促進に寄与する。

■**地域社会の特性：居住エリアや地域環境（公園の有無，交通手段など），物理的な医療アクセスなど**

恵まれた地域の子どもたちの肥満割合は低く安定している一方で，恵まれない地域の子どもたちの肥満割合は高く，かつ上昇している（図7-3）。

b 健康の社会的決定要因への医療従事者のかかわり

健康の社会的決定要因について，マーモットは疾病の原因の原因，つまり疾病の原因となる好ましくない生活習慣や保健行動の原因であるとし，「せっかく治療した患者をなぜその病気を生んだ環境に戻すのか」と述べ，社会的決定要因への医療従事者の関心と関与を促している。

たとえば，野菜や果物，新鮮な魚類の摂取が不足している人々に食習慣の改善を支援する場合，新鮮な食品を購入するための収入がなく安価な加工食品や塩蔵食品を摂取している人々や，長時間労働で買い物や調理をする時間や気力がない人々，つまり好ましくない生活習慣の原因が貧困や労働環境にある人々に対して，個人の意思・認識の変容を促すための保健指導を行ったとしても，それだけで生活習慣を改善することは困難である。そのため，生活習慣の改善が軽負荷・軽負担で実現できるような環境を目ざすことが求められる。

疫学，とくに非感染性疾患（NCDs）の疫学は，個人が修正可能な危険

因子に重点をおいて発展してきたが，今日の社会疫学では，これまで修正不可能あるいは修正が困難と考えられてきた「原因の原因」の解決が求められる。そのため，次項で述べる政策・施策を含む社会的関与，政策疫学がより重要となる。

●参考文献
・Marmot, M. 著，栗林寛幸監訳：健康格差——不平等な社会への挑戦．日本評論社，2017.
・厚生科学審議会地域保健健康増進栄養部会次期国民健康づくり運動プラン策定専門委員会：健康日本 21（第 2 次）の推進に関する参考資料．2012.（https://www.mhlw.go.jp/bunya/kenkou/dl/kenkounippon21_02.pdf）

B 政策疫学

- 疫学の目的の1つは公衆衛生の実践展開への効果的な方法を提示することにあるので，政策疫学による保健医療政策推進は疫学の本質である。
- 政策疫学は，対象となる国や集団で生じている保健政策上の課題を明確にし，政策介入の方法を決定し，持続的なモニタリングと評価を行うことで保健医療政策の改善を行うという，政策過程の科学的根拠を提供する。

　政策疫学(political epidemiology)とは，公衆衛生政策・保健医療計画の策定・実施・評価・改善を目的とし，疫学手法を応用する学問分野である。疫学研究の知見から政府や地方自治体，国際機関などが行う公衆衛生政策に関する政策の主要課題を同定する根拠を提示する。また，健康問題に対する政策の具体的方針の立案と評価にも寄与することで，現代社会がかかえる健康課題に対応するための枠組みを提供している。

　疫学の主要な目的の1つは，公衆衛生の実践展開への効果的な方法を提示し，人々の健康水準を向上させることにあるため，政策疫学は疫学の本質とも言える。

 健康課題に対する保健医療政策のプロセス

　政策疫学では，単一の因子や政策だけでは効果的な解決策が得られないことが多いため，多面的なアプローチをとる。そして，そのそれぞれについて，科学的根拠に基づいた立案と実施・評価が不可欠である。
　政策疫学には，以下のような過程がある。
(1) 健康問題の把握と保健政策上の課題の明確化：疾病発生・死因の評価，危険因子の同定，介入効果の推定，社会的・環境的影響などの疫学研究による情報収集と分析により，解決すべき健康課題を選択し，保健医療政策上の優先順位と達成目標を明確にする。
(2) 持続的なモニタリングと評価：政策導入後は集団の健康指標を持続的にモニタリングし，実施された政策の効果を評価することで，必要に応じて政策の修正や改善を行うしくみを確立する。
(3) 保健医療政策の改善：上記の過程から，新たな公衆衛生政策の開発や既存政策の改善を提案する。

2 国・地域での政策疫学の実例

a 英国の減塩活動

英国の減塩活動は 1996 年に設立された Consensus Action on Salt and Health（CASH）を中心に始まった。CASH は，医師や栄養士などの臨床家，研究者，消費者団体などが参加する，塩分摂取量の削減を推進することを活動目的とした非営利団体である。CASH が推進した英国内外での食品業界や政府に対する科学的根拠に基づく減塩目標の設定や消費者啓発活動は，政策疫学の観点から興味深い成功例である。

■当時の英国の塩分摂取の状況

塩分摂取量が多いと高血圧や心血管疾患リスクが上昇することはさまざまな疫学研究で立証されているが，当時は英国でも成人の多くが推奨される量をこえる塩分を摂取していた。塩分の摂取源としては，とくに加工食品や外食における高塩分含有食品が問題視されていた。

■CASH の減塩推進活動

CASH が英国で展開した減塩推進活動のポイントは，塩分摂取量の目標設定，加工食品の規制，教育と啓発である。

国民の塩分摂取量の目標値は研究者や政府機関が協力して段階的に設定され，減塩の進捗状況が評価された。加工食品の規制は食品業界の協力により，加工食品や外食での塩分削減が推進されるとともに，食品のラベル表示で塩分含有量が明示されることで，消費者がより減塩食品を選びやすい環境を実現した。また，健康教育や啓発を通じて，一般市民に対して塩分の健康リスクや摂取量の適正化の重要性が周知された。

■減塩推進活動の成果

英国では，政策導入後，成人の平均塩分摂取量が徐々に減少した。この減少は，加工食品や外食の塩分含有量が低減されたことが大きな要因であると，疫学調査により評価された。この減塩の推進活動により，高血圧が抑制され，脳卒中・虚血性心疾患死亡率が低下した（図 7-4）。

英国の減塩活動が成功した理由は，①疫学が提示した塩分摂取の健康への影響を政策立案の基盤としたこと，②政策導入後の塩分摂取量や健康指標の変化により政策の効果を科学的に検証したこと，③長期に持続可能な減塩政策を推進したことなど，科学的根拠に基づいた政策設計と実施にあったと考えられる。高強度なポピュレーション戦略と，政策疫学の重要性を示す典型例であり，この取り組みから学ぶべき点は多い。

b 健康日本 21

2000（平成 12）年に始まった「21 世紀における国民健康づくり運動」（健康日本 21）は，壮年期死亡の減少，健康寿命の延伸，生活の質の向

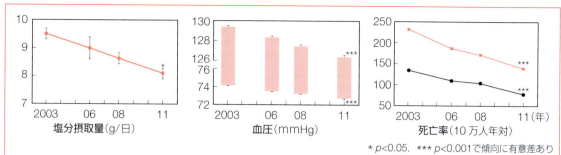

(He, F. J. et. al.: Salt reduction in England from 2003 to 2011: its relationship to blood pressure, stroke and ischaemic heart disease mortality. *BMJ Open*, 4(4): e004549, 2014 をもとに作成)

図 7-4 英国の減塩戦略の効果

上を目的とし，日本政府が策定した国民健康づくりのための総合的戦略である。開始時の第一次から現行の第三次まで，NCDs 対策と健康寿命延伸の強化，健康格差の縮小など，時代や健康課題の変化に応じて進化しており，多岐にわたる政策と施策を展開している。

■第一次

「健康日本 21」が始まった背景には，1990 年代以降の社会構造の変化がある。人口構造が変化し，高齢社会となったことに伴い，NCDs の増加による社会的負担の増大が生じ，健康の維持・向上が個人および社会全体の重要な課題となった。そこで，「健康日本 21」の策定により，NCDs やその原因となる生活習慣などの国民の保健医療対策上重要となる課題について，10 年後の健康指標の改善を目標として，一次予防を中心とした取り組みが行われた。

■第二次

その後，さらなる高齢化により要介護者が増加し，2013（平成 25）年に始まった「健康日本 21（第二次）」では，健康寿命の延伸と健康格差の縮小が主要な目標とされた。国および自治体での取り組みの強化により，平均寿命ののびを上まわる健康寿命の延伸という目標が達成された（図 7-5）。

■第三次

さらに 2024（令和 6）年度からは「健康日本 21（第三次）」が開始され，「全ての国民が健やかで心豊かに生活できる持続可能な社会の実現」をビジョンに，「誰一人取り残さない健康づくりの展開」と「より実効性をもつ取り組みを推進」することとなった。したがって，今後はさらに地域間の健康格差の縮小や，健康課題への新たな技術の導入と社会環境整備が強化されると考えられる。

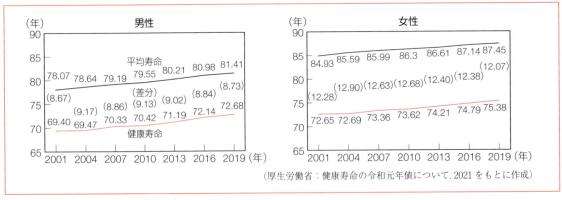
(厚生労働省：健康寿命の令和元年値について．2021をもとに作成)

図7-5　平均寿命と健康寿命の推移

3 健康課題に対する政策決定への疫学のかかわりとデータの利活用

a がん対策

　がんはわが国の死因の第1位であり，がん対策は保健医療政策上の重要課題の1つである。がん対策立案の根拠として，疾病登録事業や疫学研究によって得られる全がんおよび部位別がんの死亡率・罹患率の推移に加えて，生活習慣や環境要因のがんリスクへの影響の評価，がん検診の必要性や費用対効果などに関する研究成果が活用されている。

■**がん罹患率・死亡率の把握**

　2006（平成18）年に制定された「がん対策基本法」のもとで推進されてきたがんの登録事業は，2013（平成25）年に制定された「がん登録等の推進に関する法律」（がん登録推進法）により，評価や推計の精度が向上した（76ページ）。

　全国的がん登録データを用いて，各種のがんの発生動向が分析され，将来のがん罹患率・死亡率の予測が行われている。また，地域ごとのがん発生率の違いやがんの種類別の動向を把握することで，地域ごとの対策の適正化や医療資源の配分の検討などが検討可能となっている。

■**がんの危険因子の評価**

　発症登録のみでは，がんの危険因子の評価はできない。また，生活習慣や遺伝的要因の異なる諸外国での研究成果をわが国にそのままあてはめることはできない。そのため，国内のがん疫学コホート研究により，わが国におけるがんの危険因子が明らかにされてきた。

■**がん検診の普及と効果の評価**

　進行がんの予防のため，がん検診の普及促進と受診率の向上を目ざした啓発・教育が，政策として実施されている。その効果の定量的評価や，早期発見による予後改善効果や医療費節減効果の分析においても，

B．政策疫学

疫学研究が活用されることが期待される。

■**治療の質評価と最適化**

がん登録では医療機関での治療内容の情報も得られており，各種のがんの治療の最適化に関する評価が可能である。

ⓑ 脳卒中・循環器病対策

脳卒中・循環器疾患の予防では，高血圧・糖尿病・脂質異常症などの基礎疾患の予防と管理や，生活習慣の改善が重要となる。疫学研究は，これらの疾患の保有状況の地域差や推移の把握や，危険因子への介入効果の検証，健康行動推進や生活習慣改善による健康指標の改善効果の推定などに活用され，具体的な政策立案・目標設定を可能としている。

■**基礎疾患の保有・加療状況，生活習慣の評価**

国民健康・栄養調査では，身体測定および血液生化学的検査などにより高血圧・糖尿病・脂質異常症等の保有および加療状況が把握されている。これらは都道府県あるいは性・年代別に集計され，今日的な脳卒中・循環器病対策の課題を検討するための基礎資料となる。

また同調査では，詳細な食事調査や喫煙，運動習慣，ストレス状態についても同時に調査されるため，これらの生活習慣と基礎疾患保有との関連を検討することが可能である。

■**危険因子・防御因子の同定，評価**

国民健康・栄養調査は重要な調査だが，横断調査であるため，各種の危険因子や，危険因子の脳卒中・循環器病発症・死亡リスクへの影響について，十分な検討ができない。そのため，多くの研究班によって実施された縦断研究や介入研究からの知見が政策立案に用いられている。

■**疾病負荷の推計と数値目標設定への活用**

政策疫学では，危険因子と疾病負荷との関連を検討するうえで，個人のリスク低減だけでなく，集団全体の疾病負荷の減少を論じることが重要である。たとえば，「健康日本21（第二次）」の目標✚の1つである「国民の収縮期血圧平均値4 mmHg低下」も，達成された場合の脳卒中・循環器病死亡数の減少数を予測したうえで設定された。手法としては，人口動態統計の年齢構成および国民・健康栄養調査の血圧分布に，疫学研究で得られた性・年齢階級別の血圧カテゴリーごとの循環器疾患死亡率をあてはめることによって，減少数が推計された（**図7-6**）。

このように，国が実施する指定統計と疫学研究による推計は，保健医療政策の課題抽出や数値目標設定の重要な科学的根拠を提供する。

2018（平成30）年には「健康寿命の延伸等を図るための脳卒中，心臓病その他の循環器病に係る対策に関する基本法」（脳卒中・循環器病対策基本法）が制定され，発症予防に加えて，患者支援および脳卒中・循環器病医療の充実，研究の推進，啓発活動が進められることになった。都道府県には脳卒中・循環器病対策基本計画の立案が，各自治体には地

✚ **プラス・ワン**

健康日本21における血圧値の目標

「健康日本21（第三次）」では，さらなる健康寿命延伸を目ざして「国民の収縮期血圧平均値5 mmHg低下」が目標として設定された。

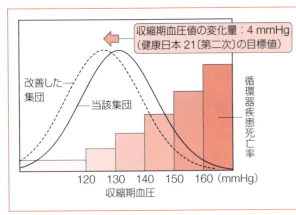

図 7-6　予防対策の効果の推計法

域特性に応じた循環器病対策のさらなる推進が求められている。

c 自治体でのデータ活用の推進

■データヘルス計画

　国レベルの政策疫学に基づいた保健医療政策の実践活動に加え，健康・医療情報を活用したデータヘルス計画も地方自治体や産業衛生分野の保健師が担う重要な保健医療戦略の1つである。

　データヘルス計画では，健診データや医療機関受診状況などといった，健康課題に関するさまざまなデータのリンケージと分析をとおして，被保険者集団の健康課題の焦点化と解決方法の検討，達成目標の策定と介入の実施・評価が行われる。データヘルス計画は単なるデータの収集や管理にとどまらない，科学的根拠に基づいた保健医療活動の計画・実践・評価であり，PDCAサイクルにそって保健医療政策・事業を効果的に実施することが求められる。このプロセスで保健師が果たす役割は大きい。

■Data StaRt

　また，2019（令和元）年には地方公共団体の根拠に基づく政策立案（evidence based policy making；EBPM）の支援サイト，Data StaRtが総務省統計局によって開設された。このサイトでは政策立案の先進事例の紹介やデータの利活用に関する相談，データ活用・視覚化のためのツールやリンクの紹介がなされており，保健師のデータ活用に基づく立案・実践・評価に役だつ。

●参考文献
・厚生労働省：健康日本21（第三次）．（https://www.mhlw.go.jp/stf/seisakunitsuite/bunya/kenkou_iryou/kenkou/kenkounippon21_00006.html）
・総務省：Data StaRt．（https://www.stat.go.jp/dstart/）

C 臨床疫学

- 臨床疫学は，根拠に基づいた医療，看護，実践の提供に不可欠である。
- 診療ガイドラインには生活習慣の疾病発生への影響や改善効果などといった一次予防のためのエビデンスも含まれており，保健師活動に役だつ。
- 研究成果の活用による患者の自己決定支援や保健医療従事者と患者の共同意思決定の推進が期待される。

臨床疫学(clinical epidemiology)とは，医学的な診断，治療，予後の改善を目的として，疫学的な手法を臨床医学に応用する学問分野である。

根拠に基づく医療・看護・実践(evidence-based medicine, nursing, practice；EBM, EBN, EBP)の提供には，質の高い介入研究や観察研究，およびそれらのシステマティックレビューから導かれた頑健なエビデンスが求められる。臨床疫学は，エビデンスレベルの評価や，治療方針の選択をたすける決定分析，診療ガイドラインの策定などを通して，医療の質の向上や効果的な診療の実践，医療政策の策定などに重要な役割を果たしている。

1 診療ガイドライン策定への貢献

診療ガイドラインは，特定の疾患や状態に対する診断や治療の基準を定め，医療の質の向上や臨床での意思決定を支援するために利用される。診療ガイドラインは EBM の 5 つのステップ，すなわち①問題の同定，②文献検索，③批判的吟味，④患者への応用，⑤ ①〜④のフィードバックのうち，前 3 ステップを提供する。臨床疫学は，そのガイドラインの策定において，重要な役割を果たす。

診療ガイドラインでは，大規模なコホート研究やランダム化比較試験(RCT)により得られたデータを基に，システマティックレビューやメタアナリシスによって治療効果や副作用リスクを評価し，最善の治療方針を推奨する。また，設定した臨床上の疑問点(clinical question；CQ)に対する推奨文が掲載されている診療ガイドラインもあり，臨床での意思決定を効率的に支援している。

高血圧や糖尿病，脂質異常症の診療ガイドラインには生活習慣管理に

関する推奨がエビデンスをもとにわかりやすく説明されている。簡略にポイントのみをまとめた小冊子なども用意されているので，科学的根拠に基づいた保健指導の実践のために積極的に活用すべきである。

❷ 決定分析

決定分析（decision analysis；DA）は，複雑なデータセットから予後の予測やそこに影響する因子の検証について直感的で解釈しやすいルールを生成し，治療選択時の意思決定を支援するものである。**決定木**とよばれる樹形図を描くことで，患者のリスク評価や治療の選択，予後の予測などが可視化される。

図 7-7 はくも膜下出血の患者と家族が，手術療法か血管内治療かの選択を行う場面の仮想例である。選択後の事象の発生の頻度は，過去の臨床疫学の知見により推定され，確率 p として与えられる。最終的な結果事象（アウトカム）の好ましさを点数で重みづけし，手術療法あるいは血管内治療を選択した場合の各アウトカムの期待値の総和を算出する。図の例では，初回治療のみを考えた場合，手術療法での期待値は $0.5\times100+0.3\times60=68$，血管内治療では $0.6\times100+0.3\times60=78$ と血管内治療がすぐれているが，再発率を加味すると手術療法 65.7，血管内治療 66 と，両者は同等になる。

決定分析は，非線形データへの適用や，がんのステージなどで患者を

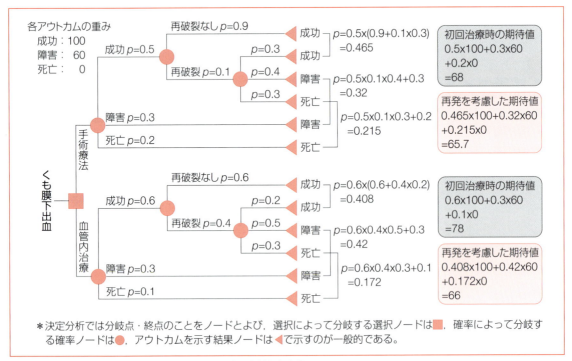

図 7-7　くも膜下出血の治療選択における決定分析（仮想例）

異なるグループに分類することで，より個別化された医療アプローチが提供できるという利点を有する。一方で，結果が確率推計に用いたモデルデータに左右される，複雑な段階設定には適さないなどの制約を有する。

　このように臨床疫学は，医療の質の向上と効果的な医療の提供に貢献する。臨床疫学により提供される診療ガイドラインや決定分析は，複雑な医療状況において客観的情報をもとに医師や医療従事者が臨床判断を行う際に不可欠であり，医療技術の進化に伴い随時更新される。医療分野でのデジタルトランスフォーメーションの推進による慢性疾患管理や急性期治療での情報通信技術（ICT）の活用など，新たな研究成果の蓄積が求められるため，医療分野での臨床疫学の役割は今後さらに拡大していくであろう。

●参考文献
・上岡洋晴ほか：「PRISMA 2020 声明：システマティック・レビュー報告のための更新版ガイドライン」の解説と日本語訳. 薬理と治療, 49(6)：831-842, 2021.

演習問題

問題1 健康の社会的決定要因のうち構造的決定要因はどれか。（110回改）

1．心理社会的要因
2．生物学的要因
3．保健行動
4．職場環境
5．教育

問題2 次にあげる政策疫学の過程のうち，はじめに行われるものはどれか。

1．保健政策上の課題の明確化
2．持続的なモニタリング
3．保健医療政策の改善
4．健康問題の把握

問題3 保健医療活動における臨床疫学の研究成果の活用場面はどれか。2つ選べ。

1．保健指導の根拠の提示
2．臨床上の疑問への着眼
3．健康格差是正の取り組み
4．ランダム化比較試験の質の評価
5．効率的・効果的な治療方針の決定

8章

保健統計学の基礎

　本章では，健康診査の仮想データ事例を題材に，コンピュータ上で演習を行うことで，現場で用いられることが多い統計学的方法を学ぶことのできる付録をご用意しています。対象となるソフトウェアは，広く普及している表計算ソフトウェアである「Microsoft Excel」，および統計解析向けのオープンソースソフトウェアであるRをベースとして，医療統計に役だつさまざまな解析をマウス操作で行うことができるようにカスタマイズされた「EZR」の2種類です。

　演習用データ，およびこれらのソフトウェアを用いた演習の手順書は医学書院のwebサイトにて公開していますので，以下の手順でダウンロードして学習に役だててください。

　なお，本章で使用している図表も，ほとんどはこの演習データから作成されたものです。

●ダウンロード方法
①医学書院のwebサイト（https://www.igaku-shoin.co.jp/）にアクセスしてください。
②上部の検索窓に，「疫学・保健統計学」とご入力ください。
③表示された候補のなかから「疫学・保健統計学第4版」をご選択ください。
④ページ下部の「付録・特典」から，演習用データをダウンロードしてください。

　なお，本書の紹介ページ（https://www.igaku-shoin.co.jp/book/detail/86340）を直接開き，そこから④の手順に進むこともできます。

■なぜ，統計学を学ぶのか

　疫学は，公衆衛生対策を科学的に行うために，疾病や健康にまつわる情報（数値）を集めて，分析するものであった。とくに疫学では，調査目的を達成するために，なるべく偏りのない情報をいかに得るのかに重点がおかれている。したがって，自分の仮説を検討するために，適切な疫学研究方法論を選び，調査を実施することが重要である。統計学は，なんらかの集団の特徴を数値で把握し，活用するための学問で，この特徴が健康に関連するものであれば，保健統計学とよばれる。疫学と保健統計学は一連のものであり，同時に行うことが多い。

　たとえれば，疫学は，自分の食べたいもの（調査目的）のために，いかによい食材を手に入れるかについての学問で，保健統計学は，得られた食材をいかにおいしく調理するかという技術であるといえよう。すばらしい食材を入手できれば，さして手を加えなくてもおいしい料理をつくることができる。しかし，あまりに食材が粗悪であれば，いかに繊細な調理技術をもってしてもおいしいものにはならない。一方，一般的な食材であっても，すばらしい調理技術により，とてもおいしいものにかわることもある。

　疫学と保健統計学は一体のものとなって公衆衛生対策の改善，ひいては，人々の健康状態改善のために寄与しうる科学であり技術である。

　統計学の目的は，標本データがもつ多くの情報をわかりやすくまとめること，標本を選んだ母集団について推測すること，あることがらの頻度を比較したり変数間の関係を分析すること，などである。

　世間では，健康不安からか健康志向が高まり，健康関連グッズが盛んに宣伝されている。これらには，その効果をあらわす情報が示されているが，そのなかには疫学研究の方法論からみれば稚拙で，統計学から見ればごまかしの情報も数多く見受けられる。このような情報の誤りを見抜く力も，疫学・保健統計学の修得によって養うことができる。公衆衛生活動の分野でも，効果があるとされる流行の事業・取り組み・手法が関心を集めることも多く，住民がメディアなどから得た健康情報を信じて保健師などに質問してくる場面も多い。このような場合にも，「科学的にみてその情報が信頼できるか」という問いに答える力を養うのが疫学や統計学である。非科学的な数値にだまされないためにも，科学的な医療・公衆衛生活動を実践するためにも，疫学・保健統計学が必要である。

　本章では，現場で用いることが多い統計学的方法を，健康診査の仮想データ事例を使いながら学んでいく。現場で用いる統計学的手法には，さほどむずかしいものは必要ではなく，データの山からそのデータの特徴を単純化して取り出す（基本統計），得られたデータから母集団の状況を予想する（推定），集団ごとのデータを比較する，注目するできごとに関係する要素を選び出し，関連の度合いを示す，といった場面が多い。

A データの種類と分布

POINT
- 統計に用いるために、さまざまな健康事象が数量化される。
- 代表値は、データの分布を見て適切なものを選ぶ。
- さまざまなばらつきの指標について理解する。
- 健康事象を分析する際、最も重要な確率分布は正規分布である。

あることがらを特定の**尺度**に基づいて測定した値を**測定値**とよび、**データ**ともよぶ。調査や保健活動で得られたデータをまとめるには、まず**基本統計量**を計算してみるとよい。その手順は、分布を確かめ、適切な代表値(133ページ)の種類を選び、計算し、散布度(135ページ)を調べることである。その集団の調査結果をわかりやすく表現するために、数多くある情報を単純化して、特徴をみやすくして、いろいろな情報と比較しやすくするのである。これらの情報を総称して**要約統計量**とよぶ。

1 データと尺度の性質

情報をまとめるときは、まず得られたデータと、そのデータを得る際に用いられたものさし(尺度)の性質を確認する。

a 質的尺度とカテゴリデータ

■**名義尺度(名目尺度)**

いくつかのカテゴリ(分類項目)に分類されていて、カテゴリに順序がない場合である(男・女など)。この場合の基本統計は、それぞれの割合を示すことになる。

■**順序尺度**

カテゴリに分かれており、カテゴリに順序・大小・強弱などがあるが、カテゴリ間が等間隔でないような場合である。大小には意味があるが、差や比には意味がない。たとえば、「いつも」「ときどき」「まれに」「まったく」に分類されるような場合である。

b 量的尺度と数量データ

■**間隔尺度**

大小関係に加えて差にも意味があるが、積や商には意味がない場合で

ある。例としては，温度(℃)，日付，テストの点数などがある。

■**比率尺度(比例尺度，比尺度)**

0点を有する間隔尺度のことである。比が意味をもち，ある値がほかの値よりも何倍大きい・小さいということが意味をもつ。いろいろな医学関係のデータは，この場合が多い。年齢，身長，体重，血圧値などがこの尺度である。

保健活動における尺度

保健活動においては，対象者の健康状態・心理的状態・生活習慣などを客観的に表現して分析するために，それらを測定する尺度が数多く提案されている。尺度には，特定の疾病や健康状態を測定する疾病特異的な尺度と，全体的な健康状態を測定する包括的な尺度がある。

測定したいものが正しく測定できており(妥当性が高い)，再現性が高く，測定する側・される側が受け入れやすく，調査承諾率も高い(信頼性が高い)ことが確認されている尺度を採用することが望ましい。

以下に，いくつかを紹介する。

a 健康評価尺度

メタボリックシンドロームの診断基準は，身体的健康の評価尺度の1つといえる。

精神的な健康度の測定には，うつ状態の評価尺度であるCES-D✚，一般的な精神健康状態を評価するGHQ✚，身体に関連した生活の満足度であるSF-36✚，主観的幸福度を評価するPGCモラール尺度✚などが用いられている。抑うつ性障害や不安障害をスクリーニングする尺度には，K6/K10も提唱されている。心的外傷後ストレス障害(PTSD)の測定には，DSMの診断基準が用いられる。

QOLを測定する尺度には，上記のSF-36のほか，EuroQOL，WHO-QOLなどが提唱されている。いずれも包括的にQOLを測定しようとするものである。

b 心理発達尺度

心理発達関連の尺度はとても多く提案されている。たとえば，WISC✚などの知能検査や，自尊感情尺度などがある。

WISC知能検査は特定分野の学習障害などをみつけるもので，言語性検査(知識，計算，言語発達，聴覚的記憶，知識の表現など)，動作性検査(視覚的記憶，時間概念，空間的構想，見通し能力など)，を用いて，言語理解，知覚統合，注意記憶，処理速度を評価する。

自尊感情尺度では，ローゼンバーグ(Rosenberg)自尊感情尺度がよく用いられる。これは，10項目の自己記入式調査票である。

✚ **プラス・ワン**

各尺度の英名①
CES-D: Center for Epidemiological Studies Depression scale
GHQ: General Health Questionnaire
SF-36: MOS short form 36-item Health Survey
PGCモラール尺度: Philadelphia Geriatric Center Morale scale
WISC: Wechsler Intelligence Scale for Children

プラス・ワン

各尺度の英名②
BDHQ: brief-type self-administered diet history questionnaire
AUDIT: Alcohol Use Disorders Identification Test
TDS: Tobacco Dependence Screener
FTND: Fagerstrom Test for Nicotine Dependence
MSPSS: Multidimensional Scale of Perceived Social Support

c 活動・行動・社会尺度

ブレスロー(Breslow, L.)の7つの健康習慣は,健康関連生活習慣の尺度といえる。

食習慣を質問票で評価する方法としては,たとえばBDHQ✚(簡易型自記式食事歴法質問票)が提案されている。疫学調査や個人の栄養指導にも用いられている。

アルコール使用障害スクリーニングとしては,アルコール使用障害同定テスト(AUDIT✚)がよく用いられる。これは,10項目の質問で問題飲酒者やアルコール依存症の疑い者をスクリーニングしようとするものである。ニコチン依存症の者のスクリーニングには,ニコチン依存症のスクリーニングテスト(TDS✚)やファーガストローム(Fagerström, K. O.)のニコチン依存度指数(FTND✚)が用いられている。

ソーシャルサポートの尺度としては,「家族のサポート」「大切な人のサポート」「友人のサポート」についての項目により構成されるMSPSS✚が提唱されている。

3 代表値と散布度

プラス・ワン

以下,N個のデータを小さいほうから順に$x_1 \cdots x_N$と表現する。

算術平均
ミーン,mean,平均,相加平均ともいい,μ(ミュー)と表記される。データの値の総和をデータ数で割ると得られる。

$$\frac{x_1 + \cdots + x_N}{N}$$

幾何平均
相乗平均ともいう。すべてのデータを掛け合わせ,データ数で根をとった値,またはそれぞれのデータの対数の平均値を指数にとった値。

$$\sqrt[N]{x_1 \times \cdots \times x_N}$$
または
$$a^{\frac{(\log_a x_1 + \cdots + \log_a x_N)}{N}}$$

中央値
メディアン,median,中位数ともいう。データを値の大きい順(または小さい順)に並べ中央にくる値。
Nが奇数のとき $x_{(N+1)/2}$
Nが偶数のとき $(x_{N/2} + x_{N/2+1})/2$

最頻値
モード,mode,流行値ともいう。最も多い階級の値で,度数分布を描いた場合は,分布の頂点になる。

データをまとめて全体の傾向をみようとするとき,質的尺度を用いた場合は,それぞれのカテゴリの割合を示す。また順序尺度の場合は,データの順序のみに着目した分析が可能である(後述のノンパラメトリック検定を参照)。量的尺度を用いた場合は,いくつかの指標でデータの状況をうまくあらわすことが可能である(要約統計量)。データの分布の中心的な位置を示す指標(**代表値**)と,データのばらつきの度合いを示す指標(**散布度**)が有名である。

a 代表値

代表値には,**平均値**,**中央値**,**最頻値**などがある✚。平均にはいろいろな求め方があるが,単に平均という場合は算術平均のことをさす。

1 平均(算術平均,幾何平均)

算術平均は,データの値の総和を例数で割ったものである。データの分布が正規分布(左右対称の山型の分布,137ページ)になるときは,代表値は平均値を用いるのが適切である。そうでない場合はその他の代表値を用いる。健康関連の指標の分布は正規分布をとることが多いが,少し歪んだ分布の場合も多い。そのような場合は,データの対数をとると正規分布に近くなることもある(対数正規分布)。このような場合は幾何平均をとることが望ましい。

幾何平均とは,複数の数値の相乗平均を求める方法であり,各データ

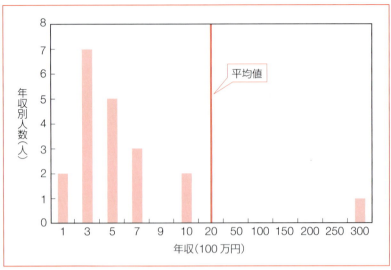

図 8-1 年収別人数の分布

の値をすべてかけ合わせて，データ数の累乗根をとる。たとえば，2つの数値 a，b があったとすれば，幾何平均は $\sqrt{a \times b}$ である。幾何平均は通常，経済の成長率や人口の増加などをあらわすときに使用される。

2 中央値，最頻値

それでも正規分布に近くならない分布の代表値には，**中央値**を用いることが適切であることが多い。中央値はデータを値の大きい順に並べたときちょうど真ん中になる値(データ数が偶数の場合は，真ん中の2つのデータの平均値)のことである。また，**最頻値**は最も例数の多い値(または階級)のことである。

たとえば，図 8-1 に示すような 20 人の年収のデータがあったとしよう。内訳は，3 億円 1 人，1000 万円 2 人，700 万円 3 人，500 万円 5 人，300 万円 7 人，100 万円 2 人であった。この場合，平均値は 1945 万円となり，誰も該当者がいないような値となる。一方，中央値は 500 万円，最頻値は 300 万円となる。このように正規分布と大きく外れるような分布の代表値を示すときは，平均値ではなく，中央値を用いることが適切である。

b 度数分布とヒストグラム

ついで，データの分布を確かめたいときに行うべきことは，**度数分布**をつくることである。量的データの場合は，データの値ごとの度数(データの数)を計算するか，数多くの段階の値をとる場合は，適当な数値の範囲を 1 つの階級にまとめて，データ全体をいくつかの数の階級に分けて分布を観察すればよい。横軸にデータ値か各階級をとり，縦軸に度数をとって図示したものが，**ヒストグラム**(度数分布図)である(図 8-

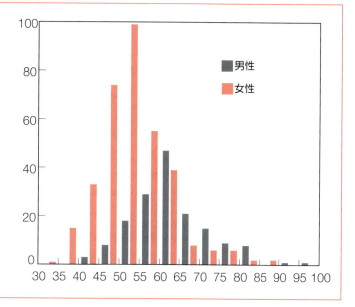

データ区間	頻度 男性	頻度 女性
30〜34	0	1
35〜39	0	15
40〜44	3	33
45〜49	8	74
50〜54	18	99
55〜59	29	55
60〜64	47	39
65〜69	21	8
70〜74	15	6
75〜79	9	6
80〜84	8	2
85〜89	0	2
90〜94	1	0
95〜99	1	0

図 8-2 度数分布表とヒストグラム

2)。

　男女の対象者数が異なるために分布の違いがわかりづらいような場合は，総数に対するそれぞれの階級の割合である**相対度数**を用いてヒストグラムを書いたほうがわかりやすい。

c 散布度（ばらつきの指標）

1 標準偏差，分散，標準誤差

　実際に得られるデータはさまざまな分布をしているので，平均値などの代表値だけではなく，データのばらつきを示す値（散布度）があるとデータの分布の特徴を理解しやすい。ばらつきの様子は度数分布表やグラフで可視化できるが，統計学において数学的に扱うには，数量化したばらつきの指標が必要である。そこでもっともよく用いられる指標が，**標準偏差**である。簡潔に表現すれば，平均値から各データが平均（二乗平均平方根という特殊な平均）でどの程度離れているか，という指標である。

　標準偏差を計算する公式は以下のとおりである。

$$標準偏差(\sigma) = \sqrt{\frac{\sum_{i=1}^{N}(x_i - \mu)^2}{N}}$$

　標準偏差は，しばしばギリシャ文字の σ（シグマ）であらわす。N はデータ数，x_i は i 番目の値，μ（ミュー）は平均値をあらわしている。

　すなわち，すべてのデータについてそれぞれの値から平均値を引いた

ものを2乗して足しあげていき，Nで割り，平方根をとったものである。標準偏差を2乗したもの（上の式で平方根をとる前の値，σ^2）は**分散**とよび，これもばらつきの指標である。また，標準偏差をデータ数の平方根で割ったもの（$\sigma/\sqrt{N}$）を**標準誤差**といい，後述の推定で用いる。

標準偏差は，平均値がおおむね同じ場合は，2つのデータのばらつきの分布を比較するときに有用な指標であるが，平均値が大きく異なる場合は，**変動係数**を用いて比較することがある。変動係数とは，標準偏差を平均値で割ったもので，相対的なばらつきの尺度である。

■標準化と偏差値

受験生の人生を左右しかねない数値である偏差値は，標準偏差から考えだされたものである。いろいろなテストをするたびに，平均点や標準偏差が異なるのに，自分のテストの点そのものの上下で一喜一憂していても，全体のなかでの自分の位置も，自分の学力の上昇傾向の有無もわからない。平均値より自分の得点が何点上か下かは，多少参考になるが，全員の点数のばらつきの大きさがテストのたびにかわればそれもあまり参考にならない。そこで，いろいろなテストの結果を同じ土俵で比較できるように考え出されたのが偏差値で，このような作業を**標準化**あるいは基準化するといい，標準化した得点は以下のように求める。

$$基準値 = \frac{自分の得点 - 平均点}{標準偏差}$$

これは，どのテストの結果も平均値0，標準偏差1の分布に直していることになる。偏差値はこの基準値をなじみやすいテストの点のような値になるように補正したもので，偏差値＝基準値×10＋50であらわされる。すなわち，偏差値は平均値50，標準偏差10の分布をとる。偏差値が60であれば全体の上から15.87%の位置であり，70であれば2.28%の位置にいることがわかる（$(100 - 95.44) \div 2 = 2.28$；137ページ）。

2 範囲

データの分布を最も簡単に表現するのは，**範囲**（レンジ）を示すことである。データのなかでの最大値と最小値の差が範囲である。範囲を示すときは，最小値・最大値とともに示すことが望ましい。

3 パーセンタイルと分位数（四分位数など）

図8-1（134ページ）は，右に裾野の長い，左に偏った分布の例であった。横軸の目盛りが等間隔ではないので，実際は見た目よりずっと左に偏っている。このような正規分布を示さない分布の状況をより詳しく示すために，パーセンタイルなどの分布の様子も加味したあらわし方をすることもある。

パーセンタイルとは，データを小さいほうから大きいほうへ順に並べて，全体を100%として，区切りのよい%目のデータの値を示したも

のである。たとえば 10 パーセンタイル値であれば，小さいほうから 10% 目の値という意味である。小児の身長や体重の発育曲線などで用いられ，データのおおよそのばらつきを示し，その範囲から外れた者の値の推移を注意して観察することになる。

データの分布を表現する方法に**分位数**がある。データを小さいほうから大きさの順に並べて，これを何等分かする際の分かれ目の数値を示す方法である。たとえば，**四分位数**は，データを 4 等分した際の分かれ目の数値を示す。第 1 四分位数は 1/4 番目，第 2 四分位数は 2/4 番目，第 3 四分位数は 3/4 番目の数値となる。第 2 四分位数はすなわち中央値である。第 3 四分位数と第 1 四分位数の差を**四分位範囲**といい，データの散らばりの度合いをあらわす。

4 確率分布

変数の値ごとの発生確率の分布を，**確率分布**という。

a 正規分布

プラス・ワン

正規分布の式

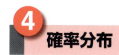

平均 μ，標準偏差 σ の正規分布における，値 x の確率密度は，上式によって与えられる。

正規分布とは統計学で最も基本となる重要な分布である。左右対称の釣鐘状の形をしており，自然界や人間社会から得られるさまざまなデータの分布でみられることが多い。データが正規分布すれば，平均値・中央値・最頻値は，すべて同じ値となる。正規分布は平均値と分散が決まれば描くことができる。**標準正規分布**は平均 0，標準偏差 1 の正規分布である。

いろいろな統計理論は正規分布をもとに考えられており，統計手法の適用もデータが正規分布することを前提に考え出されているものもある。正規分布は，数学的に扱いやすい（計算式などであらわしやすい）のである。

データが正規分布するかどうかをしらべる統計学的な判定方法はあるが，ヒストグラムを描いてみて，ほぼ釣鐘状の分布になれば，正規分布を示していると考えて差しつかえない。

図 8-3 左は，平均値 200 は同じにして，標準偏差 5，10，20 の場合の正規分布を描いたものである。標準偏差が大きくなるとデータの分布が左右に広がり，山は低くなだらかになる。標準偏差が小さいと，200（平均値）を中心に鋭く高い山となる（平均近くの値をとることが多くなる）。

正規分布では，平均付近の値はよく発生するが，それから大きいほうや小さいほうへ大きく外れるものは少なくなっていく。平均値±標準偏差の間にデータ全体の 68.26%，±2×標準偏差の間に 95.44%，±3×標準偏差の間に 99.74% が入る。

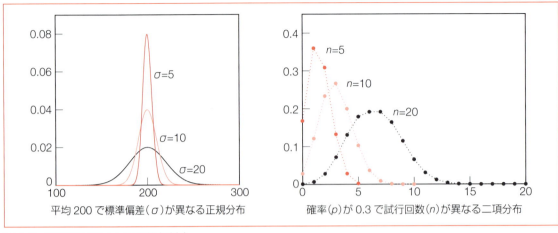

図8-3 正規分布(左)と二項分布(右)

プラス・ワン

二項分布の式
$$_nC_k p^k(1-p)^{n-k}$$
ある事象がおきる確率p，試行回数nの二項分布において，事象がk回おきる確率は，上式によって与えられる。

二項分布と正規分布の近似
二項分布が正規分布に似てくるnの「十分大きな数」とは，文献によって，30程度とするものや，pとnの積が5より大きい場合などがある。

b 二項分布

二項分布は，コイントスの裏表や，サイコロの目の偶数・奇数のように，結果が2つのうち片方しか発生しないようなことがらについての確率分布である。累積罹患率や有病率のモデルに用いることがある。

二項分布は，試行回数nで，あることがらの発生確率がpとした場合の，発生数の確率をあらわす確率分布である。たとえば，ある要素をもっている確率がpであるとき，ある集団からn人を無作為に選ぶと，その要素をもっている人の数は二項分布をとる。nが十分大きな数になると，この分布は正規分布に似てくる。**図8-3右**は二項分布の確率分布の例である。試行数が増えると正規分布に近い確率分布になっていくことがわかる。

B 関連の指標

POINT
- 2つの変数の関連をみるときは，まず散布図を描くことが基本である。
- 相関は，2つ変数の関係の強さを測定するものである。
- 回帰は，ある変数を用いて別の変数の値を予測することである。

2つの変数の関連を検討したいときがある。2つの数量データの関連を分析する方法は相関と回帰であり，2つのカテゴリデータの関連をみるのがクロス集計による分析である。

1 相関と回帰

数量データである2つの変数の関係を見たい場合や，データの年次推移にあてはまる線を描いて将来予測をしたい場合には，**相関**と**回帰**について分析することになる。また，相関を検討し，回帰分析をする前に，まずは**散布図**を描くことが重要である。散布図は，一方の変数を横軸，もう一方を縦軸にとって，各データを点として表示したものであり，一見して全体の傾向をとらえることができる(**図8-4**，ここでは後述する相関と回帰に関係した直線も入っている)。

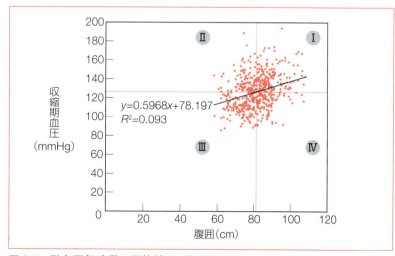

図8-4 散布図(2変数の平均値で4象限に区切り，回帰直線を引いた)

a 相関

相関とは，一方が変化すれば他方も変化するような関係である。一方が増えると他方も増える場合には**正の相関**，一方が増えると他方が減る場合には**負の相関**という。

■ピアソンの相関係数

2つの変数の関係をあらわす統計量に**相関係数**がある。代表的なのが**ピアソン**（Pearson）**の相関係数**で，単に相関係数という場合にはピアソンの相関係数をさすことが多い。x と y は2つの変数を示し，n 個のデータがある（x と y のデータの対が n 個ある）とする。$\bar{x}$ と $\bar{y}$ は，それぞれの平均値をさす。このとき，相関係数は以下の式であらわされる。

$$相関係数 = \frac{\displaystyle\sum_{i=1}^{n}(x_i - \bar{x})(y_i - \bar{y})}{\sqrt{\displaystyle\sum_{i=1}^{n}(x_i - \bar{x})^2}\sqrt{\displaystyle\sum_{i=1}^{n}(y_i - \bar{y})^2}}$$

図 8-4（139 ページ）では，散布図をそれぞれの変数の平均値で区切って，IからIVの4つの場所（象限）に分けてある。図における第I象限と第III象限のデータが多ければ，正の相関，第IIと第IV象限のデータが多ければ負の相関があることがわかるだろう。相関が強いとは，より多くのデータがIとIII，もしくはIIとIV象限に集まることである。

上の公式の分子はどちらか一方の値が平均より小さければ負の値になり，どちらも平均より小さければ正の値になる。正と負が同じくらいあれば，総和は0に近くなる。このようにして相関係数を求めるので，外れ値の影響を強く受けることになる。

相関係数は，−1から1の間をとる値であるが，1（あるいは−1）に近いほうが相関が強い（2つの変数の関係が強い）といえる。おおむね0.7以上（−0.7以下）であれば「強い相関がある」といい，0.4～0.7（−0.7～−0.4）くらいだと「中程度の相関」である。両方の変数に関連がなければ，無相関とよび，相関係数は0である。

■スピアマンの相関係数

ピアソンの相関係数は，両方の変数が正規分布することを前提として，両者がどれだけ直線関係に近いか（散布図が直線に近くなるか）を示すものである。正規分布しない場合に両者の相関を示す値としては，**スピアマン**（Spearman）**の相関係数** ✚ がある。これは，順位相関係数ともいい，データの順位を用いて計算する相関である。

b 回帰

回帰とはもとに戻るという意味だが，統計学では，複数の変数の関係に式をあてはめ，片方の値でもう一方がどの程度説明できるか（予測できるか）を分析することである（**回帰分析**）。2つの変数を用いて回帰分

✚ プラス・ワン

スピアマンの相関係数

スピアマンの相関係数は，対応する変数のそれぞれの順位の差からつくられる統計量である。たとえば，強い正の相関があるなら，一方の順位が高ければ他方も高い，また一方の順位が低ければ他方も低いはずである。このような考え方に基づき計算される。変数の値が同じ人が何人もいれば（同順位があれば），計算式は複雑になる。

析することを**単回帰**，変数の関係を直線にあてはめることを**線形回帰**という。以下では最も基本的な回帰分析である，直線による単回帰について説明する。回帰分析によって得られた式を**回帰式**，線形回帰で得られた直線を**回帰直線**とよぶ。

回帰直線の一般式は$y=ax+b$であらわされる。目的となる，つまり予測・説明したい変数yを**目的変数（従属変数）**とよび，目的変数を予測・説明するための変数xを**説明変数（独立変数）**とよぶ。aが直線の傾き，bが切片である。単回帰直線を導き出すには，通常**最小2乗法**を用いる。実際のデータに最もあてはまりのよい直線であれば，回帰直線からそれぞれの実際のデータとの距離の2乗の値の総和が最小になるはずである。データが多い場合には，これを人間の手で計算することは困難であるので，コンピュータによって算出することが多い。

回帰分析は，将来のサービス提供必要量の予測や健康づくり計画などにおける目標設定などに用いることができる。年次をx，指標をyとしていままでの年次のデータを入力し，回帰式を求め，できた回帰式のxに5年後，10年後の年次を入力すれば，指標の将来予測値が計算される。ただし，あまり遠い将来は予測精度がわるくなるので20〜30年後までは予測しないほうがよい。また，あまり昔のデータから使うと最近の動向を反映しづらい予測となってしまうので，たかだか過去20年以内くらいのデータを用いればよい。

2 クロス集計

クロス集計は，カテゴリデータどうしの関連を分析する方法である。数量データをどこかの値をカットオフ値にして，カテゴリデータに変換（たとえば，検査値を陽性と陰性に変換）してもこの集計が可能である。

演習データから作成したクロス集計表（**表8-1**）をみると，一見して喫煙者の飲酒率が低いという結果であるとわかるが，この2つのデータの関連の統計学的検討は，通常，χ^2検定（145ページ）を用いて行う。

表8-1　クロス集計表

	毎日飲酒	ときどき飲酒	飲酒なし	計
喫煙なし	234	122	69	425
	55.1%	28.7%	16.2%	100%
喫煙あり	22	23	30	75
	29.3%	30.7%	40.0%	100%
総計	256	145	99	500

8章 保健統計学の基礎

C 統計分析

POINT
- 標本から母集団の値を予測することを推定といい，点推定と区間推定がある。区間推定において，母集団の値がある確率で含まれる区間のことを信頼区間という。
- ある仮説が正しいかどうかを統計学的に判断することを検定という。一般に，帰無仮説をたてこれが棄却された際にもとの仮説を採択するという手順をとる。
- 帰無仮説は，算出した検定統計量が有意水準のもとでの棄却域に入る場合，または算出した p 値が有意水準より小さい場合に棄却される。

1 点推定と区間推定

a 推定

推定とは，得られた標本のデータを用いて，標本を選び出したもとの集団（母集団）の値を予測することである。具体的には，標本の統計量を用いて，母集団の統計量を推定するということである。母集団の平均値を**母平均**，母集団における比率を**母比率**とよぶ。

同じ母集団から標本を抽出する調査を何回も実施できれば，平均値の値もたくさん出てきて，やがてその分布は母集団の平均値に近いものが多くなっていくであろう。標本平均の分布は正規分布になるが，この現象を**中心極限定理**とよぶ。しかし標本数が少なく，かつ1回しか調査できない場合は，その結果だけから母集団の平均値をいいあてるのはむずかしい。たまたま1回の調査で得られた平均値は，偶然のいたずらでどのようにずれているかわからない。偶然の誤差をふまえ，母集団の平均値が「このくらいの範囲にあるだろう」と予測するのが**区間推定**である。その区間の中心は今回の標本から得られた平均値であり，この値を**点推定値**とよぶ。以下では，もっとも扱いやすい単純無作為抽出法で得られた標本での例を示す。

プラス・ワン

中心極限定理
標本の値がどのような分布をしていても，その平均値の分布は正規分布するという定理である。母集団の平均値を推定するために，何個かの標本を抽出して，標本の平均値を計算するという行為を，何度も繰り返すと，標本の平均値は，母集団の平均値（真の値）を平均値とした正規分布をとる。この定理を利用して，母集団から取り出したある標本の平均値から母集団の平均値を推定（信頼区間を計算）する。

b 標準誤差と信頼区間

単純無作為抽出の場合は，母集団の平均値の点推定値は，標本の平均値となる。区間推定する際に必要なのが**標準誤差**（standard error；SE）であり，母集団の要素数が十分に大きい場合は次の式で求められる。

表8-2 信頼区間

	平均値	標準誤差	90%信頼区間 下限	90%信頼区間 上限	95%信頼区間 下限	95%信頼区間 上限	99%信頼区間 下限	99%信頼区間 上限
男	63.28	0.75	62.04	64.52	61.81	64.76	61.34	65.22
女	53.24	0.47	52.46	54.02	52.31	54.16	52.02	54.46

$$標準誤差(SE) = \frac{標準偏差}{\sqrt{サンプルサイズ}}$$

母集団の平均値が $p\%$ の確率で存在する区間を $p\%$ **信頼区間**といい，以下のような計算で求められる（$\bar{x}$ は標本の平均値）。

$$90\% 信頼区間 = \bar{x} \pm 1.65 \times SE$$
$$95\% 信頼区間 = \bar{x} \pm 1.96 \times SE$$
$$99\% 信頼区間 = \bar{x} \pm 2.58 \times SE$$

演習データの男女別の体重を用いて信頼区間を計算すると**表8-2**のようになる。信頼の度合いが増す，すなわち信頼区間のパーセントが大きくなると，上限と下限の幅が広くなっているのがわかる。

2 検定，帰無仮説，統計学的有意性

a 検定

調査結果の比較をするとき，「統計学的に有意な差がみとめられた」というような表現がとられることがある。見た目の主観的判断ではなく，客観的に「違いがある」のか「違いがない」のかを自信をもって判定するには，**統計学的仮説検定**ができなければならない。

検定とは，母集団に関するある仮説（たとえば，食事を抜く人は太っているかどうか，メタボリックシンドロームの人は飲酒量が多いか少ないか，など）が正しいかどうかを標本から判断することである。

検定には，**片側検定**と**両側検定**がある。新薬が従来薬よりも効果が大きいかを検定したければ片側検定，両者の効果に違いがあるかを検定したければ両側検定となる。前者の場合，「少なくとも新薬は従来薬より効果が小さいことはない」という見込みがあるが，必ずしもそれも保証されなければ両側検定を行う。

検定の一般的手順は，**図8-5**のとおりである。また，検定にはいくつかの種類があるが，おもなものは**表8-3**にまとめた。

b 帰無仮説と対立仮説

仮説検定においては，最初に明らかにしたい仮説を否定するような**帰無仮説**をたてる。この帰無仮説が否定（**棄却**）できれば，帰無仮説に対立する仮説（**対立仮説**），つまり明らかにしたかったもとの仮説が正しい

プラス・ワン

なぜ，仮説を証明したいとき，帰無仮説を設定するのか

検定したい仮説（多くの場合，AとBの平均値には差がある，とかAとBは関連している）は，差や傾向があることを期待しているが，それを数学的に証明することはむずかしい。そこで，逆に「差がない」「関係がない」ことを証明しようとして，それができなければ，差がある，あるいは関係があることにしようとする統計学独特の発想法である。

帰無仮説を棄却（この仮説を採択できる確率がとても低いと判断）することにより，対立仮説のほうが妥当だと判断し，当初自分の持っていた仮説が正しかったと証明するのである。

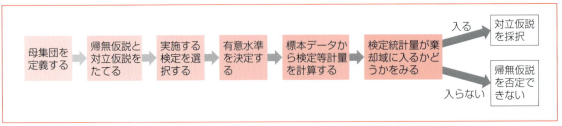

図 8-5　検定の一般的基準

表 8-3　検定の種類と特徴

名称	説明	例
独立性の検定	母集団における，ある変数（分類データ）と，ある変数（分類データ）の関連が「ない」かどうかの検討。	食事を抜く頻度が男女で異なるかどうか。
母比率の差の検定	ある集団のある変数（分類データ）の特定の回答の割合（比率）と，別の集団の同一の変数での回答の割合に差がないかどうか（異なるかどうか）の検討。	食事を3食食べない者の割合に男女で差があるかどうか。
母平均の差の検定	ある集団のある変数の平均値（数量データ）と，別の集団の同一の変数の平均値に差がないかどうか（異なるかどうか）の検討。	平均最大血圧が男女で差があるかどうか。
無相関の検定	母集団におけるある変数（数量データ）の値と，別の変数（数量データ）の間に関係がある（正の相関か負の相関か）かどうかの検討。	高齢者においても最大血圧と最小血圧は相関するかどうか。
ノンパラメトリック検定	母集団が正規分布するなど特定の分布に従うことを前提としなくても適用できる検定である。正規分布しないデータや，外れ値があるデータでも扱える。データの値そのものを用いず，大きさの順に並べた順位などを用いた検定である。	2群の差が正か負かの情報だけ用いる符号検定や，それぞれの群の順位の総和を用いる順位和検定などがある。

と統計学的にいってよいということとなる。

たとえば，「朝食を抜くかどうかでBMIが異なる」という仮説を示したいときは，「朝食の有無とBMIに関係はない」という帰無仮説をたてる。帰無仮説が棄却できなければ「朝食の有無とBMIに関係があるとはいえない」ことになり，棄却できれば対立仮説の「朝食を抜くとBMIが異なる」が採択される。

c 有意水準

有意水準とは，帰無仮説が正しいのに棄却してしまう第一種の誤り（第一種過誤，66ページ）をおかす確率であり，**危険率**ともいう。

帰無仮説を検定する際，この仮説は絶対に正しい，絶対に間違っているとは誰も言い切れない。つまり，ある確率で（たとえば95％の確率）で帰無仮説が棄却できる，あるいは棄却できないといった表現になる。

通常は，帰無仮説を棄却するかどうかの基準として有意水準5％（危険率5％）を用いることが多いが，これは95％の確率で帰無仮説を棄却できるということである。20回に1回は誤りをおかす可能性があるということでもあるが，このくらいの確率で検討しておけば，実社会で物事を判断するのに大きな問題は生じないだろうという経験的な水準である。

C. 統計分析

プラス・ワン

統計学的に有意であることと臨床的意義

統計学的に有意差があったとしても、その差が臨床的に意義があるかどうかは別の問題である。サンプルサイズが大きいと、わずかな差でも統計学的に有意になりやすい。総合的に判断する必要がある。

また、**検定統計量**とは、前述したそれぞれの検定の方法に対応して、帰無仮説を棄却するかどうかを判定するために計算される数量のことである。検定統計量がどのくらいの値であれば棄却してもよいか（棄却域に入るか）は、それぞれの検定方法や標本数や変数のカテゴリ数によって決まっている。統計学的仮説検定において、帰無仮説のもとで検定統計量が得られた値になる確率が、p 値（有意確率）である。この有意確率が、事前に定めた有意水準より小さい場合に帰無仮説を棄却し、大きい場合に帰無仮説を採択することになる。

d p 値

p 値は p-value（probability-value）の訳語であり、**有意確率**ともいう。統計学的に有意➕かどうかを判断する場合に用いる値であり、帰無仮説のもとで偶然に今回のデータのような結果が得られる確率である。したがって、p 値が小さいということは、両群の母集団間に差がなければめったにおこらないような結果であることを示し、逆に p 値が大きければ（1 に近い値であればあるほど）、十分偶然におこりうることを示す。p 値が有意水準よりも小さい場合に、そもそも帰無仮説が間違っていたと判断し（帰無仮説を棄却し）、対立仮説を採択する。

しかし、有意水準は慣例的な値であり、この値より少しでも大きければ「差がない」と決めつけられるものでもない。分析の結論は、p 値の大小で一喜一憂するのではなく、さまざまな分析の結果をふまえて総合的に判断するほうがよい。

3 割合に関する推定と検定

a 独立性の検定（χ^2 検定）

独立性の検定とは、クロス集計表において 2 つの分類データが関連しているかを検討するものであり、1 つの母集団における 2 つの要因の関係をみるものである。**χ^2 検定（カイ 2 乗検定）**ともよばれる。この 2 つの変数は分類データであるが、数量データを分類データに直して用いてもよい。たとえば、数量データである血圧値も、正常血圧、境界域血圧、高血圧と 3 つに分類すれば分類データとして扱える。

χ^2 検定における帰無仮説は、「2 つの分類データに関連がない」ということである。両者に関連がない場合に得られる値（帰無仮説のもとでの期待値）と実際のデータがどの程度ずれているのかを示す χ^2 統計量を計算して、これを χ^2 分布と比較することで関連があるかどうかを判定する。

表 8-4 は、演習データをもとにメタボリックシンドロームと飲酒量についてのクロス集計を行ったものである（対象者の少ないカテゴリを

8章　保健統計学の基礎

表8-4　メタボリックシンドロームと飲酒量についてのクロス集計

	メタボなし	予備群	メタボ	総計
飲酒なし	124	9	12	145
	85.5%	6.21%	8.28%	
1合未満	196	21	24	241
	81.33%	8.71%	9.96%	
1合以上	83	14	17	114
	72.81%	12.28%	14.91%	
総計	403	44	53	500

表8-5　2×2クロス集計表

		要因2	
		あり	なし
要因1	あり	a	b
	なし	c	d

表8-6　χ^2分布表の一部

自由度	有意確率	
	0.05	0.01
1	3.84	6.63
2	5.99	9.21
3	7.81	11.34
4	9.49	13.28
5	11.07	15.09

✚ プラス・ワン

χ^2統計量の算出

まず，要因1と2に関係がない場合，双方の要因が「あり」の群（実測値がaのセル）の期待値（Eaとする）を求める。

$$Ea = (a+b)/(a+b+c+d)$$
$$\times (a+c)/(a+b+c+d)$$
$$\times (a+b+c+d)$$
$$= \frac{(a+b)(a+c)}{a+b+c+d}$$

同様に，b，c，dのセルの期待値（Eb，Ec，Ed）も計算すると，

$$Eb = \frac{(a+b)(b+d)}{a+b+c+d}$$
$$Ec = \frac{(c+d)(a+c)}{a+b+c+d}$$
$$Ed = \frac{(c+d)(b+d)}{a+b+c+d}$$

よってχ^2は，

$$\chi^2 = \frac{(a-Ea)^2}{Ea} + \frac{(b-Ed)^2}{Ed}$$
$$+ \frac{(c-Ec)^2}{Ec} + \frac{(d-Ed)^2}{Ed}$$
$$= \frac{(ad-bc)^2(a+b+c+d)}{(a+b)(a+c)(b+d)(c+d)}$$

イエーツの連続性の補正

2つの分類データのクロス集計表をつくり，2つの要因に関連があるかをみる場合，確率分布をχ^2分布に近似させて検定する。しかし，χ^2分布は連続変数の分布であるから，分類変数のようなとびとびの値をとるデータだと近似の精度がわるくなる（統計量が大きくなりすぎる）。それを補正し，統計量を少し減らすような項を式に加えている。これが，$-0.5 \times$サンプル数の部分である。実際は，カテゴリの分類数やサンプル数が少ないときに適用する。

自由度

たとえば，3つに分類されるデータがあるとし，サンプルの総数が決まっていたら，2つの分類に入る数は自由に決められるが，2つが決まると必然的に3つめの分類に入る数が決まる。このように，分類数−1のカテゴリ数しか自由に決められない。k分類×m分類ある表では，$(k-1) \times (m-1)$のセルしか自由に数を入れられず残りのセルは必然的に入る数が決まってしまう。この分類数−1や$(k-1) \times (m-1)$を自由度という。

併合してある）。この500人のデータがある町の健診受診者だとすると，母集団はこの町の成人住民である。帰無仮説は「メタボリックシンドロームと飲酒量の関連はない」となり，対立仮説は「メタボリックシンドロームと飲酒量には関連がある」となる。

■χ^2統計量の算出

χ^2統計量は，以下の式で求められる（O＝観察値，E＝期待値）。

$$\chi^2 = \sum \frac{(O-E)^2}{E}$$

もっとも単純な2×2のクロス集計表の例を**表8-5**のように与えると，実際の計算式✚は，次のようになる。

$$\chi^2 = \frac{(ad-bc)^2(a+b+c+d)}{(a+b)(a+c)(b+d)(c+d)}$$

さらに，イエーツ（Yates）の連続性の補正✚を行うと，次のようになる。

$$\chi^2 = \frac{\{|ad-bc| - 0.5(a+b+c+d)\}^2(a+b+c+d)}{(a+b)(a+c)(b+d)(c+d)}$$

■χ^2検定と自由度

分類データどうしによるクロス集計表には，**自由度**✚というものが存在する。（縦の分類数−1）×（横の分類数−1）＝自由度である。χ^2検定を行うときに用いるχ^2分布は自由度により分布が異なり，自由度が大きくなると正規分布に近づく。

表8-4の事例では，自由度は$(3-1) \times (3-1) = 4$である。自由度4の場合，χ^2統計量が9.49以上である確率は0.05（5%）である（**表8-6**）。も

> **プラス・ワン**
>
> **正規分布と近似できるサンプルサイズ**
> ここでは，おおむね 30 以上を想定している。

し，実際のデータで計算された χ^2 統計量がこの値よりも大きければ，帰無仮説が正しいとすれば，めったにおこらない（おこる確率 5% 未満の）ことがおこったことになり，5% の危険率で帰無仮説が棄却され，2 つの変数に関連があったといえる。

この事例の χ^2 値は 6.82 であったので，帰無仮説は棄却できない。

b 2 群の割合の差の検定（2 群の割合の比較）

2 つの母集団から得られたサンプルのデータを比較して，2 つの母集団におけるある要因の割合（母比率）が異なるといえるか，言いかえると，母比率の差が 0 でないといえるかどうかを検定したいとしよう。たとえば，朝食を食べるものの割合に男女で差があるかどうかを比較するような場合である。

ここでは，サンプルサイズがある程度大きく⊞，確率分布を正規分布に近似させることができる場合について説明する。

n をそれぞれのサンプルサイズ，m を要因を有するデータの数とすると，2 つの標本におけるある要因の割合は，それぞれ $p_1 = m_1/n_1$，$p_2 = m_2/n_2$ で表現できる。2 群の割合に差がないとする帰無仮説をたてると，その場合の母集団の割合は，$p = (m_1 + m_2)/(n_1 + n_2)$ となる（2 群の標本数が等しくないので $p = (p_1 + p_2)/2$ ではない）。p_1 と p_2 は見かけ上異なっていても，それは統計学上「差があるというほどの差ではない」と仮定し（帰無仮説），その値を標本のデータ（手にしているデータ）から推定すると p になるということである。

このとき，2 つの標本の割合の差を標準化した統計量 z は次のようになる。

$$z = \frac{|p_1 - p_2|}{\sqrt{p(1-p)\left(\frac{1}{n_1} + \frac{1}{n_2}\right)}}$$

イエーツの連続性の補正を加えれば，次のようになる。

$$z = \frac{|p_1 - p_2| - 0.5\left(\frac{1}{n_1} + \frac{1}{n_2}\right)}{\sqrt{p(1-p)\left(\frac{1}{n_1} + \frac{1}{n_2}\right)}}$$

この z は標準正規分布に従うため，標準正規分布において値が z 以上である確率の 2 倍が p 値となる。2 つの割合の差の検定の結果は 2×2 表による χ^2 検定とほぼ同じなので，同じデータを用いて χ^2 検定を実施してもよい。

4 平均に関する推定と検定

a 2群の平均値の比較

平均値の比較には対応のある場合とない場合がある。対応のある場合とは，同じ集団の違う時期のデータの比較（健康教室に参加した人の教室前後の血圧値など）のように，2つのデータが対になる場合である。対応のない場合とは，血圧値の平均値を男と女で比較するような場合である。以下で説明するいずれの場合の検定も，それぞれの群の値の分布が正規分布をすることを前提としている。あまりに正規分布から逸脱する分布を示す場合は，後述のノンパラメトリック検定を行う。

ほぼ正規分布する場合は，サンプルサイズが十分大きいと正規分布に近似させて検定ができる。一方，サンプルサイズが十分多くない場合は **t 検定**を行う。t 検定に用いる **t 分布**は，サンプルサイズが十分大きいと，正規分布にほぼ等しい分布になる。

1 対応のある場合の比較

対応のある場合は，「対応のあるデータの差の合計が0である（対応のあるデータ間で差がない）」を帰無仮説として，検定する。対応のある変数の差を求め，その差の平均値と標準偏差を出す。標準偏差をサンプルサイズの平方根で割って標準誤差を出す。このとき t 統計量は，

$$t = \frac{差の平均値の絶対値}{差の標準誤差}$$

であるので，自由度が「サンプルサイズ−1」の t 分布によって検定する。

2 対応のない場合の比較

■両群の分散が等しい場合

対応のない場合は，両群のサンプルサイズが必ずしも同じではない。帰無仮説は，「両群の平均値に差がない」である。この場合の t 統計量は，

$$t = \frac{第1群の平均値 - 第2群の平均値}{2群の平均値の差の標準誤差}$$

で計算されるので，自由度が「2群のサンプルサイズの合計−2」の t 分布によって仮説を検定する。

■両群の分散が等しくない場合

上記の検定は，両者の分散が等しいと仮定した場合に行うものである。分散がほぼ等しいかどうかの判断は，**F 検定**によって行う。分散が等しくない場合は，上記とは異なる計算式によって求められる t 統計

プラス・ワン

2群の平均値の差の標準誤差（等分散の場合）
2群の平均値の差の分散が，

$$\frac{(n_1-1)S_1^2(n_2-1)S_2^2}{n_1+n_2-2}$$

であらわされるので，標準誤差はこれに $(1/n_1+1/n_2)$ をかけたものの平方根である。ここで，n_1, n_2, S_1, S_2 はそれぞれ，第1群のサンプルサイズ・標準偏差，第2群のサンプルサイズ・標準偏差である。

F 検定（2群の分散の比較）
F 検定は，正規分布に従う複数の群の分散が等しいかどうかを検定するときに用いられる。分散を自由度で割ったものの比である統計量 F が，F 分布に従うことからそうよばれる。分母にも分子にもそれぞれの自由度がある計算式に基づく関数により形成される。

C. 統計分析

プラス・ワン

交互作用
2つの要因が同時に合わさることによって発生する相乗効果や拮抗作用のことである。

無相関の検定

$$t = \frac{r\sqrt{n-2}}{\sqrt{1-r^2}}$$

上の式によって求めた t で，t 検定を行うことが多い。r は相関係数，n はサンプルサイズである。自由度が $n-2$ であることに注意する。

量と自由度を用いる**ウェルチ**(Welch)の t **検定**を行う。

b 分散分析(3群以上の平均値の比較)

分散分析(analysis of variance；ANOVA)は，3つ以上のグループの間で平均値に差があるかどうかを検定する統計手法である。分散分析では，帰無仮説を「3つ以上のグループの平均値に差がない」とし，対立仮説を「3つ以上のグループの平均値に差がある」として始める。帰無仮説が棄却されると，3つ以上のグループの平均値に差があると判定される。そうなれば，分散分析のあとに多重比較を行うことで，どの群と群の間に差があったのかを分析することになる。

分散分析に用いられる方法に，一元配置分散分析と二元配置分散分析がある。**一元配置分散分析**は，3群以上の目的変数を1つの説明変数で説明しようとする方法で，**二元配置分散分析**は，目的変数を2つの説明変数で説明しようとする方法である。二元配置分散分析では，2つの変数の交互作用✚も検討できる。

5 相関に関する検定

相関係数がわかっても，その値だけからは意味のある相関かどうかはわからない。このとき，母集団間の相関係数＝0を帰無仮説とする**無相関の検定**✚を行い，統計的に有為な相関かどうかを検討する。相関係数が1か−1に近く，無相関が検定によって棄却できれば，意味のある相関があるといえる。

6 ノンパラメトリック検定

ノンパラメトリック検定は，2群の分布が正規分布しない場合や，2群の分散が同じだと仮定できない場合にも用いることができる分析方法である。一方，特定の分布を仮定した検定のことを**パラメトリック検定**とよび，先述の t 検定，分散分析，相関係数などは，母集団が正規分布に従うという仮定のもとで行っている。

以下ではノンパラメトリック検定の一例として，2群の母集団の分布が非正規分布とみなされる場合に2群の代表値に差があるかどうかを検定する，**マン−ホイットニー**〔Mann-Whitney〕**検定**(**U 検定**，**ウィルコクソン**〔Wilcoxon〕**の順位和検定**)を紹介する。

この検定では，数値そのものではなく，数値を順番に並べたときの順位を用いて検定する。帰無仮説は，「2群の順序関係には偏りがない(同じくらいである)」となる。統計量は，U で表現し，どちらか一方の群のそれぞれの値について，それよりも大きな値が他方の群にいくつあるかを数え，その値を合計したものである。同順位があるときは，その値

が他方の群の同じ値より少し小さい場合と，少し大きい場合を想定してでたそれぞれの値の平均値をとる。Uの値が大きいほど群間の差が大きいことになる。2群のサンプルサイズがどちらも20以下くらいなら，マン-ホイットニーの検定表を用いて統計量のp値を判断する。少なくとも一方が20以上くらいのサンプルサイズがあれば，n_1とn_2を2群のサンプルサイズとすると，Uの分布は

$$平均値 = \frac{n_1 n_2}{2}, \quad 標準偏差 = \sqrt{\frac{n_1 n_2 (n_1 + n_2 + 1)}{12}}$$

の正規分布に近似できるため，標準化した値

$$z = \frac{U - 平均値}{標準偏差}$$

を計算して，正規分布表によりp値を導き出す。

なお，順位に同順位がある場合（変数の値が同じ値）や，順序データを用いたクロス集計表を検定したい場合（各カテゴリに複数の該当者がいるということは同順位があるということ）には，検定統計量の計算式はやや複雑になる。

7 多変量解析

プラス・ワン

マンテル-ヘッツェル検定
層別化されたクロス表を統合する要約的χ^2検定で交絡因子を調整する方法である。

ある要因とある要因との関連を分析するときに，検討したい変数以外にもこの関連に影響を及ぼす要因（交絡因子）があり，その影響を除外しないと本当に検討したい要因と要因の関連を把握できないことがある。

交絡因子として有名なのが年齢である。年齢はさまざまな要因の頻度に関係し，また疾病の発生率も年齢により大きく異なる。この年齢の影響を除外する方法を年齢調整という（56ページ）。

カテゴリ変数の場合は，クロス集計表において，交絡因子の有無別に複数のクロス集計を行い，クロス集計を併合することにより，この影響を及ぼす要因の影響を除外することが可能である（マンテル-ヘンツェル〔Mantel-Haenstzel〕検定✛）。

しかし，交絡因子が複数存在する場合は，これらの方法では計算が煩雑になり，分析が困難になる。複数の要因の影響を除外し，検討したい要因と要因の関連や，疾病と特定の要因との関連を検討する方法が**多変量解析**であり，統計ソフトウェアを用いて解析する。健康関連分野でよく用いられる多変量解析は，重回帰分析，多重ロジスティック回帰分析，コックス（Cox）の比例ハザードモデルなどである。

a 重回帰分析

重回帰分析とは，前述の回帰分析のxの項を複数用いるもので，$y = ax_1 + bx_2 + cx_3 + \cdots\cdots + z$のように説明しようとするものである。複数の変数と説明したyとの間にはそれぞれ線形の関係（直線関係）があると仮

定している。

➕ プラス・ワン

パネルデータ
ある集団の健康診断を毎年実施する研究のように，一定期間に追跡集団の調査を何度か実施する研究で得られるデータ。

b ロジスティック回帰分析

　ロジスティック回帰分析とは，疾病の発生予測を指数関数を用いたロジスティック関数をあてはめて行おうとする統計モデルで，指数関数に複数の因子(上でいう x_1，x_2……)を用いれば多重ロジスティック回帰分析という多変量解析になる。最もよく用いられるのは二項ロジスティック回帰分析で，疾病の有無などの 0 か 1 かの帰結を予測するモデルに使われる。

　ロジスティック回帰分析は，比較的簡便に行うことができ，保健医療分野では多用される統計手法である。症例対照研究で得られたデータの多変量解析のみならず，横断研究の要因どうしの関連の分析，パネルデータ➕の分析，介入研究のデータ分析など，多くの実用場面がある。ロジスティック回帰は，目的変数がおこる確率を予測することができ，将来ある事象がおこる確率を予測することになる。

c コックスの比例ハザードモデル

　コックス(Cox)の比例ハザードモデルは，疾病の予後や複数の治療方法の効果を判定する生存分析や，疾病発生や死亡といった帰結の発生時間が特定できるコホート研究の解析に用いられるものである。ある時点での帰結の発生率を**ハザード**とよび，ハザードが経過期間中一定であると仮定されるハザード関数を用いた統計モデルである。群間比較には，ある群とある群のハザードの比(**ハザード比**)を用い，その判定方法は相対危険度やオッズ比と同じである。ハザード関数も指数を用いた関数で，複数の因子を用いることができ，また打ち切り例(途中で追跡不能となった例)もデータに入れて分析できる。

統計調査の表現・解釈

- 調査結果の発表には図表の活用が有効である。発表の場・形式・内容を考慮し，適切な図表を選択すべきである。
- 「統計を用いた」とされた結果はもっともらしく思われがちであるが，必ずしも信用できるものばかりではない。統計学を学び，統計学の誤用を見抜く力を身につけなければならない。

データの表現

a 図表のつくり方

調査の結果を相手にわかりやすく伝えるためには，図表の作成が必要になる。

学術論文や報告書などでは，わかりやすさ以上に示すべき情報をもれなく・正確に伝えることが大切である。代表値，データのばらつきの指標，変数と変数の関連を示すクロス表，散布図，信頼区間，統計学的検定量，検定結果などの情報を盛り込む。表のデータを用いれば，関係者が調査結果に基づくグラフの作成ができるようにする。

一方で図示（グラフ化）は，学会発表，研究発表，対象者への調査結果の報告，パンフレットなどの健康教育媒体作成などにおいて，結果のエッセンスをわかりやすく伝えたいときに重要になる。

図をつくるには，その図でなにを明らかにしたいのかを決め，1つの図であまりに多くのことを伝えようとしないことが重要である。芸術性，美しさよりは，わかりやすさ，シンプルさを第一に考えるほうがよい。分布を示したり，割合を比較する場合は**棒グラフ**，構成割合を比較するには，**帯グラフや円グラフ**，値の動向や推移を示すには**折れ線グラフ**などがよく用いられる（図8-6）。

すっきりした図をつくるには，むだな構造を削除するのがよい。たとえば立体グラフは，情報が増えるわけではなく，かえって値がどの程度か把握しづらくなることもあるので，3次元で図示する必要がないのであれば用いないほうがよい。棒グラフの枠線，1つの変数の頻度しか示していない場合の凡例，グラフの描写エリアの目盛り線などは，ないほうがわかりやすいことが多い。

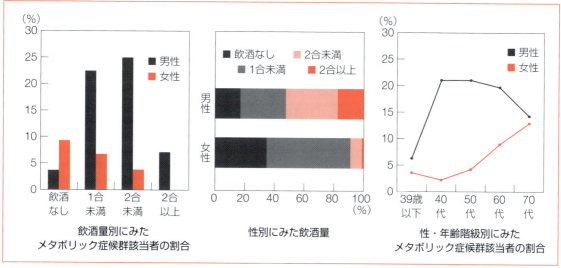

図 8-6　グラフによる図示の例

b　プレゼンテーション

　プレゼンテーションは，前項で示したような図表を適切に用いたプレゼンテーション用の資料を作成して行う。**スライド**を用いる場合と**ポスター**や配布資料を用いる場合がある。

　いずれも，わかりやすい簡潔な図表と，箇条書きなど簡潔明瞭で多すぎない文章で構成する。とくにスライドでは，文字の分量が多くならないように注意すべきである。

　プレゼンテーションでは，最初に発表の目次を示し，調査や研究の動機や背景，調査目的，仮説，調査の対象者・方法，調査内容，分析方法，倫理的配慮について述べ，それから研究の結果とその解釈や意義について述べる。最後に研究成果を用いた対策への提言，研究の限界・弱点，今後の課題についてもまとめて締めくくることが望ましい。

2　統計にだまされないために

　統計を用いたデータの紹介は説得力があるようにみえるが，故意に誤用すると統計の魔力を使って，ある人々の都合のよいように結果をねじ曲げることができる。疫学・統計学をしっかり学んで，誤用を見抜く目を養い，誤った情報に踊らされず，根拠に根ざした科学的な保健活動を目ざしたいものである。とはいえ，現場の関係者も疫学・統計学の誤用に基づく間違った知識を信じて事業や活動を展開している場合も多く，つねに注意が必要である。

　以下にいくつかの注意すべき場合をあげる。

■**対象者が偏っている**

　偏った集団，とくに事業にすすんで参加してきた人など，もともと健

康に関心のある集団に健康教育を行った場合はすばらしい結果が出ることがある。このような健康教室の内容を一般の集団に広めたときは，期待していた成果があらわれない場合もある。

■代表値などの誤用

代表値の項で説明したように，データの分布によっては算術平均値が代表値として不適切なことがある。平均だけでなく，データの分布全体をみることが重要である。

■意味のある違いか，意味のない違いか

統計学的な検定は，同じ大きさの差でも，標本数が大きくなると統計学的に有意な差となることがある。統計学的に有意な差が出てくることと，その差が医学的にみて意味のある差かどうかはまた別の問題である。調査目的も含め，検定結果をどう用いるか，どのような結果のメッセージとして伝えるのかは，われわれにかかっている。

■図，グラフの誤用

図示することは調査結果をわかりやすく伝える方法として重要であるが，ときとして誤用される場合もある。自分の主張を通そうとして，グラフの縦軸の途中で切って，少しの差が大きな差のように見せる場合などである。

■断面調査結果の解釈

断面調査(横断研究)の結果で，2つの変数に強い相関があった場合に，自分の仮説に都合のよい解釈をしてしまうことがある。断面調査の結果でも回帰式にあらわすことができるので，原因がx，結果がyのように見えてしまう。しかし，実は原因と結果は逆かもしれない。このような結果は，因果関係を示すものではない。

■データの出所，計算の方法を知る

ある市の10代後半の妊娠中絶率が高いことが問題になったとしよう。しかし，この妊娠中絶率は，分母に市内の15〜19歳の人口，分子に市内の産科から報告された15〜19歳の中絶数を用いて計算されていた。分子は市外からの通院例や，年齢が正しく告知されていない例の数も含まれているかもしれない。せめて，周辺の自治体のデータとも比較すべきであろう。

いろいろな率・指数の計算方法，分母や分子，さらにはデータの出所を知ることが重要である。喫煙率のデータをタバコ会社の調査データに依存するように，利害関係者からの情報のみに頼るのは危険であろう。

■不十分なデータを隠してしまう

無記入・無回答が多い調査は，よい調査とはいえない。無記入や無回答を除外して回答のあった対象者のデータだけを用いて集計すれば，誤った結果が導かれるかもしれない。調査の回答率，不完全なデータ，矛盾のあるデータ数などを正直に記載しているのはよい調査である。

■結果の解釈をねじ曲げていないか

喫煙習慣別に医療費を集計すると，喫煙者のほうが1人あたり1年あたりの医療費が安いという結果が出たとしよう。こうした調査結果は，対象集団の標本数が比較的小さく，年齢が比較的若く，観察期間が短い場合には実際によく出るが，医療費削減のためにはタバコを吸ったほうがよいとはいえないであろう。

■まとめ

以上のことをまとめれば，自分がどのような対象からどのような方法で集めたデータかをよく吟味して，一足とびに高度な解析・検定をしようとせず，まずは生のデータそのものをじっくりながめ，基本集計やクロス集計を行い，基本的な図を描き，なにがいえるのかをじっくり分析することが重要であるといえる。

また，調査結果の解釈には，しっかりしたデザインと方法にのっとった調査を実施し，適切な統計分析をすることはもちろんのこと，社会正義に根ざした調査者の健全な哲学・理念が必要である。

8章　保健統計学の基礎

演習問題

問題1　分布の指標について正しいのはどれか。（101 回）
　1．ヒストグラムで最も頻度が高い値は中央値である。
　2．広く散らばった分布は標準偏差が小さい。
　3．対象数が増えると標準偏差は大きくなる。
　4．平均値は外れ値の影響を受けやすい

問題2　2つの連続変数間の直線的な関係の強さを示すのはどれか。（108 回）
　1．分散
　2．正規分布
　3．相関係数
　4．標準偏差
　5．クロス集計

問題3　代表値はどれか。**2つ選べ**。（108 回）
　1．分散
　2．平均
　3．最頻値
　4．標準誤差
　5．標準偏差

問題4　割合の差の検定について正しいのはどれか。**2つ選べ**。（108回改）
　1．回帰分析で用いる。
　2．相関係数が計算できる。
　3．クロス集計表は有用である。
　4．検定の際に散布図を用いる。
　5．χ^2（カイ2乗）検定で有意差を検定する。

問題5　2群間の平均の差の検定に用いるのはどれか。（105 回改）
　1．t 検定
　2．回帰分析
　3．χ^2（カイ2乗）検定
　4．フィッシャー（Fisher）の直接確率法

156

問題6 A市の2地区でデータを収集した。各項目について地区間に差があるかどうかを統計学的に検定する。χ^2(カイ2乗)検定が適している項目はどれか。**2つ選べ。**（103回改）

　　1．年齢
　　2．通院の有無
　　3．高血圧症の有病率
　　4．1日あたり飲酒量
　　5．1日あたり喫煙本数

問題7 A市の2地区間で，喫煙率が異なると予想して両地区の喫煙状況に関する標本調査を行った。統計学的検定を行い「仮説B：2地区の母喫煙率は等しい」が棄却されたので，2地区の喫煙率には有意差があると判断した。仮説Bはどれか。（106回）

　　1．閾値仮説
　　2．帰無仮説
　　3．研究仮説
　　4．対立仮設
　　5．直線仮説

問題8 2つの非正規分布の母集団の数量データの比較に用いるのはどれか。（109回改）

　　1．t検定
　　2．分散分析
　　3．多変量解析
　　4．χ^2(カイ2乗)検定
　　5．マン-ホイットニー(Mann-Whitney)のU検定

問題9 ある集団の特定健康診査で得られたHbA1c値の頻度の分布を確認するのに最もすぐれているのはどれか。（103回改）

　　1．散布図
　　2．円グラフ
　　3．帯グラフ
　　4．ヒストグラム
　　5．折れ線グラフ

9^章

人口統計の基礎

9章 人口統計の基礎

A 人口静態統計

POINT
- わが国の人口は約1億2500万人，世界の人口は約80億人である。
- わが国の老年人口指数，従属人口指数，老年化指数は近年増加傾向にある。年少人口指数はゆるやかな減少傾向で，老年化指数は著しく増加している。

人口統計は，公衆衛生対策の対象集団の健康状態を数量的に把握するための基本となる情報である。人口構成は多くの健康指標の分母になる値を提供し，さまざまな指標の年齢調整には年齢階級別人口が必須である。また，少子高齢化の将来予測をすることにより，将来の公衆衛生サービスについて考察できる。**人口静態**とは，ある時点の人口やその構成のことで，国勢調査で明らかになる。

わが国の人口

わが国の総人口は，2023（令和5）年10月1日時点で，1億2435万2千人である。第二次世界大戦後，人口は増加してきたが，その後横ばいになり，近年はゆるやかな減少傾向にある。**人口ピラミッド**をみると，過去の出生と死亡の影響を受けた形状になっており，第1次・第2次ベビーブーム，ひのえうま，少子化などの影響が確認できる（図9-1）。

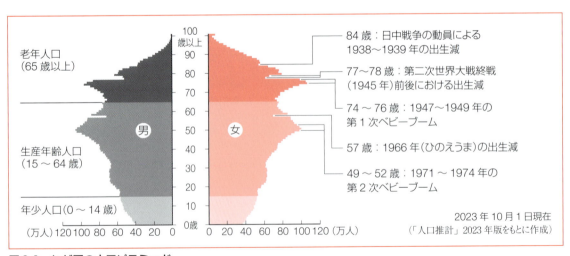

図9-1 わが国の人口ピラミッド

A. 人口静態統計

世帯構造をみると，核家族が多く（57.1%〔2022年，以下同〕），ついで単独世帯（32.9%），3世代世帯（3.8%）である。核家族の内訳をみると，夫婦と未婚の子のみの世帯が25.8%であり，ついで夫婦のみの世帯が24.5%である。単独世帯の割合は増加傾向にある。

65歳以上の者のいる世帯の構造をみると，夫婦のみの世帯（32.1%）が多く，ついで単独世帯が31.8%，親と未婚の子のみの世帯が20.1%である。65歳以上の高齢者のみで構成される世帯は，65歳以上の者が1人でもいる世帯のうち61.6%と，5割をこえている。

❷ 年齢別人口

人口統計学では，0～14歳人口を**年少人口**，15～64歳人口を**生産年齢人口**，65歳以上を**老年人口**とよび，これを年齢3区分別人口という。2023年の年少人口の構成割合は11.4%，生産年齢人口は59.5%でともに減少傾向にあり，老年人口は29.1%で増加傾向にある。また，年齢3区分別人口から次の式で求められる指標も用いられている。

$$年少人口指数 = \frac{年少人口}{生産年齢人口} \times 100$$

$$老年人口指数 = \frac{老年人口}{生産年齢人口} \times 100$$

$$従属人口指数 = \frac{年少人口 + 老年人口}{生産年齢人口} \times 100$$

$$老年化指数 = \frac{老年人口}{年少人口} \times 100$$

年少人口指数は戦後減少してきたが，近年はゆるやかな減少傾向である（19.2〔2023年，以下同〕）。**老年人口指数**は，近年増加傾向にある（49.0）。**従属人口指数**は増加傾向にある（68.2）。**老年化指数**は著しい増加傾向にある（255.6）。また，15歳以上のうち，就業者と完全失業者の合計を**労働力人口**とよび（6925万人），15歳以上人口に占める労働力人口の割合を**労働力人口比率**とよび，近年増加傾向である（62.9%）。

❸ 世界の人口

世界人口は，第二次世界大戦後爆発的に増加してきた。2022年では約80億人で，先進地域が16.1%，発展途上地域が83.9%である。先進地域の人口増加傾向は鈍化してきたが，発展途上地域では高い増加率を維持している。わが国の人口は世界第11位であり，老年人口指数や老年化指数が世界で最も高く，年少人口指数が低いのが特徴である。

9章 人口統計の基礎

B 人口動態統計

POINT
- 人口動態統計には，出生，死亡，死産，婚姻，離婚の5要素がある。
- 出生の指標には出生率，合計特殊出生率，総再生産率，純再生産率などがある。
- 死亡数が出生数よりも大きくなっており，自然減の状態である。
- わが国の死因は悪性新生物，心疾患，老衰の順に多い。
- 死産率，婚姻率，離婚率は近年減少傾向にある。

人口が増減する要因に関する人口統計を人口動態統計とよぶ。人口動態統計には出生，死亡，死産，婚姻，離婚の5要素がある（**表9-1**）。

1 出生と人口再生産

プラス・ワン

合計特殊出生率
以下の式で計算される。

$$\sum_{年齢=15}^{年齢=49} \frac{年齢別出生数}{年齢別の女性人口}$$

出生の動向を観察するための指標に**出生率**がある。年間の出生数を年央人口で割ったもので，人口千対で表現する。2023年では6.0であった。新型コロナウイルス感染症の世界的流行の時期に，減少傾向が強まった。

少子化の指標である**合計特殊出生率**は，現在の女性の年齢別出生率が今後もずっと続いた場合，1人の女性が一生で何人子どもを産むかという指標で，実際には15～49歳までの年齢別出生率を総和したものである。2023年では，1.20である。1970年代以降減少傾向であったが，最低値を記録した2005年以降はゆるやかな増加傾向になっていた。し

表9-1 人口動態総覧

	件数 2023	件数 2022	率 2023	率 2022
出生	727,288	770,759	6.0	6.3
死亡	1,576,016	1,569,050	13.0	12.9
（再掲）乳児死亡	1,326	1,356	1.8	1.8
自然増減数	-848,728	-798,291	-7.0	-6.5
死産	15,534	15,179	20.9	19.3
周産期死亡数	2,404	2,527	3.3	3.3
婚姻	474,741	504,930	3.9	4.1
離婚	183,814	179,099	1.52	1.47
合計特殊出生率			1.20	1.26

（「人口動態統計」令和5年版をもとに作成）

かし，2014年以降は横ばいとなり，新型コロナウイルス感染症の流行期に減少し，2023年には2005年のそれまでの最低値を下まわった。

15歳までの死亡率を加味し，将来にわたり人口が増えも減りもしない合計特殊出生率の水準を**人口置換水準**とよび，2022年は2.07であった。現在は人口置換水準よりも合計特殊出生率が低いので，わが国の人口は今後も減少を続けると予測できる。

母の年齢別出生率を女児だけについて合計したものを**総再生産率**とよび，さらに，その女児が妊娠可能年齢を過ぎるまでの死亡率を考慮して計算したものを**純再生産率**とよぶ。2022年はともに0.61であり，いずれも1より小さい。

2 死亡

プラス・ワン

自然増減
年間の出生数から死亡数を引いた数値であり，正の値なら自然増，負の値なら自然減となる。わが国では，出生数の低下により2007年以降，自然減の状態が続いている。国境をこえた人口移動がなければ，自然増減が人口の増減をあらわすことになる。

2023年の**死亡数**は，157万6016人で，死亡数を年央人口で割った**粗死亡率**は，人口千対13.0であり（男性13.6，女性12.4），わずかに増加傾向である。また死亡数が出生数（2023年で72万7288人）より多いので，**自然減**である。2023年では，出生数の倍以上の死亡数があり，出生数より自然減数のほうが大きくなった。

平成27年モデル人口を用いた年齢調整死亡率（56ページ）は平成の終わりごろまでは減少傾向だったが近年は横ばいであり，2022年で男性14.4，女性7.9と，粗死亡率より男女差が大きくなる。年齢別死亡率をみると，とくに後期高齢者になると死亡率が急増することがわかる。

わが国のおもな**死因**をみると，近年肺炎が死因の3位になっていたが，2023年は3位が老衰，4位が脳血管疾患となり，肺炎は5位となっている（表9-2）。これは，2017年より「その他の呼吸器系の疾患」にある誤嚥性肺炎が独立した分類項目となったためである。そのほか，外

表9-2 死因順位別死亡数・死亡率（人口10万対）

	総数 順位	総数 死亡数	総数 死亡率	男 順位	男 死亡数	男 死亡率	女 順位	女 死亡数	女 死亡率
全死因		1,576,016	1,300		802,536	1,363		773,480	1,242
悪性新生物（腫瘍）	(1)	382,504	316	(1)	221,360	376	(1)	161,144	259
心疾患	(2)	231,148	191	(2)	113,133	192	(2)	136,660	219
老衰	(3)	189,919	157	(3)	53,259	90	(3)	118,015	190
脳血管疾患	(4)	104,533	86	(4)	51,684	88	(4)	52,849	85
肺炎	(5)	75,753	63	(5)	43,554	74	(5)	32,199	52
誤嚥性肺炎	(6)	60,190	50	(6)	35,641	61	(6)	24,549	39
不慮の事故	(7)	44,440	37	(7)	25,544	43	(7)	18,896	30
新型コロナウイルス感染症	(8)	38,086	31	(8)	20,268	34	(8)	17,818	29
腎不全	(9)	30,208	25	(9)	15,980	27	(11)	14,227	23
アルツハイマー病	(10)	25,453	21	(17)	8,648	15	(9)	16,804	27

男の10位は間質性肺炎で，死亡数15,516，死亡率26.3である。
女の10位は血管性及び詳細不明の認知症で，死亡数14,996，死亡率24.1である。

（「人口動態統計」令和5年版をもとに作成）

因死である不慮の事故，自殺が上位にあるのもわが国の特徴である。

がん（1位）や心疾患（2位），脳血管疾患のみならず，腎不全，血管性及び詳細不明の認知症，アルツハイマー病も多い死因である。死亡数が多い疾患でそのほかに重要なものは，間質性肺疾患，大動脈瘤及び解離，肝疾患，慢性閉塞性肺疾患，糖尿病，パーキンソン病などである。いずれも健康関連の生活習慣が密接にかかわっており，生活習慣の改善をとおした疾病管理の向上のための保健指導が重要である。

③ 死産，周産期死亡

死産は，妊娠満12週以降の死児の出産であり，**自然死産**と**人工死産**に分けられる。**死産率**は出産（出生＋死産）数を分母として，出産千対であらわす。近年は死産率，人工死産率，自然死産率のいずれも減少傾向にあり，2023年ではそれぞれ20.9，11.3，9.6と，人工死産率のほうが高い（図9-2）。1980年代に逆転して現在もその傾向が続いている。**人工妊娠中絶**は，ほとんどが妊娠満11週以前に実施されている。

自然死産率の高い母の年齢階級は，45～49歳，40～44歳，15～19歳，35～39歳の順であり，人工死産率の高い年齢階級は，15～19歳，45～49歳，20～24歳，40～44歳の順である。

周産期死亡は，妊娠満22週以後の死産と生後1週未満の早期新生児死亡を合わせたもので，単位は出産千対である。2023年の周産期死亡率は3.3である。周産期死亡は，母体の健康状態の指標となり，国際比較にも用いられる。わが国の値は世界で最も低いが，早期新生児死亡率の倍以上の死産率があることが特徴である。

周産期死亡の原因は，胎児側と母側の2つの側面がある。2022年では，胎児側はほとんどが「周産期に発生したその他の病態」（85.6％）であり，その他の多くは「先天奇形，変形，及び染色体異常」である。母

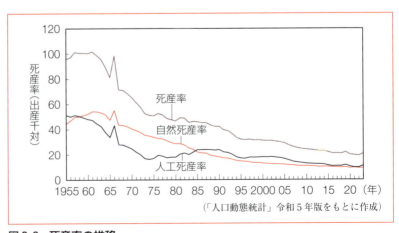

図9-2　死産率の推移

側は「母体に原因なし」や「現在の妊娠とは無関係の場合もありうる母体の病態」「胎盤，臍帯及び卵膜の合併症」が多い。

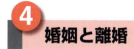
4 婚姻と離婚

　婚姻率は，第二次世界大戦後に高く，その子らが結婚する1970年前後に再び高くなったが，その後は減少傾向にあり，近年では横ばいからやや減少傾向で推移している。2023年では3.9（人口千対）である。近年の傾向として，婚姻年齢の上昇，年齢のばらつきの増大，男女差の縮小がみとめられている。

　一方，**離婚率**は第二次世界大戦以降，減少傾向にあったが，1965年に増加に転じ，1983年をピークに減少，1991年から再び増加し，2003年に過去最大（2.08）となり，以降は減少傾向に転じた。2023年の離婚率（人口千対）は前年より増加し，1.52となった。わが国は欧米と比較すると離婚率が低かったが，最近では，それほど低い国とはいえなくなった。

C 生命表

> - 生命表は，生存数，死亡数，生存率，死亡率，定常人口，平均余命などの関数からなる。
> - 0歳の平均余命が平均寿命であり，わが国の平均寿命は世界トップクラスである。
> - 健康余命はある一定の健康状態で生存できる期待年数であり，0歳の健康余命が健康寿命である。健康の定義の違いから，さまざまな健康寿命の指標が考案されている。
> - 近年では，これ以上平均寿命をのばすことよりも，要介護期間を短縮し，健康寿命を延伸させることが重要な政策課題となっている。

生命表(life table)は，現在の死亡状況が今後もかわらないと仮定した場合，10万人が出生した状況で，年齢別死亡率を順次かけあわせ，各年齢の生存者が平均してあと何年生きられるか（**平均余命**），定常状態人口構成がどのようになるかなどを，死亡率，生存数，平均余命などの生命関数により表現するものである。国際的にも有名な保健福祉水準の総合指標である**平均寿命**は，0歳の平均余命である。生命表は，国勢調査（人口静態統計）と人口動態統計により計算できる。近年では，国のみならず，都道府県，市町村の生命表もつくられている。

生命予後を示す指標には，生存確率（5年生存率○○%など），平均年間死亡率（年○○%），期待生存年数などがあり，臨床疫学などにはよく用いられるが，一般人口集団において，実際のその人口集団における死亡率データに基づいた生存分析を生命表とよんでいる。

第1回は，1902年に当時の内閣統計局によって作成されたが，現在は厚生労働省により，国勢調査人口を用いた**完全生命表**は5年ごとに，推計人口を用いた**簡易生命表**は毎年作成されている。

■生命関数

生命表の作成に必要な関数は以下のとおりである。

生存数(l_x)：通常10万人の出生者に対して，x歳まで生き残ると期待される人の数

死亡数($_nd_x$)：x歳の生存者l_xのうち$x+n$歳に達しないで死亡する人の数

生存率($_np_x$)：x歳に達した人が$x+n$歳に達するまで生存する確率。l_{x+n}/l_x

死亡率($_nq_x$)：x歳に達した人が$x+n$歳に達するまでに死亡する確率。$1-{_np_x}$

定常人口($_nL_x, T_x$)：年齢階級別死亡率が今後も一定で，毎年出生者10万人があるとすれば，このような状態をずっと続けると集団の年齢構成が一定になってくる。この人口構成を定常人口という。x歳以上$x+n$歳未満の定常人口を$_nL_x$，x歳以上の定常人口をT_xであらわす。

平均余命($\mathring{e}_x$)：x歳の人がその後生存できると期待される年数。上記の関数から，$\mathring{e}_x = T_x / l_x$で算出できる。

1 平均寿命

わが国の平均寿命は第二次世界大戦後急速に延伸し，2022年で男性81.05年，女性87.09年と女性は世界一，男性もトップクラスである。1947年は男性50.06年，女性53.96年と現在の開発途上国並みであったことを考えると，急激なのびである（**図9-3左**）。これは，戦後すぐは乳幼児死亡率の改善に，近年では高齢者の死亡率の改善によるところが大きいと考えられている。2021，2022年は新型コロナウイルス感染症の流行の影響のため，前年よりも平均寿命が低下した。男女ともに減少するのは，東日本大震災以来のことであった。

2022年の簡易生命表によると，わが国では65歳まで生存する者の割合は男性89.6％，女性94.4％に上り，65歳の平均余命は男性19.44年，女性24.30年となっている。75歳まで生存する確率は，男性75.3％，女性87.9％である（**図9-3右**）。

特定死因を除去（ある死因が完全に克服されたと仮定）した場合の平均寿命ののびをみると，悪性新生物は男性3.19年，女性2.74年，心疾患は男性1.41年，女性1.19年，脳血管疾患は男性0.66年，女性0.58年，と推定されている（2022年）。男女ともこの3疾患の寄与が大きい。肺

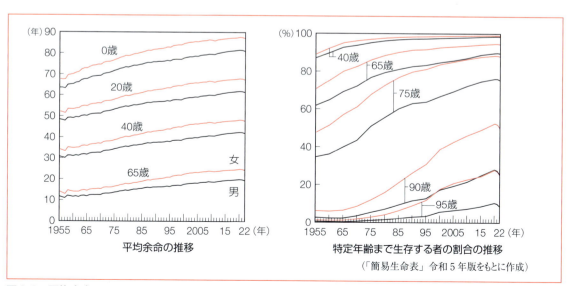

図9-3　平均余命

炎は，後期高齢者の死亡数の割合が高いので，平均寿命ののびは小さかった。

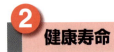

2 健康寿命

　健康寿命とは「あと何年，自立して健康に生きられるか」をはかる健康指標であり，0歳の健康余命である。**健康余命**とは，ある一定の健康状態で生存できる期待平均年数を生命表と同様の手法により計算するものである。ここでいう「ある一定の健康状態」は，健康の定義により異なってくるため，さまざまな健康余命が提案されている。これらは観察集団における死亡率，心身機能障害の罹患率などをもとに計算される。

　健康余命・健康寿命は，集団の健康状態を死亡のみならず，疾病罹患や障害の状況なども加味して，しかも包括的に表現しようとするものである。したがって，このような指標が確立され，モニタリングされれば，集団の健康状態の査定，地域間比較，政策の実施による改善度評価，サービス需要の査定などが可能となる。

　新たな健康指標であるために，定義や計算方法もまちまちであるので，これらを標準化しようとする動きもある。OECD 専門家会議によると，集団の健康状態を包括的に表現する複合健康指標には3大分類があるという。①健康余命に関するもの，②健康調整平均余命，③疾病負荷である（**表 9-3**）。これまでなされてきた健康寿命の研究・報告は，活

表 9-3　複合健康指標の分類

健康指標グループ名	概念・意義	計算に必要な情報	個別健康指標
健康余命	集団の健康状態を包括的に示す。集団の健康状態の改善の推移をみることができる。	・生命表 ・特定の疾病等の有病率	・疾病のない平均余命 ・認知症のない平均余命 ・自立平均余命 ・移動に不利のない平均余命 ・職業的不利のない平均余命 ・社会的不利のない平均余命 ・機能障害のない平均余命 ・能力低下のない平均余命（活動的平均余命） ・機能制限のない平均余命 ・行動制限のない平均余命 ・その他の障害のない平均余命
健康調整平均余命	健康余命の機能に加え，集団の健康状態を推定する共通尺度。費用・効果分析にも使える。	・生命表 ・健康状態の共通測定評価システム ・障害の共通評価基準	・質調整生存年数（QALY） ・健康的平均余命 ・健康調整平均余命（HALE）
疾病負荷	健康余命，健康調整平均余命の機能に加え，推定健康影響度の大きさを疾病，機能障害，リスク要因，健康に障害をもたらす社会事象の原因別に明示できる。	・生命表 ・疾病の発生率と進行度 ・疾病状況・傷病状態の共通測定評価システム ・障害の共通評価基準	・損失生存年数（YLL） ・障害調整生存年数（DALY）

動的平均余命（能力低下のない平均余命）に関するものが多いが，今後は身体能力のみならず心理・社会的健康も考慮に入れた「全般的な社会的不利のない平均余命」が主流となっていくべきであろう。しかし，健康日本21のような数値目標管理を定着させるには，都道府県・市町村レベルで，日常活動をとおして得られる情報を用いて算定が可能な指標でなくてはならない。

■厚生労働省・WHO が算出した健康寿命

厚生労働省は，国民生活基礎調査で得られる情報をもとに「日常生活に制限のない期間」を健康寿命としており，2019年では男性72.68年，女性75.38年と算出している。「健康日本21」では，この健康寿命の延伸を目標としている。また，平均寿命との差は男性8.73年，女性12.06年で，これが日常生活に制限のある期間となり，この縮小も目標である。2016年と比較すると男女ともわずかに差が縮小した。

日常生活に制限のない期間をもとにした健康寿命は，抽出された住民に調査員がたずねた自己申告による情報をもとに作成されており，情報の妥当性・信頼性に疑問がもたれる。しかも，都道府県別のデータしか存在しない。

市町村別に，自立して生活のできる期間をあらわす健康寿命を算出する方法としては，介護保険のデータを用いて要介護2以上の状態を日常生活の自立がそこなわれた状態とみなし，それまでの期間を健康寿命とすることが適切だと考えられている。

都道府県別の健康寿命と市町村別の健康寿命の値が大きく異なることがあるが，これは前述のように定義が異なることによるものであるため，比較する場合には注意を要する。

WHO が発表した2019年の世界の国別健康寿命をみると，日本は全体でも男女別でも世界で最も健康寿命の長い国（男性72.6年，女性75.5年，全体74.1年）であるが，平均寿命と健康寿命の差は10.2年（183か国中142位）と長く，この差を縮小させることが課題であることがわかる。

9章　人口統計の基礎

演習問題

問題1　人口動態統計で，人口千対であらわすのはどれか。（106回）
1．出生率
2．純再生産率
3．総再生産率
4．周産期死亡率
5．合計特殊出生率

問題2　人口動態統計の情報を用いて算出を行う指標はどれか。2つ選べ。
（105回）
1．受療率
2．婚姻率
3．生活影響率
4．年少人口指数
5．合計特殊出生率

問題3　わが国の2023（令和5）年の人口について正しいのはどれか。（101回改）
1．総人口は前年より増加している。
2．死亡数は出生数の2倍以上である。
3．年少人口の割合は10%以下である。
4．世界で人口の多い国上位5位以内である。

問題4　老年化指数はどれか。（102回）
1．（老年人口÷総人口）×100
2．（老年人口÷年少人口）×100
3．（老年人口÷生産年齢人口）×100
4．｛（老年人口＋年少人口）÷生産年齢人口｝×100

問題5　合計特殊出生率の算出方法で正しいのはどれか。（110回）
1．出生数を人口で除し，1,000を乗ずる。
2．ある年齢の母の出生数を同年齢の女性人口で除し，1,000を乗ずる。
3．母の年齢別出生数を同年齢の女性人口で除し，15歳から49歳まで合計する。
4．母の年齢別女児出生数を同年齢の女性人口で除し，15歳から49歳まで合計する。

170

問題 6 日本の主要死因別にみた粗死亡率（人口 10 万対）の年次推移を図に示す。C と D の組み合わせで正しいのはどれか。（101 回改）

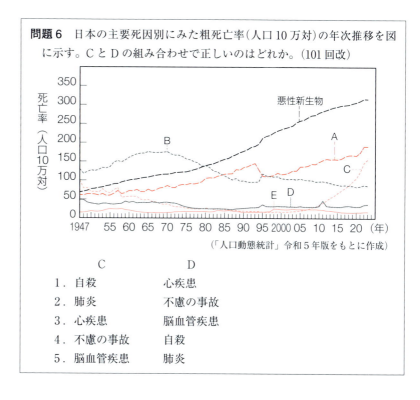

（「人口動態統計」令和 5 年版をもとに作成）

	C	D
1.	自殺	心疾患
2.	肺炎	不慮の事故
3.	心疾患	脳血管疾患
4.	不慮の事故	自殺
5.	脳血管疾患	肺炎

10章

保健統計調査

10章 保健統計調査

A 基幹統計

- 公衆衛生学上重要な基幹統計調査には，国勢調査，人口動態調査，国民生活基礎調査，患者調査，医療施設調査，学校保健統計調査，社会生活基本調査などがある。

■統計の種類

国や地方公共団体などの公的機関が作成する統計を**公的統計**（官庁統計，政府統計）とよぶが，「統計法」では，このうち国勢統計と国民経済計算に総務大臣が指定する統計を加えたものを**基幹統計**と定義している（第2条第4項）。基幹統計として，2024年現在54統計が定められている。

また，統計の発生源により，**一次統計**（直接統計）と**二次統計**（間接統計・加工統計）に区分する場合がある。一次統計は，調査や行政記録から直接つくられる統計であり，さらに，その統計を作成することを目的として実査を行い得られる第一義統計と，届出などの業務に伴って作成される第二義統計に分類される。一方の二次統計は，複数の一次統計を組み合わせ，二次的・三次的に加工してつくる統計をさす。

集団の把握時点による区分としては，国勢調査のように集団の状況を一時点で把握する**静態統計**と，人口動態統計のように集団の状況を期間で把握する**動態統計**に分類される。

なお，「統計調査」と「統計」は，たとえば国勢調査と国勢統計，経済センサスと経済構造統計のように，直接行う調査自体とそれによって作成される統計という，異なる概念として区別される。

■わが国の統計機構

カナダやオーストラリアなどが集中型統計機構をとっているのに対して，わが国は分散型統計機構をとっており，総務省統計局が国勢の基本に関する統計を作成し，各府省が所管行政と密接に関連する統計を作成する。全体の統括は総務省政策統括官（統計基準担当）が行っている。

分散型のメリットとしては，行政ニーズに的確・迅速に対応することが可能であること，所管行政に関する知識と経験を統計調査の企画・実施に活用できることなどがある。デメリットとしては，統計の相互比較性が軽視されやすいことや，統計調査の重複や統計体系上の欠落をまねきやすいことなどがあげられる。

A. 基幹統計

■本項で扱う統計

人口動態統計，患者統計，国民生活基礎統計，医療施設統計，生命表などは，公衆衛生対策の対象集団の健康状態を数量的に把握するための基本となる情報である。また，対象集団の年齢構成などの人口統計は，多くの健康指標の分母になる値を提供するとともに，健康指標を異なった集団間で比較する際に行われる年齢調整のために不可欠な年齢階級別人口を提供する。本項では，とくに疾病頻度などの健康事象に大きく関連する以下7つの基幹統計と，それらから得られる指標について解説する。

なお，本章で解説する統計資料の多くは「e-Stat」（政府統計の総合窓口）から都道府県別の集計結果をダウンロードすることができる。

❶ 国勢調査

国勢調査（national population census）は，総務省統計局が実施する基幹統計で，人口静態統計（static of population, state of population；160ページ）の作成のために，1920（大正9）年以降ほぼ5年に1度実施されている。

本調査は10年ごとに実施される大規模調査と，その中間年に実施される簡易調査に分けられる。現在の調査項目は，簡易調査では人口の基本的属性（世帯人員数・氏名・性別・生年月日・国籍など），経済的属性（職業など），住宅などに関する事項であり，大規模調査ではそれらに人口移動，教育などに関する事項が加わる。

本調査の対象は，調査時（調査年度の10月1日午前0時）にわが国に常住するすべての住民の世帯であり，全数調査として実施される。

国勢調査結果は，人口・世帯数など，公的統計の作成・推計，選挙区の設定，地方交付税の算定基準などの行政運営の基礎や根拠となる。また，公的なものに限らず，民間企業や研究機関などの社会経済的な活動の基盤となる統計である。

❷ 人口動態調査

人口動態調査（population dynamics, movement of population）はわが国の基幹統計調査の1つであり，人口動態統計（162ページ）を作成するため，「戸籍法」および「死産の届出に関する規程」により届け出られた，出生・死亡・死産・婚姻・離婚の5事象を把握する全数調査である。1898（明治31）年の「戸籍法」制定の翌年から，1件の届出につき1枚の個別票（人口動態調査票）を作成して中央集計される制度が確立した。現在では，市町村から管轄保健所，都道府県，厚生労働省へと送付され，集計されている。

③ 国民生活基礎調査

　国民生活基礎調査は，保健，医療，福祉，年金，所得（所得額，課税額，生活に関する意識など）など，国民生活の基礎的事項の実態を世帯面から把握する標本調査である．1986（昭和61）年に，前身の4調査（国民健康調査・厚生行政基礎調査・国民生活実態調査・保健衛生基礎調査）を統合して開始された．

　調査は層化無作為抽出（29ページ）された対象に対して毎年行われ，3年に1度の大規模調査の際には，世帯，健康，所得，介護（要介護の状況，サービスの利用状況など），貯蓄（貯蓄高，借入金残高など）のすべての分野が，中間年は世帯，所得のみが調査される．

　健康に関する調査票には，自覚症状，通院，日常生活への影響，健康意識，悩みやストレスの状況，こころの状態，健康診断等の受診状況などが含まれており，有訴率や通院者率が求められる．

④ 患者調査

プラス・ワン

客体
調査対象のうち，実際に調査が行われたもののこと．

　患者調査は，医療機関を利用する患者の傷病の状況などの実態を明らかにするために厚生労働省により実施される標本調査である．本調査は医療機関を客体➕とし，3年に1度，10月のある3日間のいずれか1日に受診した患者と，前月退院した患者の疾患名・診療科・入院/外来別などの情報から，受療率や患者数，在院日数などを推計する．

　患者調査は1948（昭和23）年に施設面からみた医療調査として開始され，1953（昭和28）年に患者調査となり，1984（昭和59）年からは3年に1回，医療施設静態調査と同時期に実施する現在の形式となり，1993（平成5）年調査からは各指標を二次医療圏別にあらわすことが可能となった．これにより，二次医療圏別の患者の流入・流出などの把握も可能となり，都道府県医療計画の患者数把握や，各種算定式などに活用されている．

　患者調査の問題点として，受療しない人は把握できないことや，確定診断でない診断名で集計される場合もあることなどが指摘されている．

⑤ 医療施設調査

　医療施設調査は，医療施設（病院や診療所）の分布や，医療施設の診療機能を明らかにするために厚生労働省により実施される調査である．患者調査と同様，1948（昭和23）年に施設面からみた医療調査として開始され，1975（昭和50）年以降現在の形式となった．

　この調査には，静態調査と動態調査の2種類がある．静態調査は，

全医療施設の詳細な実態を把握することを目的に，3年ごとに実施される。調査日は，1984（昭和59）年以降は10月1日現在とされている。動態調査は，医療施設から提出される開設・廃止等の申請・届出に基づき，毎月実施される。

❻ 学校保健統計調査

学校保健統計調査は，学校における児童などの発育や健康の状態を明らかにすることを目的に，文部科学省により毎年実施される標本調査である。1948（昭和23）年に開始された。調査客体は，対象施設となった幼稚園・小学校・中学校・高等学校および中等教育学校に在籍する満5歳から17歳（4月1日時年齢）までの幼児，児童および生徒である。

調査項目は，児童等の発育状態（身長，体重，座高），健康状態（栄養状態，脊柱や胸郭の疾病・異常の有無，視力，聴力，その他の疾病や異常の有無，結核に関する検診の結果など）である。

この調査により，幼児，児童，生徒の発育状況や有所見割合の年次推移を示すことができる。

❼ 社会生活基本調査

プラス・ワン

プリコード方式
調査票にあらかじめ選択肢を設けて質問する方式である。選択回答方式ともいう。

アフターコード方式
質問票には自由に回答を記入してもらい，集計の段階であらかじめ定められた基準に従って分類する方式である。自由回答方式ともいう。

社会生活基本調査は，総務省によって行われる生活時間の配分や余暇時間の過ごし方などに関する標本調査であり，1976（昭和51）年以来5年に1度実施されている。

この調査は2種類の調査票を用いて実施され，調査票Aではプリコード方式➕の生活行動および生活時間について，調査票Bではアフターコード方式➕の詳細行動分類を用いた生活時間の過ごし方について調査されている。なお，調査票Bについては，国際比較用分類（EU区分）による集計を行っている。

生活活動は，一次活動（睡眠・食事などの生理的に必要な活動），二次活動（仕事や家庭生活などの義務的な性格が強い活動），三次活動（余暇活動）に区分されており，健康に大きく関与する睡眠や労働に費やす時間を性・年齢階級別に把握することができる。

10章　保健統計調査

●参考文献

・厚生労働省：医療施設調査．(https://www.mhlw.go.jp/toukei/list/79-1.html)．

・厚生労働省：患者調査．(https://www.mhlw.go.jp/toukei/list/10-20.html)．

・厚生労働省：国民生活基礎調査．(https://www.mhlw.go.jp/toukei/list/20-21.html)．

・厚生労働省：人口動態調査．(https://www.mhlw.go.jp/toukei/list/81-1.html)．

・総務省：基幹統計．(https://www.soumu.go.jp/main_content/000472737.pdf)．

・総務省：e-Stat．(http://www.e-stat.go.jp)．

・総務省統計局：国勢調査．(https://www.stat.go.jp/data/kokusei/2020/index.html)．

・総務省統計局：社会生活基本調査．(https://www.stat.go.jp/data/shakai/2021/index.html)．

・文部科学省：学校保健統計調査．(https://www.mext.go.jp/b_menu/toukei/chousa05/hoken/1268826.htm)．

B その他の統計調査

- 国の健康指標や健康関連指標に関する統計資料の多くは公開されており，担当省庁などのwebサイトから都道府県別の集計結果の入手が可能である。
- 公開されている情報は，保健師業務を行うにあたり地域の課題を検討する際に活用することができる。

前項で述べた基幹統計以外にも，保健・医療・福祉に関連した調査が数多く実施されている。ここではとくに保健師として知っておくべき，感染症発生動向調査，食中毒統計調査，国民健康・栄養調査，地域保健・健康増進事業報告，身体障害児・者等実態調査，衛生行政報告例，福祉行政報告例について解説する。このほか，生活環境，まちづくりなど，より広い視点から健康をとらえる際に役だつ統計調査を，**表10-1**に示した。

1 感染症発生動向調査

現在のわが国の主要死因は，非感染性疾患（non-communicable diseases：NCD）であり，結核が主要死因であったころに比べると感染症予防への取り組みは重要でないと思われがちであった。しかしながら，世界ではデング熱やマラリアなどの感染症が依然として猛威をふるっており，また，人口増加と経済発展に伴う人々の居住域の拡大により，野生生物の生息域に接近する機会が増え，新たな人獣共通感染症が発生するリスクが増大している。さらに，近年発生した新型コロナウイルス感染症（COVID-19）や重症急性呼吸症候群（SARS），鳥インフルエンザ（H5N1），エボラウイルス病，ジカウイルス感染症などのように，グローバル化する現代社会においては，新たに流行した感染症が国境をこえて拡大するケースが発生している。

このように，感染症が拡大するリスクは以前より高まっており，国内のみならず，国際的な連携のもとに感染制御に向けた取り組みを行うことが必要になっている。

わが国の感染症対策の法律は1897（明治30）年に施行された「伝染病予防法」以降，大きな見直しをすることなく経過していた。しかし，1996（平成8）年に腸管出血性大腸菌O157感染症が発生したことにより，

10章 保健統計調査

表10-1 生活環境，まちづくりなど，より広い視点から健康をとらえる際に役だつ統計調査

分野	統計調査名	公表主体	公表周期
人口	国勢調査	総務省	5年
	人口動態調査	厚生労働省	月
	住民台帳人口移動報告	総務省	月
	将来推計人口・世帯数	国立社会保障・人口問題研究所	5年
企業・産業関係	経済センサス-基礎調査	総務省，経済産業省	5年
	経済センサス-活動調査	総務省，経済産業省	5年
	工業統計調査	経済産業省	年
	経済構造実態調査	総務省，経済産業省	年
	農林業センサス	農林水産省	5年
	漁業センサス	農林水産省	5年
家計・労働関連	家計調査	総務省	月
	消費実態調査	総務省	5年
	賃金構造基本統計調査	厚生労働省	年
	労働力調査	総務省	月
	毎月勤労統計	厚生労働省	月
	賃金構造基本統計調査	厚生労働省	年
	高年齢者の雇用状況	厚生労働省	年
物価・地価関連	小売物価統計調査（構造編）	総務省	年
	小売物価統計調査（動向編）	総務省	月
	消費者物価指数	総務省	月
	消費者物価地域差指数	総務省	年
	住民・土地統計調査	総務省	5年
都道府県単位の経済指標	県民経済計算	都道府県	年
	県内総生産	都道府県	年
	県民所得	都道府県	年
	産業連関表	総務省	5年
	地方財政統計年報	総務省	年
	財政指数表	総務省	年
保健医療福祉	国民生活基礎調査	厚生労働省	年（大規模調査は3年）
	国民健康・栄養調査	厚生労働省	年
	医療施設調査	厚生労働省	3年
	医師・歯科医師・薬剤師調査	厚生労働省	2年
	患者調査	厚生労働省	3年
	社会生活基本調査	総務省	5年
	社会福祉施設等調査	厚生労働省	年
	介護サービス施設・事業所調査	厚生労働省	年

包括的な感染対策の必要性が認識され，「伝染病予防法」に「性病予防法」（1948〔昭和23〕年施行）や「後天性免疫不全症候群の予防に関する法律」（エイズ予防法，1989〔平成元〕年施行）などを統合して，「感染症の予防及び感染症の患者に対する医療に関する法律」（感染症法）が1999（平成11）年4月に施行された。また，2007（平成19）年の法改正によって「結核予防法」が統合され，結核が二類感染症として管理されるようになった。

感染症発生動向調査は，1981（昭和56）年に18疾病を対象に開始され，1987（昭和62）年には27疾病に拡充された。その後，上記の感染症法の制定により，感染症対策の1つとして位置づけられ，感染症の発生情報の正確な分析と把握および情報提供を担うこととなった。調査の対象疾

B. その他の統計調査

表 10-2　感染症発生動向調査事業の対象とする感染症（抜粋，2024 年 7 月現在）

類型		危険性の分類と対処	疾病名	届け出
一類感染症		危険性がきわめて高い感染症：原則入院，消毒等の処置，就業制限	エボラ出血熱，クリミア-コンゴ出血熱，痘瘡，南米出血熱，ペスト，マールブルグ病，ラッサ熱	ただちに
二類感染症		危険性が高い感染症：状態に応じて入院，消毒等の処置，就業制限	急性灰白髄炎，結核，ジフテリア，重症急性呼吸器症候群（病原体がコロナウイルス属 SARS コロナウイルスであるもの），鳥インフルエンザ（H5N1，H7N9）[*1]，中東呼吸器症候群（MERS）	
三類感染症		危険性は高くないが集団発生の可能性がある感染症：消毒等の処置，就業制限	コレラ，細菌性赤痢，腸管出血性大腸菌感染症，腸チフス，パラチフス	
四類感染症		動物，飲食物を介して人に感染し，国民の健康に影響を与えるおそれのある感染症	E 型肝炎，A 型肝炎，黄熱，Q 熱，狂犬病，炭疽，鳥インフルエンザ（H5N1，H7N9 を除く），ボツリヌス症，マラリア，野兎病，デング熱など	
五類感染症	全数	国が感染症動向調査を行い，必要な情報を一般市民や医療者に提供し，発生拡大を防止すべき感染症	ウイルス性肝炎（A 型，E 型を除く），クリプトスポリジウム症，後天性免疫不全症候群，梅毒，侵襲性髄膜炎菌感染症[†]，麻疹[†]，風疹[†]など	7 日以内に（[†]はただちに）
	定点[*2]		RS ウイルス感染症，インフルエンザ（鳥インフルエンザ，新型インフルエンザ等感染症を除く），新型コロナウイルス感染症（病原体がベータコロナウイルス属のコロナウイルスであるものに限る），性器クラミジア感染症，メチシリン耐性黄色ブドウ球菌感染症，など	週または月単位で
新型インフルエンザ等感染症		パンデミックにより国民の生命および健康に重大な影響を与えるおそれがあるため，既存の感染症対策をこえた対応が必要な感染症	新型インフルエンザ，再興型インフルエンザ，新型コロナウイルス感染症，再興型コロナウイルス感染症	ただちに

*1：鳥インフルエンザ（H5N1）は，オンラインシステムによる積極的疫学調査結果の報告対象でもある。
*2：その他，定点把握の対象として法第 14 条第 1 項に規定する厚生労働省令で定める疑似症がある。

患は**表 10-2** のとおりで，5 年に 1 度見直されることとなっている。新型コロナウイルス感染症は，2020（令和2）年 2 月に指定感染症，2021（令和3）年 2 月に新型インフルエンザ等感染症に指定されたのち，2023（令和5）年 5 月より五類感染症の定点把握対象へと変更になっている。

❷ 食中毒統計調査

　食中毒統計調査は，食中毒の患者と発生状況を把握し，発生状況を解明することを目的として，厚生労働省により実施される保健所を対象とした全数調査である。

　本調査は「食品衛生法」に基づく食中毒の届出の集計，つまり業務統計として実施されており，発生した食中毒事件の調査を実施した都道府県から提出された食中毒事件票により，原因場所，原因食品名，病因物質，患者数・死者数などが把握される。

③ 国民健康・栄養調査

プラス・ワン

比例案分法
世帯ごとに被調査者が摂取した食品を秤量記録し，その食品を家族でどのように分けたかを記入する方法である。

　国民健康・栄養調査は，「健康増進法」を根拠法令とし，国民の身体の状況や栄養摂取量，生活習慣の状況を明らかにするために，厚生労働省により毎年実施される標本調査である。数年ごとに拡大調査が行われる(2020，2021 年は新型コロナウイルス感染症の影響で調査中止)。調査は層化無作為抽出された国内 300 区域内の世帯および世帯員を客体とし，身体状況(身長，体重，腹囲，血圧測定，血液検査など)，栄養摂取状況(食品摂取量，栄養素等摂取量，食事状況など)，生活習慣(食生活，身体活動，睡眠，飲酒，喫煙など)が評価される。この集計は独立行政法人国立健康・栄養研究所により実施される。

　本調査は，戦後の食糧不足解消のため，海外からの食糧援助を受けるための基礎資料として 1945(昭和 20)年に国民栄養調査として開始された。そのため，当初は栄養不良や発育不全の評価を主眼としていた。その後，社会・経済状況の変化に伴い徐々に栄養不良に関する評価という観点が薄れ，生活習慣病の危険因子としての栄養指標の評価へと変化した。

　具体的には，1956(昭和 31)年に血圧測定，1972(昭和 47)年に血色素測定が身体状況の評価として加わり，1986(昭和 61)年には運動，飲酒および喫煙習慣，降圧薬の服用などの問診項目，1989(平成元)年以降は血液検査の拡充や運動量調査が加わっている。

　1995(平成 7)年からは以前の世帯単位の集計ではなく，比例案分法により個人単位で食品・栄養素などの摂取量が算出されるようになった。その後，2003(平成 15)年には，「健康増進法」に規定された国民健康・栄養調査として名称変更され，2007(平成 19)年に糖尿病実態調査，2010(平成 22)年に循環器疾患基礎調査を統合し，現在のかたちになった。

④ 地域保健・健康増進事業報告

　地域保健・健康増進事業報告は，保健所および市町ごとの地域特性に応じた保健施策の展開などを把握するために，厚生労働省により実施される業務統計である。本調査は，1954(昭和 29)年に保健所運営報告として開始され，1997(平成 9)年に地域保健事業報告へと変更されたのち，1999(平成 11)年に老人保健事業報告と統合されて地域保健・老人保健事業報告となった。さらに，「老人保健法」の改正によって，2008(平成 20)年より現在の地域保健・健康増進事業報告へと改められた。

　調査項目は，地域保健事業(母子保健，健康増進，歯科保健，精神保健福祉，衛生教育，職員配置など)および健康推進事業(健康手帳交付，

身体障害児・者等実態調査

　　身体障害児・者等実態調査は，在宅の身体障害児・者の障害の状況を把握するために，厚生労働省により5年に1度実施される。本調査は，国勢調査区から層化無作為抽出された地区に居住する身体障害者を客体とした標本調査であり，年齢別，障害の種類別・程度別の人数や，介助の状況，外出の状況，手当・年金の受給状況，就業の状況，在宅サービスの利用状況などが把握される。

衛生行政報告例

　　衛生行政報告例は，衛生関係諸法規の施行に伴う各都道府県，指定都市および中核市における衛生行政の実態を把握するための統計である。報告内容は，精神保健福祉，栄養，衛生検査，生活衛生，食品衛生，乳肉衛生，医療，薬事，母体保護，難病・小児慢性特定疾病，狂犬病予防などと多岐にわたり，年次報告の項目と隔年報告の項目がある。

福祉行政報告例

　　福祉行政報告例は，社会福祉関係諸法規の施行に伴う各都道府県，指定都市および中核市における行政の実態を数量的に把握するための統計である。報告内容は，身体障害者福祉，障害者総合支援，特別児童扶養手当，知的障害者福祉，老人福祉，婦人保護，民生委員，社会福祉法人，児童福祉，母子保健，児童扶養手当，戦傷病者特別援護，中国残留邦人等支援給付などであり，月報および年度の報告となっている。

●参考文献
- 厚生労働省：衛生行政報告例．(https://www.mhlw.go.jp/toukei/list/36-19.html)．
- 厚生労働省：感染症発生動向調査について．(https://www.mhlw.go.jp/stf/seisakunitsuite/bunya/0000115283.html)．
- 厚生労働省：国民健康・栄養調査．(https://www.mhlw.go.jp/bunya/kenkou/kenkou_eiyou_chousa.html)．
- 厚生労働省：食中毒統計調査．(https://www.mhlw.go.jp/toukei/list/112-1.html)．
- 厚生労働省：身体障害児・者等実態調査．(https://www.mhlw.go.jp/toukei/list/108-1.html)．
- 厚生労働省：地域保健・健康増進事業報告．(https://www.mhlw.go.jp/toukei/list/32-19.html)．
- 厚生労働省：福祉行政報告例．(https://www.mhlw.go.jp/toukei/list/38-1.html)．
- 国立感染症研究所．(http://www.nih.go.jp/niid/ja/from-idsc.html)．
- 国立健康・栄養研究所．(http://www0.nih.go.jp/eiken)．
- 総務省：e-Stat．(http://www.e-stat.go.jp)．

医療経済統計

POINT
- 医科診療・歯科診療医療費，薬局調剤医療費，入院時食事・生活医療費，訪問看護医療費，療養費などは国民医療費に，介護にかかわる費用は介護保険事業状況報告によって集計される。
- 国民医療費は増加傾向にあり，国民総生産に占める割合も増加している。
- 介護保険給付費は増加傾向にある。

1 国民医療費

■調査対象とこれまでの推移

国民医療費は，将来にわたり国民に必要な医療を確保しつづけるために把握すべき重要な指標であり，わが国の保健医療政策や医療保険制度を考えるうえで重要な資料である。得られるデータは，保険診療の対象となる傷病の加療に要した費用の推計であり，医科診療医療費や歯科診療医療費，薬局調剤医療費，入院時食事・生活医療費，訪問看護医療費，療養費などを含む。一方，生殖補助医療や先進医療などの保険診療の対象とならない治療や，正常分娩，健康診断・予防接種，症状固定後の義眼や義肢などの傷病でないものについては含まない。

わが国では1954（昭和29）年度以降，国民医療費（開始当初は，国民総医療費）の推計結果を算出しているが，2000（平成12）年度の介護保険制度の施行に伴い，国民医療費の対象から介護保険の費用に移行したものを除いて算出されるようになった。2008（平成20）年度からは，男女別の医療費も示されている。

■国民医療費の現状

2022（令和4）年度の国民医療費は46兆6967億円であり，前年度から1兆6608億円増加している。人口1人あたりの国民医療費は，37万3700円となった。また，国内総生産に対する比率も上昇傾向にある（図10-1）。

傷病分類別には男女とも循環器疾患が最も多く（全体の18.9%），第2位のがんと合わせると全体の約1/3を占める（図10-2）。

国民医療費は年齢階級の上昇に伴い上昇し，65歳以上が全体の約60.2%（28兆1151億円）である。人口1人あたり国民医療費は15～44歳が最も低いJカーブを示し，65歳未満では20万9500円であるのに対

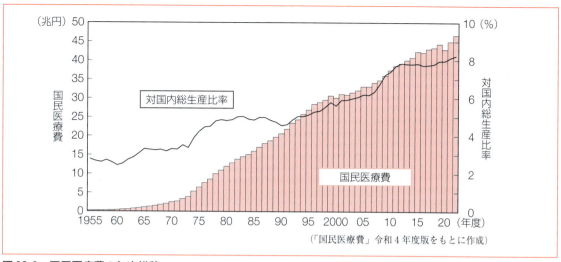

図10-1　国民医療費の年次推移

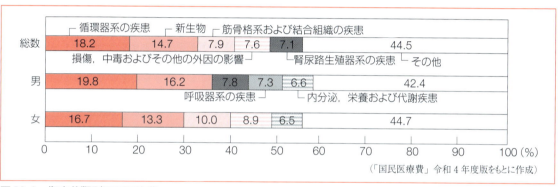

図10-2　傷病分類別国民医療費

し，65歳以上では77万5900円とおおよそ4倍となる。

　こうした国民医療費の財源は，公費（国庫負担金および地上公共団体負担金等），保険料（事業主及び被保険者，国民健康保険加入者の保険料等），およびその他（患者の自己負担等）であり，内訳は公費37.9％，保険料50.0％，その他12.1％となっている。

2 介護サービス施設・事業所調査，介護保険事業状況報告

　介護サービス施設・事業所調査は，全国の介護サービスの提供体制，提供内容などを把握するために厚生労働省により実施される統計調査である。本調査には，①介護保険制度におけるサービスを提供する全国の介護保険施設・事業所の全数を客体として毎年実施される**施設対象調査**と，②全国から抽出された介護保険施設の在所者（調査月の退所者を含む）および抽出された訪問看護ステーションの利用者を客体として3年ごとに実施される**利用者対象調査**がある。調査事項は，①が開設・経営

主体，定員，在所者数，利用者数，従事者数など，②が要介護度，認知症高齢者・障害高齢者の日常生活自立度などである。

　介護保険に関する費用については，介護保険事業の実施状況の把握のために行われている**介護保険事業状況報告**により，第1号被保険者数，要介護（要支援）認定者数，居宅サービス受給者数，地域密着型（介護予防）サービス受給者数，施設サービス受給者数，保険給付などの事項について各自治体の保険者から都道府県を介して厚生労働省に毎月報告され，集計されている。この報告によると，2021（令和3）年度末の要介護（要支援）認定者数は689.6万人である。また，2021（令和3）年度の利用者負担額を除いた給付費の総額は9兆8467億円であった。

●参考文献
・厚生労働省：介護サービス施設・事業所調査．(https://www.mhlw.go.jp/toukei/list/24-22-2.html).
・厚生労働省：介護保険事業状況報告．(https://www.mhlw.go.jp/toukei/list/84-1.html).
・厚生労働省：国民医療費．(https://www.mhlw.go.jp/toukei/list/37-21.html).
・総務省：e-Stat. (http://www.e-stat.go.jp).

疾病・障害の定義と分類

POINT
- 疾病の分類としては，国際疾病分類(ICD)の第10版(ICD-10)が広く用いられている。
- 障害の分類としては国際障害分類が用いられてきたが，現在では，障害だけでなくすべての健康状態と影響する因子を評価する国際生活機能分類(ICF)が普及している。

1 国際疾病分類

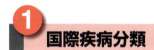

第2章で説明したように，疫学調査では疾病の標準化された(共通の)定義がきわめて重要である。**疾病及び関連保健問題の国際統計分類(国際疾病分類；International Statistical Classification of Diseases and Related Health Problems; ICD)** とは，世界保健機関(WHO)が作成した疾病分類であり，1900年に国際統計協会によって国際死因分類として制定された。ICDにより傷病名が共通の分類で定義されることで，異なる国や地域の比較や時系列の分析・解釈などが可能となる。

ICDは，制定以降，数回の改訂が行われている。わが国では1990年に改訂されたICD-10を，1995(平成7)年以降，死因統計の集計などに用いている。ICD-10は2003年，2013年に修正が行われ，わが国では2003年版を2006(平成18)年から2015(平成27)年の間，2013年版を2016(平成28)年から用いている。

このICD-10への変更に伴って，その前年に，死因を示す場合には症状名(たとえば心不全など)ではなく，その症状を呈するにいたった傷病名を原死因として記載するよう死亡診断書が改訂された。そのため，死因別死亡の年次推移では，1994〜1995年に心疾患および肺炎による死亡率が低下し，脳血管障害による死亡率が上昇している(図10-3)。このように，調査における疾病定義の重要性は高い。

2018年にはWHOによる約30年ぶりの改訂が行われ，2022年に第11回改訂版(ICD-11)が発効された。そのため，現在，わが国もICD-11導入に向けて作業中である。

わが国では，「統計法」に基づく統計基準として「疾病，傷害及び死因の統計分類」を告示し，公的統計において適用している。また，死因分類のみならず医学的分類として，社会医療診療行為別統計，患者調査，医療機関の診療録管理などにおいても活用されている。

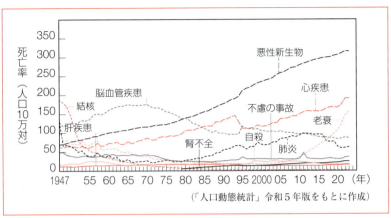

図 10-3　主要死因別に見た死亡率(人口 10 万対)の推移

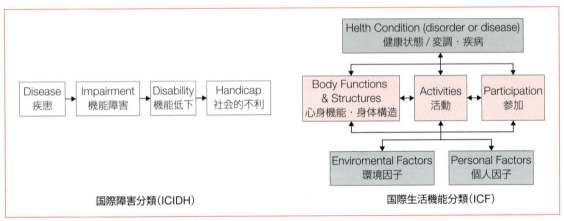

図 10-4　国際障害分類と国際生活機能分類のモデル

2 国際生活機能分類

　国際生活機能分類(International Classification of Functioning, Disability and Health; **ICF**)は，すべての人の健康状態を多面的に見るための分類として，生活機能を環境との相互作用としてとらえたものである。ICF は，1980 年に提唱された前身の**国際障害分類**(International Classification of Impairments, Disabilities and Handicaps; ICIDH)でとらえられていた疾病，機能障害，能力低下，社会的不利益の一方向性の構造かつマイナス方向への評価という側面を改め，人間と環境との相互作用を基本的な枠組みとして，2001(平成 13)年に WHO により提唱された。ICF は，人が生きるうえでの 1 つひとつの機能を生活機能(心身機能・身体構造，活動，参加)としてとらえ，その生活機能には健康状態や背景因子(環境因子と個人因子)が関連するというモデルである(図 10-4)。

ICF への改訂でとくに重要な点は，構成要素に環境因子を加えたことである。この環境因子には，バリアフリーをはじめ，介護保険，社会的偏見，介護人員やボランティアなど，個人の社会参加にかかわるさまざまな側面を含んでいる。前述の ICD と同様，重要な健康分類である。

10章 保健統計調査

活用可能なデータベース

- 近年では別の目的のために収集されたデータを二次利用するデータベース研究が一般的となっている。
- 保健医療福祉領域の既存のデータベースとして，レセプト情報・特定健診等情報データベース（NDB），国保データベース（KDB），介護保険総合データベース（介護 DB）などがある。

1 レセプト情報・特定健診等情報データベース（NDB）

レセプト情報・特定健診等情報データベース（NDB）は，2008（平成20）年4月から施行されている「高齢者の医療の確保に関する法律」に基づき，医療費適正化計画の策定，実施および評価のための調査や分析などに用いることを目的として，厚生労働省によりレセプト情報および特定健診・特定保健指導情報を収集・構築されたデータベースである（表10-3）。

NDB に格納されているレセプトデータは，全国の審査支払機関から

表10-3　NDB，介護保険総合データベース，KDB の比較

	レセプト情報・特定健診等情報データベース（NDB）	介護保険総合データベース	国民健康保険データベース（KDB）
保有主体	国（厚生労働大臣）	国（厚生労働大臣）	保険者（国保連合会）
機能	国・都道府県が，主体的に医療費適正化計画に資する分析をしながら，施策立案に活かす。	国が，主体的に介護保険の運営状況を地域別や事業所別等に分析しながら，政策立案にいかす。	利用する市町村・後期高齢者医療広域連合は，個人の保健・医療・介護に関する情報を閲覧できるようになり，保健指導等に活用する。市町村等が，保健事業を効果的に実施できるように支援する。
保有情報	・医療保険レセプトデータ・特定健診 ・特定保健指導データ ※匿名化処理	・介護保険レセプトデータ・要介護認定データ ・日常生活圏域ニーズ調査データ ※匿名化処理	・医療保険レセプトデータ ・特定健診・特定保健指導データ ・介護保険レセプトデータ ・要介護認定データ ※国保と後期高齢のみ
利用者	○国・都道府県，医療保険者等，研究者等	○国：介護保険事業の適正な運営等に資するように活用する。 ○都道府県・市町村：要介護認定情報の集計結果を閲覧できる。	○市町村・後期高齢者医療広域連合：個別の保健指導や保健事業の適正な運営に活用する。 ○国保連合会：統計情報の作成，保険者への提供

（「厚生労働白書」平成29年版をもとに作成）

190

匿名化処理された2009(平成21)年以降の電子レセプトを収集したものである。特定健診等情報については，全国の特定健診等実施期間で行われた特定健診と特定保健指導の情報が各保険者に提出され，匿名化処理後に社会保険診療報酬支払基金に集約されたものがNDBに格納されている。

NDBでは，特定健診については問診結果や生活習慣病に関連した測定結果の項目が，特定保健指導については保健指導内容についての項目が含まれている。患者の氏名，生年月日の日，カルテ番号，被保険者証の記号番号といった個人を特定できるような情報は，もとに復元できない擬似乱数(ハッシュ値)に変換されたのち削除されている。このハッシュ値を患者idとして用いることで，個人を同定することなく，レセプトを患者単位で突合することが可能となっている。

NDBのデータ利用には，申し出を行い，有識者会議による審査を経て承認を受ける必要がある。提供形態には特別抽出，サンプリングデータ，集計表情報がある。サンプリングデータ・集計表情報は横断研究で利用されるもので，縦断データを用いた研究を行う場合は，特別抽出による申請を行う必要がある。とくに特別抽出の申請では，テーマの限定やセキュリティの高い環境の準備など，提供を受けるための要件が厳しい。

❷ 国保データベース(KDB)システム

国保データベース(KDB)システムは，国保連合会が保険者の委託を受けて行う各種業務を通じて管理する特定健診・特定保健指導，医療，介護保険などの情報を活用し，統計情報や個人の健康に関する情報を提供し，保険者の効率的かつ効果的な保健事業の実施をサポートすることを目的として構築されたシステムである(190ページ，**表10-3**)。

KDBの活用によって，①健康診断・保健指導，医療，介護の情報を個人単位でひもづけし，制度をまたいで横断的に同一人物として集計・分析することや，②保険者単位よりもさらに細分化した地区単位での集計・分析，③都道府県単位での集計，同規模保険者単位での集計，全国集計との比較，④経年比較，性・年齢別分析などのさまざまな角度からの分析，などが可能となる。また，個人単位の履歴についても，経年比較による追跡・分析が可能となる。

KDBの課題としては，保険制度をまたいだデータの閲覧がむずかしい点などがある。

❸ 介護保険総合データベース(介護DB)

介護保険総合データベース(介護DB)は，「介護保険法」に基づき，

要介護認定情報や介護レセプト情報などの電子情報について収集したものである(190ページ，**表10-3**)。データは，個人情報を秘匿化したうえで，市町村から任意で提供されている。2013(平成25)年度に運用を開始しており，当初は行政のみが利用してきたが，医療保険におけるNDBで第三者への提供が行われるようになったことから，社会保障審議会介護保険部会の意見に基づき，2018(平成30)年に第三者提供を開始した。

2019(令和元)年に「医療保険制度の適正かつ効率的な運営を図るための健康保険法等の一部を改正する法律」が成立し，2020(令和2)年10月1日からはNDBと連結解析が可能な状態でのデータの第三者提供が開始された。さらに，2022(令和4)年度からは，匿名診療等関連情報(DPCデータ)と連結して利用可能な状態でデータを提供することが可能となった。

また，2021(令和3)年度から**科学的介護情報システム**(Long-term care Information system For Evidence；**LIFE**)の運用が開始され，その情報も介護DBに格納されるようになった。LIFEは，高齢者の状態やケア内容などをデータ収集するシステムであるCHASEと，通所・訪問リハビリテーションデータを収集するシステムであるVISITが統合されたものである。

●参考文献
・厚生労働省：NDBオープンデータ分析サイト．(https://www.mhlw.go.jp/ndb/open datasite/index.html).

演習問題

問題1 国勢調査について正しいのはどれか。**2つ選べ**。（110回）
1. 3年ごとに実施する。
2. 人口静態を把握する。
3. 厚生労働省が実施する。
4. 調査区を無作為抽出する。
5. 世帯員と世帯について調査を実施する。

問題2 人口動態統計の情報を用いて算出する指標はどれか。**2つ選べ**。
（105回）
1. 受療率　　　　　2. 婚姻率　　　　　3. 生活影響率
4. 年少人口指数　　5. 合計特殊出生率

問題3 患者調査について正しいのはどれか。**2つ選べ**。（97回）
1. 毎年実施される。
2. 受療率が算出される。
3. 有訴者率が算出される。
4. 無作為抽出された病院・診療所を対象に調査する。
5. 一定月の1週間に受診した患者に関する調査である。

問題4 学校保健統計調査について正しいのはどれか。（109回改）
1. 悉皆調査である。
2. 毎年10月に行われる。
3. 学校で実施する健康診断の結果に基づいている。
4. 学校管理下で死亡した児童生徒数が集計されている。

問題5 感染症発生動向調査で全数把握の対象となるのはどれか。**2つ選べ**。（109回）
1. 結核　　　2. 麻疹　　　3. 手足口病
4. マイコプラズマ肺炎　　　5. 性器クラミジア感染症

問題6 国民健康・栄養調査について正しいのはどれか。（107回）
1. 血圧値は調査項目である。
2. 3日間の食事調査が行われる。
3. 調査日の食費は調査項目である。
4. 栄養素等摂取量が市区町村別に比較される。

問題7 地域保健・健康増進事業報告で把握されるのはどれか。**2つ選べ。**（105回）
1. 糖尿病の総患者数
2. エイズに関する相談件数
3. 退院患者の平均在院日数
4. 乳児の健康診査の受診率
5. 脳血管疾患の年齢調整死亡率

問題8 2022（令和4）年度の傷病分類別医科診療医療費で，医療費が最も多いのはどれか。（108回改）
1. 精神および行動の障害
2. 呼吸器系の疾患
3. 循環器系の疾患
4. 消化器系の疾患
5. 新生物（腫瘍）

問題9 レセプト情報・特定健診等情報データベース（NDB）によって集計できる情報はどれか。**2つ選べ。**（105回改）
1. がん検診受診率
2. 主要死因別死亡数
3. 入院外来別医療費
4. 年齢階級別出生率
5. 都道府県別BMI分布

問題10 国保データベース（KDB）システムが扱う対象はどれか。（107回改）
1. 健康保険組合
2. 国民健康保険組合
3. 全国健康保険協会
4. 国家公務員共済組合

問題11 国際疾病分類（ICD）について正しいのはどれか。（107回改）
1. 第9回改訂（ICD-9）が最新である。
2. 各種疾病の治療指針が示されている。
3. 世界保健機関（WHO）が改訂を行っている。
4. 国際生活機能分類（ICF）の上位概念である。

問題12 国際生活機能分類（ICF）について正しいのはどれか。**2つ選べ。**（101回改）
1. 健康と障害を生活機能の枠組みのなかでとらえたものである。
2. 世界保健機関（WHO）の国際統計分類の1つである。
3. 国際疾病分類（ICD）を含む上位概念である。
4. 分類が目的であり評価は行わない。
5. 子どもの障害は対象としない。

11章

保健医療情報の管理・活用

11章 保健医療情報の管理・活用

情報処理の基礎

- 保健医療情報には，個人の健康指標と集団の健康指標とがある。
- 情報の利用には，一次利用と二次利用とがある。
- 生涯健康医療電子記録により，国民が自身の電子化された健康医療情報を主体的に活用することが期待できる。
- 医療分野の情報化は公衆衛生の発展に大きく寄与するが，適切な情報管理が重要である。
- 電磁的記録の保存には，真正性・見読性・保存性が求められる。
- 情報セキュリティとはコンピュータやネットワーク上にある情報を漏洩や消滅，破壊などからまもることである。
- レコードリンケージでは，単一の記録からでは得られない重要な情報を得ることができる。

1 保健医療情報

情報（information）の意味はさまざまに定義されるが，ここでいう情報とは，ある現象や事実について知りえたことと考えればよい。世のなかの多くの情報のうち，保健医療分野で取り扱う個人あるいは社会の健康に関する情報を**保健医療情報**といい，具体的には，既往歴，家族歴，生活習慣，健診・検診結果，診断名，治療内容・治療歴，予後などの個人の健康状態に関する情報と，死亡率・罹患率・有病率・受療率，医療機関数などの集団の健康状態に関する情報がある。

■情報の利用

保健医療従事者や保健医療系研究者は，個人の健康の維持・増進や公衆衛生の向上のために，さまざまな保健事業や診療活動に加えて疫学研究や臨床研究を実施するが，いずれの場合にも上記の保健医療情報を取り扱うこととなる。保健事業や診療活動のために個々の対象者から情報を得ることを**情報の一次利用**といい，一次利用のために集められた情報を集約して疫学研究や臨床研究を実施することを**二次利用**という。

■情報の電子化・標準化

情報システムの利用が国民生活に広く浸透したことで，過去には紙媒体で管理されていた情報の多くを電子化できるようになった。厚生労働省は，医療分野の情報化推進として，健康情報システムの整備を目ざした「医療・健康・介護・福祉分野の情報化グランドデザイン」を2007

A. 情報処理の基礎

プラス・ワン

生涯健康医療電子記録

生涯健康医療電子記録(electronic health record; EHR)とは，複数の医療機関における個人の保健医療情報や健康診断結果など，健康や医療に関する生涯にわたる情報を蓄積したもので，自治体もしくは国で統合して活用される。

わが国では「生涯活用可能な健康情報データベースの構築」と「医療健康情報の全国規模での分析・活用」という政策目標のもとに EHR が検討されているが，全国的な導入はなされていない。

EHR が実現すれば，患者個々の医療情報が一元化され，ほかの医療機関での過去の診療内容とその成績などを把握することが可能となる。検査や投薬の重複の回避などの効果が期待されるほか，急性期病院から回復期・慢性期病院，介護施設，診療所などへと複数の医療機関で継続した医療サービスを提供することが可能となり，地域医療連携の充実に大きく貢献すると期待される。

（平成 19）年に策定し，情報処理を行うための用語やコードなどの標準化，情報化のための基盤整備，モデル事業などを進めてきた。また，総務省では 2010（平成 22）年に「新たな情報通信技術戦略の骨子（案）」のなかで，国民の主体的な健康医療情報の電子的管理・利用の推進および過去の診療内容などに基づいた適切な医療の提供等を目ざした**生涯健康医療電子記録**（EHR）✚の検討について言及している。

超高齢社会を迎えたわが国では，病院完結型医療から地域完結型医療への転換が進められている。こうした状況下で，病院の診療情報に加えて母子健康手帳や各種の健康診断の情報，介護情報，ワクチン接種歴，日々の血圧・歩数・睡眠などのライフログ，気温などの環境情報などのさまざまな情報を，個人の健康管理だけでなく公共の福祉や公衆衛生の向上に役だてようとする動きが進んでいる。

とくに病院外データの収集には，スマートフォンやウェアラブルデバイスなどの IoT 機器の利用が進んでおり，多様な機器・データを統合して利活用するために，標準化や品質管理の制度づくりが重要となっている。

多様なデータから価値を見いだし，人の健康に貢献するイノベーションにつなげるために，ヘルスデータサイエンスのさらなる発展が期待されている。

❷ ヘルスデータサイエンスの 3 要素

ヘルスデータサイエンス学会は，**ヘルスデータサイエンス**を「診療・遺伝子・健康データのみならず，社会や環境，経済等あらゆる内的・外的なビッグデータから価値を見出し，人の健康に関する予測モデルを構築して，イノベーションへとつなげる学術である」と定義しており，データアーキテクチャ，データマネジメント，データアナリシスの 3 つがその主たる要素であるとしている。

ⓐ データアーキテクチャ

データアーキテクチャとは，データに関する要求を特定し，その要求事項を満たすための基本設計を行い，維持すること，またその基本設計を使用してデータ統合を促進し，データを管理することと定義される。保健医療情報科学においては，目的を達成するための解析が行えるよう質の高いデータを収集・管理・統合するために，データアーキテクチャを適切に設計・維持することが必要である。

情報システムが取り扱う現実世界の対象をデータの集合として表現するためには，情報を抽象化してどのように表現するか，構造や形式を定義する必要がある。これを**データモデル**という。医療・介護・健康にまたがる保健医療領域は，取り扱うデータが非常に多様であり，異なる組

197

織や目的で収集されたデータを統合して解析する，すなわち後述するレコードリンケージを行うためには，共通のデータモデルが必要である。

目的に合致したデータをどのようなデータソースから得て，どのようなデータ項目を，どのようなデータモデルを使って，どのようなデータベースに格納し，どのようなレベルで品質管理を行い，どのように分析するかをあらかじめ設計し，適切な情報システムの構築と運営を行うことが重要である。

b データマネジメント

データマネジメントとは，データと情報資産の価値を高めるため，データの提供・統制・保護にかかわる計画・方針・プログラム作成およびトレーニングについて，実行・監査を行うことと定義される。データを利用し，分析を行った際の結果の信頼性は，データが信頼できるプロセスで得られたかどうかに依存しており，このプロセスは，適切なデータマネジメントが行われたかで評価される。

c データアナリシス

データアナリシスは，目的達成のために適切に収集・管理されたデータをもとに，疫学や生物統計学の手法，人工知能などの技術を活用してデータを情報に変換することである。データが得られてからそれに適した方法を選択し，分析すればよいのではないかと考えられがちであるが，データ収集の段階から，目的達成・仮説検証のために必要な分析方法を計画し，その解析が実施できるように適切にデータ収集を行う必要がある。

つまり，適切に解析を行うためには，適切に管理されたデータが必要なのであり，そのためには，適切なデータマネジメントとそれを実施していくためのデータアーキテクチャが必要となる。

❸ データの電子化

保健事業や日常診療，調査研究から得られたデータは，処理や伝達を容易にするために，**電子化**されて活用される。電子化とは，紙媒体などで得られたデータをビット単位で記述して，コンピュータで取り扱うことが可能なファイルを作成することをいう。むずかしく聞こえるが，行動としては「コンピュータに入力すること」により行われる。

保健医療分野での電磁的記録には，診療録など法的保存義務があるものも多い。電子化された診療録（電子カルテ）データベースを例に考えてみよう。個々の診療情報は，患者に対する治療にかかわる多くの事実の記録からなり，その正確さの確保と記載内容に関する責任所在の明確化がきわめて重要であることは容易に想像できるであろう。また，多数の

A. 情報処理の基礎

プラス・ワン

真正性
正当な権限において作成された記録であって，虚偽入力，書きかえ，消去および混同が防止されており，かつ，第三者から見て作成の責任の所在が明確であること。

医療従事者が日常的に患者の治療・看護・介護などに活用するため，簡便に可視化される必要がある。

こうした電磁的記録の保存には，**真正性**，**見読性**，**保存性**が求められる。また，手書き情報とは異なり，電磁的記録は複製が容易であることから，正本であることを担保する（バリデーション）には，電子署名が必要となる。

4 データベース

プラス・ワン

見読性
電子化文書などの内容が，必要に応じ電子計算機その他の機器を用いてただちに表示または書面に出力できるよう措置されること。

保存性
記録された情報が法令などで定められた期間にわたって真正性を保ち，見読可能にできる状態で保存されること。

データベース（database）とは，電子化されたデータである電磁的記録を決まった構造で集約・管理した（構造化した），データの集まりをいう。情報を1つの場所に単に集積するだけではなく，集積したデータを抽出・編集・共有するために用いるものである。

データベースの設計には，①データモデル，②データアーキテクチャ，③データベース基盤の段階がある。まず，データベースを設計・構築する対象を定義し，この対象をデータおよびデータ間の関係で概念モデル（データモデル）として定義する。次に，組織・システムにおけるデータベースおよびデータベース間の形態（データアーキテクチャ）の定義を行う。最終段階として，データベースを含むシステム全体を運用する基盤（データベース基盤）の定義を行う。

5 データの品質と情報セキュリティ

プラス・ワン

ISO
製品の製造，プロセスの管理，サービスの提供，材料の供給などに関して，国際的な規格（ISO規格）を作成している。

IEC
電気および電子技術分野（電気通信分野は除く）の国際規格の作成を行っている。

データの品質特性については，国際標準化機構（International Organization for Standardization；ISO）と国際電気標準会議（International Electrotechnical Commission；IEC）の定める国際規格であるISO/IEC 25012において，正確性・完全性・一貫性などで評価するとされている（**表11-1**）。保健医療情報については，さらに対象者の権利保護のための臨床・研究倫理への配慮が必要であり，個人情報保護のための匿名化技術の活用が必要である。

情報セキュリティマネジメントシステム（ISMS）に関する国際規格としてはISO/IEC 27001があり，情報の機密性・完全性・可用性の3つをバランスよくマネジメントし，情報を有効活用するための組織の枠組みが示されている。

6 レコードリンケージ

レコードリンケージ（record linkage）とは，個人を同定する手がかりとなる情報をもとに複数の記録を連結させて，単一の記録からでは得られない重要な情報を得ることのできるデータベースを作成することをい

11章　保健医療情報の管理・活用

表 11-1　ISO/IEC 25012 のデータ品質の評価の 15 項目

項目	内容	項目	内容
正確性	正確であるか	精度	必要な精度を備えているか
完全性*	完全であるか	追跡可能性	データへのアクセスおよびデータに実施された変更の監査証跡が可能であるか
一貫性	首尾一貫していて矛盾がないか		
信憑性	信頼できる内容であるか	理解性	適切な言語，シンボルおよび単位で表現され，利用者がデータを読み，説明することができるか
最新性	データが最新の状態で保たれているか		
アクセシビリティ	データへアクセスしやすいか	可用性*	情報をいつでも使える状態を保持できるか
標準適合性	規格・規則など，一定のルールに基づいているか	移植性	既存の品質を維持しながら，データを 1 つのシステムからほかのシステムに実装したり，置きかえたり，移動したりできるか
機密性*	情報を見られたくない人に見せないように管理できるか	回復性	なんらかの障害などがおこった際にもバックアップなどでデータを回復させ，品質維持ができるか
効率性	データが効率的か		

＊は情報セキュリティに関連する項目

う。個人を同定する手がかりとしては氏名・性・年齢や被保険者番号などが用いられることが多い。データベースが**匿名化**✚されている場合には，識別コード（ランダム ID など）を用いる。

　保健医療科学領域では，レセプトデータや疾患レジストリなどのリアルワールドデータを二次利用するデータベース研究によって，レコードリンケージが行われている。たとえば，国民生活基礎調査と国民健康・栄養調査とのリンケージによって，世帯収入や教育歴などの社会経済要因（socio-economic status；SES）と健康・栄養状態の関連の検討などが可能となる。また，保険者が保有するレセプトと特定健診・特定保健指導の情報，介護保険データ，DPC 間のレコードリンケージによる二次利用データの活用なども進められている。

　公的統計の**ミクロデータ**✚の利用が拡充し，さまざまなレコードリンケージによるデータベースが構築されることは，それに基づく新たなリスク評価や事業計画・事業評価などを可能とするため，根拠に基づく政策立案（evidence based policy making；EBPM）の推進につながる公衆衛生上重要な取り組みであるといえる。

✚　**プラス・ワン**

匿名化
データベースから，住所・氏名・生年月日など個人が容易に特定できる情報を削除すること。通常，かわりに調査用のランダム ID などが与えられる。ランダム ID と個人を同定する氏名・性・年齢などの情報との対応表は，別ファイルで厳重に管理される。

ミクロデータ
集計前の世帯や事業所などの調査単位での個票形式のデータのこと。

●参考文献
・経済産業大臣：JIS Q 27000: 2014 情報技術－セキュリティ技術－情報セキュリティマネジメントシステム－用語．2014.
・経済産業大臣：JIS Q 27002: 2014 情報技術－セキュリティ技術－情報セキュリティ管理策の実践のための規範．2014.
・厚生労働省：医療情報システムの安全管理に関するガイドライン，第 6.0 版．2023.
・田中博：日本版 EHR の実現に向けて．情報管理，54(9)：521-532，2011.
・ヘルスデータサイエンス学会：設立趣旨．(https://s-hds.org/aboutus/purpose).

B 保健医療情報に関する法令・指針・原則

- 個人情報保護法は，個人の権利の保護と国民生活の向上に必要とされる個人情報の有効利用を目的として制定された法である。
- 保健事業や疫学研究などの公衆衛生の向上のための利用も，個人情報の有効利用に該当する。
- 保健事業や疫学調査を実施するときにとくに重要な点は，インフォームドコンセント，データ管理，情報公開である。

1 個人情報の保護に関する法律

保健医療情報の取り扱いに際しては，個人情報の保護・管理が重要であることはいうまでもない。「**個人情報の保護に関する法律**」（個人情報保護法）は，その名称から，一見，個人の権利を保護することのみを目的とした法律のように思われがちだが，個人情報の有効利用を行うこともこの法律の目的である。**OECD8 原則**✚ も，個人情報の国際流通と保護の調和をはかることを目的としており，本法もこの流れにそって制定されたものである。したがって，この法をあたかも個人情報の利用を禁止するための法律のようにとらえて過剰反応するのは，適切とはいえない。

 プラス・ワン

OECD8 原則
1980年に経済協力開発機構（OECD）理事会で採択された個人情報保護に関する国際的原則である。①目的明確化の原則，②利用制限の原則，③収集制限の原則，④データ内容の原則，⑤安全保障の原則，⑥公開の原則，⑦個人参加の原則，⑧責任の原則の8原則と，それぞれに対応した個人情報取り扱い事業者の義務が記されている。

オプトアウト
事前に明示的な同意を得ず，拒否の意思表示があった場合のみ対象外とする方式。

GDPR
一般データ保護規則（General Data Protection Regulation）の略称。EU域内における個人データ保護について定めた法令で，2016年4月に制定，2018年5月に施行された。

■改正

法制定以降の情報通信技術の目ざましい発展や，個人情報漏洩などの社会的事件の発生，個人情報の保護に関する国民の意識向上をふまえて，2015（平成27）年に行われた改正では，個人識別符号，要配慮個人情報，匿名加工情報の導入，オプトアウト✚ による第三者提供の原則禁止などが規定された。

次の2020（令和2）年の改正は，GDPR✚ の適用の開始による影響を受けたものとなり，オプトアウトによる第三者提供が可能な個人情報の範囲が限定されたほか，仮名加工情報の概念が導入された。

2021（令和3）年5月の改正では，法体系の大幅な見直しが行われ，「行政機関の保有する個人情報の保護に関する法律」（行政機関個人情報保護法，行個法）と「独立行政法人等の保有する個人情報の保護に関する法律」（独法等個人情報保護法，独個法）が廃止され，「個人情報保護法」へと統合された。所属法人の違いによる適用規律の違いの多くが改

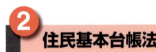

プラス・ワン

十分性認定
個人の権利利益を保護するうえで，EUと同等の水準の個人情報の保護に関する制度を有する国として認定すること。

められ，個人情報の定義も，容易照合性のないものは非個人情報とする民間部門での定義に統一する改善がはかられた。また，欧州連合（EU）によるGDPRの十分性認定➕への対応をはかるため，学術研究について包括的に適用外とすることをやめ，法が定める義務ごとに学術研究にかかわる例外規定をおくかたちに改められた。

2 住民基本台帳法

「個人情報保護法」とならんで，地域住民の個人情報に関する重要な法律として，**住民基本台帳法**がある。住民基本台帳は，住民の居住に関する唯一の公簿であり，住民の利便性のために幅広く活用すべきとの趣旨から，1967（昭和42）年の同法の制定以来原則公開とされてきた。

しかし，商業目的や犯罪行為への利用が社会問題となったことと，「個人情報保護法」の全面施行を受けて，2006（平成18）年の改正で原則非公開となった。とはいえ，原則非公開とした目的は営利目的・犯罪への利用の防止であり，「個人情報保護法」と同様，公共の福祉のための閲覧を制限するものではない。第11条では，「国又は地方公共団体の機関は，法令で定める事務の遂行のために必要である場合」に閲覧請求できることが，第11条の2では，個人・法人が「統計調査，世論調査，学術研究その他の調査研究のうち，総務大臣が定める基準に照らして公益性が高いと認められるものの実施」などに必要であると申し出，それが相当である場合に閲覧させることができることが，それぞれ規定されている。

> **コラム　個人情報保護法の改正で導入された概念**
>
> 2015（平成27）年の改正で導入された個人識別符号・要配慮個人情報・匿名加工情報および2020（令和2）年の改正で導入された仮名加工情報の概要は次のとおりである。
>
> - **個人識別符号**　番号，記号，符号などで，その情報単体から特定の個人を識別できる情報で，政令・規則で定められたものをいう。個人識別符号が含まれる情報は個人情報に該当する。
> - **要配慮個人情報**　人種，信条，社会的身分，病歴，犯罪歴，被害の事実など，不当な差別・偏見などの不利益が生じないように，その取り扱いにとくに配慮を要する記述が含まれる個人情報。
> - **匿名加工情報**　記述の一部の削除や個人識別符号の全部の削除によって，特定の個人を識別することができないように個人情報を加工し，復元できないようにした個人に関する情報。
> - **仮名加工情報**　ほかの情報と照合しない限り特定の個人を識別できないように加工した，個人に関する情報。

③ 倫理指針

➕ プラス・ワン

倫理審査委員会

学術調査は，倫理審査委員会から対象者個人の権利が侵害されるおそれがないかという視点に基づいた審査を受け，機関長の承認を得たあとに実施される。倫理審査委員会は大学や病院の施設内，日本疫学会などの学会内などに設置されている。すでに効果が明らかとなっている介入方法による業務としての保健指導などには倫理審査の必要はないが，新たな介入方法の効果の検討を行う，あるいは割り付けを行うなど，研究目的の場合には必要となる。

疫学研究を行う場合の個人の保護についての考え方を示した「疫学研究に関する倫理指針」は，2005（平成17）年4月1日に施行（2007〔平成19〕年11月改正施行）された。

その後，2014（平成26）年に「臨床研究に関する倫理指針」と統合され「人を対象とする医学系研究に関する倫理指針」が策定された。さらに，2021（令和3）年3月に，この指針に「ヒトゲノム・遺伝子解析研究に関する倫理指針」が統合され，「**人を対象とする生命科学・医学系研究に関する倫理指針**」が策定された（59ページ）。

本指針では「研究者等（研究の技術的補助を行う職員を含む）」は「研究に関する倫理並びに研究の実施に必要な知識及び技術に関する教育・研修を受けなければならない」「また，継続して適宜教育・研修を受けなければならない」とされている。そのため，大学などの研究機関では，倫理審査委員会➕への審査申請にあたって研究倫理に関する研修を毎年受講することを各研究者に義務づけている。

指針はその後，用語の定義や手続きなどが改正個人情報保護法と齟齬のないように2022（令和4）年に改正された。また2023（令和5）年には，国外の研究者等へ試料・情報を提供する際の指針の適用や，インフォームドコンセントやオプトアウト手続きなどについて一部改正が行われている。

④ まもるべき原則

先に述べた個人情報保護法や倫理指針をふまえたうえで，生活習慣病の予防・治療，母子の健康増進，感染症対策などを目的とした保健事業や疫学調査を推進していくときにとくに重要な点は，①インフォームドコンセント，②適切なデータ管理，③情報公開である。

a インフォームドコンセント

疫学調査におけるインフォームドコンセントとは，研究の目的と方法，研究によって生じる利益と不利益，参加と拒否の自由，費用負担の有無，情報の保護，研究結果の公表，責任者および連絡先情報など，研究に関する事項を文書あるいは口頭で説明し，対象者の十分な理解のうえに調査への自発的参加の有無をたずねる過程をいう。インフォームドコンセントの方法は研究デザインや参加者への侵襲の程度により先に示した倫理指針に定められている。

また，既存データの二次利用など，適切な同意を得ることが困難な場合であって，かつ学術目的でその情報を用いる場合，オプトアウトに

よってその情報を利用することができる。

インフォームドコンセントの概念が広まった今日では，疫学研究の実施にあたって対象者への十分な説明と理解に基づいた同意を得ることが一般的となった。しかし，インフォームドコンセントは，対象者の十分な理解のうえに行われることが重要であるにもかかわらず，説明はされていても実際には十分に理解されていないという事例が少なからずみられる。今後はインフォームドコンセントの質に留意する必要がある。

b データ管理

情報セキュリティの項で述べた点に留意して適切に情報管理を行う。具体的には，①個人情報を含む電磁的記録を取り扱うにあたってはインターネット接続などほかのパソコンとの接点を持たない(stand-aloneの)コンピュータを使用する，②インターネット接続のないコンピュータを使用できない場合は，個人情報使用時はインターネット接続から切り離すことを厳守する，③コンピュータ内にデータを保存せず，暗号化したうえで外部記憶装置(CD，MD，USB メモリなど)に保存し，鍵をかけて保管する，などである。

c 情報公開

調査・研究の実施後は，調査対象者を含む一般社会に向けて，なんの目的で研究が行われ，情報の保護についてどのような配慮がなされ，最終的な研究成果としてなにが示されたかについて公表する必要がある。また，医療機関などの保健医療事業者が個人情報を利用する場合には，その利用目的を施設内へ掲示したり，ホームページへ掲載したりすることにより，対象者へ周知することが必要である。

●参考文献
・厚生労働省：人を対象とする生命科学・医学系研究に関する倫理指針ガイダンス，令和5年4月17日一部改訂．〈https://www.mhlw.go.jp/content/001087864.pdf〉．

C 保健医療情報の収集

POINT
- 国の健康指標・健康関連指標に関する統計の多くは資料として公開されており,入手可能である。
- インターネット上では,さまざまな健康関連情報の入手や,学術文献の検索が可能である。
- 公開された情報は,保健事業を行ううえで,地域の課題や介入方法を検討する必要が生じたときに活用することができる。

1 既存の統計資料

第10章で述べたように,わが国にはさまざまな基幹統計があり,それぞれ厚生労働省・文部科学省・総務省などの管轄下で行われている。このうち,疾病頻度や健康に関連したものとしては,患者調査,国民生活基礎調査,学校保健統計調査,国勢調査,人口動態調査などがある。基幹統計以外にも健康指標を取り扱う重要な統計調査があり,いずれも刊行物として公表されているため入手可能である。また,次項に示すように,インターネット上で入手可能なものもある。

基幹統計ならびに主要な統計は「政府統計の総合窓口」(e-Stat)で閲覧・入手が可能である。e-Statでは各統計の全体集計,都道府県別集計だけでなく,主要指標については市町村別に情報を得ることができる。

各種統計データを地図上に表示し,視覚的に統計を把握できるシステムを,地理情報システム■ という。「地図で見る統計」(jSTAT MAP)では,地域メッシュ統計■ が提供されており,人口動態統計や医療施設調査などを地図上に示すことも可能である。

また,経済産業省と内閣府まち・ひと・しごと創生本部事務局が提供する「地域経済分析システム」(RESAS)では,産業構造や人口動態,人の流れなどの公的統計や民間のビッグデータを集約し,マップやグラフで可視化することができる。現在,地域経済循環,産業構造,企業活動,観光,まちづくり,雇用・医療・福祉,地方財政などのマップが提供されている。データ集計では,都道府県・市区町村等地域集計のほか,複数地域の合算,地域比較の機能がある。経済センサス,工業統計,農林業センサス,国勢調査,人口動態調査,住民基本台帳移動報告

プラス・ワン

地理情報システム
地理情報システム(geographic information system; GIS)とは,地理的位置に関する情報(市町村名など)をもった各種の指標を視覚的に表示するシステムをいう。1章で述べたスノウのコレラ患者の居住地のプロットのように,疫学(とくに感染疫学)では事象の発生した空間情報とその経時的変化をとらえることが重要であり,GISはそのための重要な手法である。

地域メッシュ統計
緯度・経度に基づいて地域をすき間のない網の目(メッシュ)の区域に分け,それぞれの区域に関する統計データをまとめたもの。

などの基幹統計が用いられているほか，観光マップなどには，民間の携帯電話情報を利用した流動人口データなどが用いられている。

2 公的機関のウェブサイト

e-Stat 以外にも，インターネット経由で多くの健康関連情報を入手することが可能である。しかし，インターネットには，十分な検討や客観的判断を経ずに個人が簡単に情報公開することも可能であり，公開されている情報が正しいものとは限らない。インターネット上の情報を利用するにあたっては，その情報の正誤について見きわめる力が利用者自身に求められる。表 11-2 に示す web サイトなどは，公的機関が運営する保健関連情報源として有用である。

3 文献検索

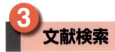

a 文献データベースなど

公開資料だけでなく，最新の研究の動向や知見を入手したい場合に

表 11-2　健康情報のウェブサイト

ウェブサイト	概要・特徴
健康日本 21 https://www.kenkounippon21.gr.jp	・財団法人健康体力づくり事業財団が運営する。 ・2024 年に開始される健康日本 21（第三次）関連の情報も掲載している。
健やか親子 21 https://sukoyaka21.mhlw.go.jp	・厚生労働省が管理する。 ・健やか親子 21 および母子保健関連情報を掲載している。
e-ヘルスネット https://www.e-healthnet.mhlw.go.jp	・厚生労働省が運営管理する。 ・健康づくりに役だつ情報や，健康状態自己チェック，「高齢者の医療の確保に関する法律」に基づく特定保健指導を行うためのコンテンツを提供している。 ・「情報提供」のページでは，一般の人向けに健康情報や生活習慣を見直すヒントをわかりやすく提供しており，健康用語辞典ものせている。
がん情報サービス https://ganjoho.jp	・国立がん研究センターがん対策情報センターが管理運営する。 ・一般の人向け，医療関係者向け，がん診療拠点病院向け連絡ページに分けて情報を提供している。 ・「医療関係者の方へ」のページでは，各種がん統計データのダウンロードやがん統計用語集の利用が可能である。
感染症疫学センター https://www.nih.go.jp/niid/ja/from-idsc.html	・国立感染症研究所が管理運営する。 ・感染症疫学情報の収集と提供を目的としており，話題の病原体や海外感染症などについての情報を提供している。
国立健康・栄養研究所 https://www.nibiohn.go.jp/eiken	・独立行政法人国立健康・栄養研究所が管理運営する。 ・国民栄養の現状（国民健康・栄養調査の結果）のダウンロードや，機能性食品についてのエビデンスの検索，健康・体力づくりと運動に関するデータの検索などが可能である。 ・栄養・運動指導に有用な各種ツールも紹介している。

は，学術論文や雑誌のデータベースにアクセスするとよい。また，各学会のホームページでは刊行物に掲載された論文の目次(学会によっては全文)が公開されている。

■医学中央雑誌(https://www.jamas.or.jp)

医学中央雑誌刊行会が提供する文献検索データベースであり，国内発行の医学・薬学・看護学などの関連領域の約7,800誌が収録されている(2024年2月現在)。有料のサービスである。

■最新看護索引(https://jk04.jamas.or.jp/kango-sakuin)

日本看護協会が提供する国内の看護系文献検索データベースであり，日本看護協会の会員であれば無料で利用できる。

■PubMed(https://www.ncbi.nlm.nih.gov)

アメリカ国立医学図書館(NLM)が提供する文献検索データベースである。医学・生命科学分野における世界最大の文献データベースであるMEDLINEを中核としており，PubMedとしての無償公開は1997年から開始された。検索は無料で行えるが，全文のダウンロードは各誌の規定により無料のものと有料のものとがある。

■J-STAGE(https://www.jstage.jst.go.jp)

科学技術振興機構(JST)が提供する電子ジャーナル発行支援システムであり，医理工学系および人文社会科学系の3千誌以上の電子ジャーナルや会議録などの刊行物が無償で公開されている。

■CiNii(https://ci.nii.ac.jp/)

国立情報学研究所が提供するシステムを通じて全国の大学図書館などが参加共同作成する総合目録データベースである。参加図書館が所蔵する図書検索や日本語の論文検索(大学の紀要を含む)が可能である。検索は無料で行える。

■日本公衆衛生雑誌(https://www.jstage.jst.go.jp/browse/jph/-char/ja)

日本公衆衛生学会は機関誌「日本公衆衛生雑誌」をJ-STAGE上で公開しており，各号の論文などが無料でダウンロードできる。

b 文献の種類

各学術雑誌の論文は投稿規定に即していくつかの種類に分類されている。文献の種類には，原著論文，総説(レビュー論文)，資料，短報，活動報告などがあり，それぞれ以下のような特徴をもつ。原著論文は**一次情報**＋，総説は**二次情報**＋である。

・**原著論文**：独創的で新たな知見を有する研究論文および科学的観察
・**総説**：当該領域の原著論文から得られた知見を概観したもの
・**資料**：当該領域の学術上あるいは実践上有用な基礎的資料
・**短報**：独創的研究論文の短報，あるいは手法の改良や提起に関する論文
・**活動報告**：当該領域での活動に関する実践報告

＋ プラス・ワン

一次情報と二次情報

文献には，原著論文のような一次情報と総説などの二次情報がある。一次情報とは直接自分が取り扱った内容で執筆された文献をいい，二次情報とは一次情報をとりまとめたものをいう。総説のほか，各疾患の診療ガイドラインも二次情報である。類似の用語に一次文献(一次資料)・二次文献(二次資料)があるが，一次文献とは論文やそれらが掲載されている雑誌・図書そのものをさし，二次文献とはどのような一次文献があるかをさがすための資料(索引集や文献データベース，検索エンジンなど)をさす。

高度に情報化された社会では，保健医療分野での知見として毎日多くの原著論文が新たに公表されている。保健事業の実施に際してあるテーマに関する情報を得ようと文献検索を行ったとき，検索結果として示された文献数の多さに驚くこともあるだろう。その場合，まずはそのテーマに関する一次情報をまとめている総説などを活用するとよい。

演習問題

問題1 データに関する要求を特定し，その要求を満たすように基本設定を行い，それを維持するのは，次のうちどれか。
1．データアナリシス
2．データマネジメント
3．レコードリンケージ
4．データアーキテクチャ

問題2 情報処理について**誤っている**のはどれか。（100回）
1．データをコンピュータで使用可能なかたちにすることをデータの電子化という。
2．体系づけられたデータやファイルの集まりのことをデータベースという。
3．同じ形式のデータを連結することをレコードリンケージという。
4．氏名の削除や番号・記号へのおきかえのことを匿名化という。

問題3 文献検索を行い，その結果見つけた文献を引用しながら論文を書いた。**適切でない**のはどれか。（98回）
1．抄録で内容が確認できたため本文を読まずに引用した。
2．見つけた文献で使われていたキーワードで再検索した。
3．該当文献が多かったため原著論文に限定して再検索した。
4．出典を明示して著者の許可を得ずに文章の一部を引用した。

付録

国家試験対策の手引き

疫学の歴史（主要な人物）

名前	国	年代	業績	意義
ジョン=スノウ 近代疫学の祖	イギリス	1850年前後	ロンドンのコレラの集団発生に関する疫学調査：記述疫学（場所・時間による分析，給水会社別の死亡率比較など）。	コレラ菌の発見以前に，感染経路（飲料水による経口感染）特定による拡大防止に成功。
高木兼寛 日本疫学の祖	日本	1880年代	海軍兵の脚気の要因調査と介入。脚気罹患率の高い船と低い船の比較。食事に注目した介入効果の比較。	ビタミン B_1 欠乏症だとわかる以前に，食事内容による発生率の差を発見し，食事内容介入により発生率減少に成功。

因果関係

- **関連の特異性**：ある曝露により，特定の病気になるという 1 対 1 対応がある。
- **関連の強固性**：相対危険が高い。量 – 反応関係がある。
- **関連の一致性**：誰がどこで調査をしても同じような結果が得られる。再現性。
- **関連の整合性**：生物学的知識などと矛盾しない。蓋然性がある（もっともらしい）。
- **関連の時間性**：原因が結果の前に作用している。

疫学指標——頻度

	計算方法	特徴・備考
有病率	ある一時点の有病者の割合 $$\frac{ある時点の疾病を有する人の数}{対象者数}$$	・一度の断面調査で把握可能である。 ・有病期間，罹患率，死亡率，治癒率などにより変化する。 ・サービスを要する人数から必要な資源（医療施設，予算，マンパワーなど）を算定する（介護予防に関する実態調査など）。 ・変形性膝関節症，一部の神経難病などのように罹患時点が特定しづらく，死亡率が低い疾病の頻度指標としても有効である。 ・調査例：患者調査（正確には受療率 ≠ 有病率）
罹患率	一定期間（通常 1 年間）の疾病の発症頻度 $$\frac{ある期間内のある疾病の新規発症者数}{観察人年}$$	・疾病罹患の危険度を示す。 ・疾病発生を把握するシステムが必要である（疾病登録など）。 ・一次予防対策の評価に使える。 ・調査例：がん登録（部位別がん罹患率），感染症発生動向調査（全数把握疾患）
リスク（累積罹患率）	長い観察期間における罹患数を追跡開始時点の人口で割ったもの	・疾病になる可能性を示す。 ・疾病にかかっていない人が長い期間のうちに疾病にかかる平均的割合である。 ・リスク比やリスク差で，疾病要因が疾病の発生に及ぼす影響の大きさを表現する。

付録：国家試験勉強の手引き

	計算方法	特徴・備考
死亡率	一定期間内（通常1年間）に発生した死亡者の観察集団人口に占める割合 $$\frac{\text{ある期間の死亡数}}{\text{観察人年}}$$	・疾病頻度の基本的指標となる。 ・予後がわるい疾病の疾病頻度指標としてはよい。 ・罹患率，予後の変化で変動する。がん検診の評価は，死亡率の変化で行う。 ・クロイツフェルト-ヤコブ病のように有病率・罹患率が低く，有病期間の短い重篤な疾病の頻度指標としても有効である。 ・調査例：人口動態調査（全自治体で把握可能）
致命率	発生患者中の死亡者の割合 $$\frac{\text{ある疾病による死亡数}}{\text{ある疾病の罹患数}}$$	・疾病の重篤度を示す。 ・調査例：感染症・食中毒のアウトブレイク時の調査，感染症発生動向調査
相対頻度① 死因別死亡割合	$$\frac{\text{ある死因による死亡数}}{\text{全死亡数}}$$	・ある死因による死亡数の全体に占める割合である。 ・主要死因の重要性を示す。 ・調査例：人口動態統計
相対頻度② PMI	全死亡数に対する50歳以上の死亡数の割合 $$\frac{\text{50歳以上の死亡数}}{\text{全死亡数}}$$	・若年死亡の割合の大きさを反映する。 ・人口統計の把握がむずかしい開発途上国での健康指標となる。

疫学指標——頻度の比較

項目	計算方法	特徴・備考
相対危険 （罹患率比）	曝露群と非曝露群の罹患率の比（累積罹患率比の場合もある） $$\frac{\text{曝露群の罹患率}}{\text{非曝露群の罹患率}}$$	・ある要因の曝露による疾病発生のリスクの大きさを示す。 ・コホート研究
オッズ比	オッズ：ある事象がおきる確率のおきない確率に対する比 オッズ比：症例群と対照群のオッズの比 $$\frac{\text{症例群で曝露された確率／曝露されなかった確率}}{\text{対照群で曝露された確率／曝露されなかった確率}}$$	・ある要因の曝露による疾病発生へのリスクの大きさの推定値（相対危険の近似値）となる。 ・疾病頻度が小さいことが前提である。 ・症例対照研究
寄与危険 （リスク差）	曝露群の罹患率－非曝露群の罹患率	・曝露により超過した罹患率の絶対量を示す。 ・超過リスクの大きさ
寄与危険割合	曝露群の曝露による罹患率の増加分の割合 $$\frac{\text{曝露群の罹患率－非曝露群の罹患率}}{\text{曝露群の罹患率}}$$	・曝露を取り除くことにより減少可能な曝露群の罹患率の割合である ・相対危険度（オッズ比）がわかれば計算できる。 ・曝露群における超過リスクの割合
人口寄与危険	集団全体における曝露により増加した罹患率 対象集団全体の罹患率－非曝露群の罹患率	・集団全体の罹患率が曝露を取り除けばどのくらい減らせるかをあらわす指標（罹患率の絶対量）となる。
人口寄与危険割合	集団全体における曝露により増加した罹患率の割合 $$\frac{\text{対象集団全体の罹患率－非曝露群の罹患率}}{\text{対象集団全体の罹患率}}$$	・集団の罹患率のうち曝露を取り除くことにより減少可能な割合である。 ・オッズ比と集団全体の曝露割合がわかれば計算できる。 ・公衆衛生対策の優先順位（集団への重要性）

付録：国家試験勉強の手引き

相対危険（RR）

要因	発症	非発症	計
曝露あり	A	B	$A+B$
曝露なし	C	D	$C+D$
計	$A+C$	$B+D$	

$$相対危険(RR) = \frac{\dfrac{A}{A+B}}{\dfrac{C}{C+D}}$$

● **寄与危険割合（ARP）**：曝露群のうち曝露による発症の割合。

$$寄与危険割合 = \frac{RR-1}{RR}$$

● **人口寄与危険割合（PARP）**：対象集団全体での曝露を除くと疾病を減少できる割合。

$$人口寄与危険割合 = \frac{Pe \times (RR-1)}{1 + Pe \times (RR-1)}$$

注：Pe ＝ 調査集団の曝露者の割合

オッズ比（OR）

	曝露	非曝露	計
症例群	A	B	$A+B$
対照群	C	D	$C+D$
計	$A+C$	$B+D$	

$$オッズ比(OR) = \frac{A \times D}{B \times C}$$

年齢調整

標準化の1つの例が年齢調整である。

● **間接法による年齢調整死亡率（SMR）**：対象集団の年齢階級別人口，対象集団の死亡数（年齢階級不要），基準集団の年齢階級別死亡率（基準集団の年齢階級別人口と年齢階級別死亡数から算出）から算出。

● **直接法による年齢調整死亡率**：対象集団の年齢階級別死亡率（対象集団の年齢階級別人口と年齢階級別死亡数から算出），基準集団の年齢階級別人口，基準集団の死亡数（年齢階級不要）から算出。

年齢調整の方法

	基準集団の 年齢階級別人口	基準集団の 年齢階級別死亡数	対象集団の 年齢階級別人口	対象集団の 年齢階級別死亡数
20〜39 歳	a_1	b_1	c_1	d_1
40〜64 歳	a_2	b_2	c_2	d_2
65 歳以上	a_3	b_3	c_3	d_3
計	a_T	b_T	c_T	d_T

間接法 $\dfrac{d_T}{\dfrac{b_1}{a_1} \times c_1 + \dfrac{b_2}{a_2} \times c_2 + \dfrac{b_3}{a_3} \times c_3}$ が 1.0 より大きいか小さいかを検討する。

直接法 $\dfrac{\dfrac{d_1}{c_1} \times a_1 + \dfrac{d_2}{c_2} \times a_2 + \dfrac{d_3}{c_3} \times a_3}{a_T}$ を $\dfrac{b_T}{a_T}$ と比較する。

213

付録：国家試験勉強の手引き

研究デザイン（研究方法）

方法		概要・指標	利点	欠点	適用例
観察研究	記述研究	・疾病の頻度と分布を時間，場所，人の要因について分析	・疫学像の基本的記述 ・問題の大きさを表現	・因果関係の推定にはならない。	・既存統計の分析 ・流行調査（食中毒，感染症のアウトブレイク） ・仮説設定（分析疫学のための）
	生態学的研究	・疫学指標を集団を単位に比較 ・比較のために標準化が必要 ・相関，地域相関研究	・既存資料で可能	・生態学的錯誤が生じうる。 ・個人単位で要因と疾病発生の関係をみているわけではない。	・既存統計分析 ・仮説設定
	横断的研究	・集団における疾病の有病状況の把握と関連要因の検索 ・実態調査，ニーズ調査	・簡便 ・既存統計ではわからない課題の発見 ・出生コホート分析可能（年齢階級別データが長期にわたり存在すれば） ・仮説設定	・因果関係の推定はできない。 ・罹患の要因はわからない。	・アンケート調査 ・ニーズ調査 ・国民生活基礎調査
	症例対照研究	・疾病発症者とコントロール（対照）の容疑要因の比較 ・要因と疾病の関連性をオッズ比で表現 ・マッチング（既知の交絡因子をあらかじめそろえる。おもに性，年齢について症例と同じ対照を選ぶ）	・まれな疾病に適応できる。 ・複数の要因，最近注目の要因について同時に検討できる。 ・費用が少ない。 ・結果が出るまでの時間（研究期間）が短い。	・バイアスが入り込みやすい（思い出しバイアス，選択バイアス）。 ・時間的前後関係が不確実である（因果関係推論がむずかしいことがある）。 ・要因の人口寄与危険割合は計算できない。 ・対象とする疾病以外は検討できない。	・新たな疾病，原因不明の疾病の要因検索には，まず症例対照研究を行う。 ・がんの疫学
	コホート研究	・集団を要因の有無で分けて追跡し，罹患率を比較する。 ・要因と疾病の関連性は相対危険で表現する。	・罹患率が直接計算できる。 ・複数の疾病について同時検討できる。 ・因果関係の推定がやりやすい。 ・バイアスが入りにくい。 ・人口寄与危険割合が計算可能。 ・EBM における根拠としての質が高い。	・生活習慣病などをターゲットにすると大規模調査が必要となる。 ・人手，予算，時間がかかる。 ・ベースラインで調べた要因以外は検討困難（最新のトピックスに対応しにくい）。 ・追跡もれが多いと，精度の高い結果が得られない。	・厚生労働省，文部科学省多目的コホート研究 ・高齢者保健，歯科保健の疫学
介入研究	無作為化比較試験（RCT）	・介入群と非介入群を無作為に割り付けて，それぞれで指標を介入時期前後で測定，比較し介入の効果を判定する。 ・禁煙成功率，治癒率，死亡率比などが効果判定指標となる。	・最も根拠としての質が高い。 ・交絡因子，バイアス（選択バイアス，思い出しバイアスなど）が入り込まない。	・厳密なプロトコル遵守が必要 ・インフォームドコンセントが必須 ・マスキング（盲検法）が必要 ・追跡もれがほとんどないことが条件 ・企画，実施には手間と経費がかかる。専門家が必要 ・倫理的問題 ・まれな疾病の検討は困難	・新薬開発，治験 ・国民医療にとって重要な決断の根拠

214

誤差，バイアス，交絡因子

誤差には，方向性のない偶然誤差と方向性のある系統誤差（広義のバイアス）があり，後者には狭義のバイアスと交絡が含まれる。

- **選択バイアス**：母集団から標本を抽出する際に生じるバイアス。例：対象者が健康意識の高い人に偏ることなど。
- **情報バイアス**：情報を得る際に生じるバイアス。例：測定方法の不統一，症例群が対照群よりも曝露を一所懸命に思い出すことなど。
- **交絡因子**：結果と要因の両者に関連する，その他の要因。交絡因子の条件は，①曝露がない場合にも疾患との関連がみられる。②曝露の結果とではなくその曝露と関連がある。交絡因子がどれかがわかれば，解析段階で取り除くことが可能。調査デザイン検討段階ならば無作為割付，マッチング，解析段階では層化，多変量解析などにより取り除く。

スクリーニング検査

	疾病あり	疾病なし	計
検査陽性	a（真陽性）	b（偽陽性）	$a+b$
検査陰性	c（偽陰性）	d（真陰性）	$c+d$
計	$a+c$	$b+d$	N

- **スクリーニングすべき疾患の条件**：検査方法がある。確定診断法がある。治療方法がある。潜伏期・無症状期がある。自然史が明らかである。集団に適応できる。受け入れやすい。費用便益にすぐれる。要フォロー者へのフォローサービスが提供できる。予防対策の効率化が期待できる。検査の妥当性が高い。
- **感度**：疾病ありを検査で検出できたか。

$$感度＝\frac{a}{a+c}$$

- **特異度**：疾病なしを検査で疾病なしと判断できたか。

$$特異度＝\frac{d}{b+d}$$

- **偽陰性率**：疾病があるにもかかわらず検査で陰性になった者の割合。

$$偽陰性率＝\frac{c}{a+c}＝1-感度$$

- **偽陽性率**：疾病がないにもかかわらず検査で陽性になった者の割合。

$$偽陽性率＝\frac{b}{b+d}＝1-特異度$$

- **陽性反応的中度（PPV）**：検査で陽性であった者のうち本当に病気をもっていた者の割合。

$$陽性反応的中度＝\frac{a}{a+b}$$

- **陰性反応的中度（NPV）**：検査で陰性であった者のうち本当に病気をもっていなかった者の割合。

$$陰性反応的中度＝\frac{d}{c+d}$$

- ・スクリーニング検査の妥当性の指標＝感度，特異度
- ・サーベイランスでは感度と特異度は計算できない。
- ・感度と特異度は有病率の異なる集団に同じ検査を実施しても同じ値になる（検査方法に固有の値である）。陽性反応的中度は集団の有病率に影響を受ける（有病率が上がれば陽性反応的中度も上がる）。
- ・偽陽性が上がる場合：検査の特異度が低下。
- ・偽陰性が上がる場合：検査の感度が低下。

疾病登録

法に基づき全国で疾病登録がなされているのは，がんと感染症発生動向調査の全数把握疾患。脳卒中・循環器疾患についての登録については，基本法が成立したものの義務化していない。

■がん登録

- ・病院には罹患情報の届出義務がある。
- ・登録に際し，患者の同意は必要としない。
- ・罹患情報のデータベース化は国が行う。
- ・データベースの一般公開は行われていない。

付録：国家試験勉強の手引き

疾病の危険因子・予防因子

危険因子に曝露されればその疾病に罹患しやすくなる。分析疫学で危険因子はみつけることができるが，介入研究でその因子について介入しても必ずしも効果が得られるとは限らない。変化させることが不可能な危険因子(性，年齢など)もあるが，これは公衆衛生的な対策の対象にはならない。

疾病	危険因子	予防因子
高血圧症	遺伝，年齢，食塩摂取	
虚血性心疾患	高血圧，喫煙，脂質異常症(以上3大要因)，糖尿病，心電図異常，高尿酸血症，運動不足，性格・ストレス	適度な運動
脳出血	高血圧，食塩過剰摂取，低コレステロール血症	
脳梗塞	高血圧，加齢，喫煙，糖尿病，脂質異常症，肥満，心房細動	
胃がん	喫煙，塩蔵食品，ヘリコバクター-ピロリ	野菜，果物
食道がん	喫煙，多量飲酒，熱い食品	野菜(緑黄色野菜)，果物
肺がん	喫煙，石綿，大気汚染　職業がん：クロム酸塩，ヒ素，ニッケルカルボニル	
大腸がん	運動不足，低食物繊維，家族歴，肥満，保存加工した肉，飲酒	野菜，果物，身体活動
乳がん	低年齢初経，高年齢閉経，未婚・妊娠回数少，遺伝，放射線，肥満(閉経後)，飲酒	
子宮頸がん	ヒトパピローマウイルス	
子宮体がん	肥満，糖尿病，未婚	
肝がん	B型・C型肝炎，喫煙，多量飲酒，アフラトキシン	
白血病	放射線，ベンゼン，ダウン症候群	
糖尿病	肥満，家族歴	

分布，代表値，散布度，相関・回帰

■分布
- **二項分布**：一定の確率で2つのうちいずれかの事象が生じる場合に，片方の事象が生じる数が従う分布。例：高血圧者数の分布。
- **正規分布**：自然界のさまざまな事象が従う釣り鐘型の分布。左右対称で平均値・中央値・最頻値が一致する。例：偶然誤差の分布。

■代表値
- **平均**：総和をnで割ったもの。
- **中央値**：小さい順に並べた際に真ん中にくる値。左右に偏りのある分布や外れ値のある分布では平均値よりも代表値としてすぐれる。
- ・最頻値：もっとも頻度の多い値。

■散布度
- **範囲**：最小値と最大値の差。

- **分位数**：小さい順に並べたデータを4等分し，境目になる値を順に第1四分位数，第2四分位数，第3四分位数とよぶ。また，小さいほうからa%目の値をaパーセンタイルとよぶ。
- **分散**：平均値と各値の差の二乗和をnで割ったもの。
- **標準偏差**：分散の平方根。
- **標準誤差**：標準偏差をnの平方根で割ったもの。信頼区間の推定に用いる。

■相関・回帰
- **相関係数**：2変数間の直線関係の強さを示す値で，-1〜1の値をとる。一方が増える際にもう一方も増える場合は正，減る場合は負の値をとる。
- **回帰分析**：2変数を直線回帰式($y = \beta x + \alpha$)にあてはめる分析。

付録：国家試験勉強の手引き

検定

- **帰無仮説と対立仮説**：「差がある」などの証明したい仮説（対立仮説）に反する「差がない」などの仮説を帰無仮説として設定し，これが検定で棄却された場合に対立仮説を採択する。
- **p 値（有意確率）**：統計学的な有意差の判定に用いる。帰無仮説が正しい場合に今回のような結果が得られる確率である。p 値が小さければめったにおこらないことだと判断し，帰無仮説を棄却する。

- **独立性の検定・割合の差の検定**：χ^2 検定（クロス集計表を用いる）
- **割合の差の検定（n が大きい場合）**：z 検定
- **平均値の差の検定・相関の検定**：t 検定
- **3 群以上の平均値の差の検定**：分散分析
- **等分散性の検定・分散分析**：F 検定
- **非正規分布の検定（ノンパラメトリック検定）**：U 検定

図表による表現

- **ヒストグラム**：階級ごとの度数の分布を図示したもの。全体の分布を見るのに適する。
- **散布図**：2 変数を x 軸・y 軸においてプロットした図。
- **円グラフ・帯グラフ**：割合を示すのに適する。
- **折れ線グラフ**：推移を示すのに適する。

年齢別人口と年齢構造に関する指数

■年齢 3 区分別人口
- **年少人口**：0〜14 歳人口
- **生産年齢人口**：15〜64 歳人口
- **老年人口**：65 歳以上人口

■年齢構造に関する指数
- **年少人口指数** ＝年少人口／生産年齢人口×100
- **老年人口指数** ＝老年人口／生産年齢人口×100
- **従属人口指数** ＝（年少人口＋老年人口）／生産年齢人口×100
- **老年化指数** ＝老年人口／年少人口×100

ICD・ICF

　いずれも，世界保健機関（WHO）の国際統計分類の 1 つである。
- **国際疾病分類（ICD）**：正式名称は「疾病及び関連保健問題の国際統計分類」である。わが国では 1995（平成 7）年から公的統計（人口動態統計や患者調査など）に ICD-10 が採用されているが，最新の ICD-11 はまだ採用されていない。
- **国際生活機能分類（ICF）**：前身の国際障害分類の機能障害→能力障害→社会的不利という一方向性の表現を改め，生活機能を心身機能・身体構造，活動，参加の三要素に分け，環境因子と個人因子を生活機能と障害に影響する背景因子として取り上げた。健康状態と生活機能，背景因子がすべて双方向の矢印でつながった相互作用モデルである。医学モデルと社会モデル（障害を個人の特性ではなく社会によってつくられた問題とみなすモデル）の統合といわれ，環境因子を強化することで，心身機能・身体構造によらず，活動を通して参加を促進することを大切にしている。

NDB・KDB

- **レセプト情報・特定健診等情報データベース（NDB）**：レセプト情報や特定健診・特定保健指導に関する情報から構成されており，医療費適正化計画の準備のため，入院外来別の医療費や都道府県別の BMI 分布などが集計できる。「高齢者の医療の確保に関する法律」に基づく。
- **国保データベース（KDB）システム**：国民健康保険組合の保険者（自治体）が有する加入者の医療給付・健康診査・介護給付などの情報が含まれる。後期高齢者のデータも含まれている。

217

おもな衛生統計の概要

■人口静態統計(国勢調査)
・総務省が行う5年に一度の全数調査(悉皆調査)。
・人口・世帯・配偶関係・職業などが調査される。

■人口動態統計
・人口動態の5要素:出生,死亡,死産,婚姻,離婚。
・届出:市区町村に提出し,保健所長,都道府県を経由し,厚生労働省に送られ集計される。毎年,全数調査。
・出生率(人口千対):合計特殊出生率,総再生産率
・死亡率:死因別死亡率(ICDに基づく)
・死産率:早期新生児死亡率,新生児死亡率,乳児死亡率,周産期死亡率,妊産婦死亡率

■患者調査
・実施:3年に1度,病院および診療所(医療施設)を調査客体(調査対象)として厚生労働省が実施する。
・目的:医療施設を受診する患者数の推計(国民の疾病状況の把握)。
・調査方法:全国から層化無作為抽出した医療施設を受診した患者数を調査する(全数調査ではない)。10月の3日間のうち医療施設ごとに指定した1日における医療施設の入院・外来患者を調査する。退院患者については9月中の1か月間を調査期間とする。
・推計患者数:調査日当日に,病院,一般診療所,歯科診療所で受療した患者の推計。
・受療率:推計患者数を人口10万対であらわした数。
・平均在院日数:9月中に退院した患者の平均。

■国民健康・栄養調査
・目的:国民の身体の状況(身長・体重・腹囲・血圧など),栄養素等摂取量,食品群別摂取量,生活習慣の状況(運動・飲酒・喫煙など)などを明らかにする。厚生労働省が毎年実施している。
・調査方法:現在は,層化無作為抽出法により調査地区を全国から選定している。
・経緯:戦後の国民栄養の実態を把握するために1945(昭和20)年に開始。1952(昭和27)年から国民栄養調査。初期から食物摂取状況調査,身長,体重計測を実施し,1956(昭和31)年に血圧測定,1972

(昭和47)年に血色素測定,1986(昭和61)年に運動,飲酒・喫煙習慣,降圧薬の服用などの問診項目,1989(平成元)年から血液生化学,運動量調査を追加。1995(平成7)年から世帯単位ではなく,個人単位の摂取量を求めるようになった。2003(平成15)年から国民健康・栄養調査の名称に変更。「健康増進法」に基づく。

■国民生活基礎調査
・実施:厚生労働省が1986(昭和61)年から毎年,全国で実施。
・目的:世帯の構成,国民の保健,医療,福祉,年金,就業,所得等の状況を総合的に把握し,厚生労働行政の企画・立案に利用する。
・調査方法:全国から標本を無作為に選び,調査対象世帯へ調査員が訪問面接調査を行う。

■医療施設調査
・目的:全国の医療施設の分布および整備の実態,診療機能を把握し,医療行政に用いる。
・医療施設調査には,3年に1回,全国の医療施設を対象に行う全数調査である医療施設静態調査と,毎月,静態調査の結果に医療施設の開設,廃止などの状況を順次加減し,医療施設の状況を把握する医療施設動態調査がある。

■病院報告
・目的:全国の病院,療養型病床群を有する診療所の患者数や従事者の状況を把握する。
・病院報告には,毎月,在院患者数,新入院患者数,退院患者数,外来患者数を把握する病院報告(患者調査)と,毎年10月1日現在の従事者を把握する病院報告(従事者票)がある。

■社会生活基本調査
・生活時間や社会生活の実態を調査する。総務省が実施。

■学校保健統計調査
・「学校保健安全法」による健康診断の結果に基づき,毎年4~6月に文部科学省によって実施される標本調査。

付録：国家試験勉強の手引き

ポイントとなる衛生統計

　ここでは 2014 年（第 100 回）～2024 年（第 110 回）の保健師国家試験で出題された衛生統計に関する問題をすべて確認し，問われた内容を精査・分類したものを

もとに，解答を導くために必要な知識にしぼって解説した。さらに，ネクストワンとして，過去の問題の延長として，今後問われる可能性のある事項も提案している。

項目	問われた内容《年次》	解答を導くために必要な知識
人口	総人口の増減傾向，出生数，年少人口割合，日本人口の世界順位《2015》 日本人口，認知症高齢者の推計数，75 歳以上人口，65 歳以上割合，65 歳以上のいる世帯に占める単独世帯の割合《2016》 老年化指数の増減《2018》 増加傾向にある人口関連指標（総人口，老年化指数，従属人口指数，年少人口割合，生産年齢人口割合）《2019》	わが国は自然減が大きい。老年人口割合（正確な数値），年少人口（概数）。 老年化指数＞従属人口指数＞老年人口指数＞年少指数（大小関係と増減傾向）。 高齢者が 1 人でもいる世帯の半数以上が 65 歳以上のみで構成される世帯。 ネクストワン：老年化指数，老年人口指数等の指数の計算式。
世帯	平均世帯人数の増減《2018》 全国の割合と比較し，ある市の統計値で割合が多いのはどれか（単独，夫婦のみ，夫婦と未婚の子，三世代）《2021》	世帯人数は減少傾向。 世帯構成の多い順（単独＞夫婦と未婚の子＞夫婦のみ＞ひとり親と未婚の子＞三世代）。
人口動態指標	人口千対で示す指標（出生率，純再生産率，総再生産率，周産期死亡率，合計特殊出生率）《2020》 妊産婦死亡率の年次推移の国際比較《2024》	出生率・婚姻率・離婚率（人口千対），合計特殊出生率・総再生産率・純再生産率（単位なし），死産率（出産千対），妊産婦死亡率（出産 10 万対），周産期死亡率（出産千対），乳児死亡率・新生児死亡率・早期新生児死亡率（出生千対）。 妊産婦死亡率は現在世界最低レベルだが，20～30 年前までは先進国のなかでは高かった。
出生，死産	第一子割合，出生率の高い母の年齢，合計特殊出生率の高い県，出生率の値，純再選差率が 1 を超えるか《2021》	出生率と合計特殊出生率の正確な値。出生数が死亡数の約半数である。第一子割合が 5 割は超えていない。 出生率の高い母の年齢は 30～34 歳＞25～29 歳＞35～39 歳。
死因	粗死亡率のグラフから死因順位と増減傾向をみて，2 つの死因を特定する（自殺，肺炎，心疾患，不慮の事故，脳血管疾患）《2015》 各年代の 1 位の死因（20 代から 60 代）《2017》 死因別死亡率の図，各死因のおもな要因（がん，心疾患，脳血管疾患，肺炎）《2018》 若年者の年代別 1 位の死因（1～4 歳，5～9 歳，10～14 歳，15～19 歳），10～14 歳の一位の死因《2023，2024》 子どもの不慮の事故の年齢別死因割合。窒息を問うもの《2024》	粗死亡率の推移のグラフとおもな死因。悪性新生物，心疾患は増加。近年急増が「老衰」。脳血管疾患，不慮の事故は減少傾向。 死因別死亡割合（2022）：①悪性新生物，②心疾患，③老衰，④脳血管疾患，⑤肺炎，⑥誤嚥性肺炎，⑦不慮の事故，⑧腎不全，⑨アルツハイマー病，⑩血管性および詳細不明の認知症。 年代別の 1 位の死因（5～9 歳；悪性新生物，10～39 歳；自殺，40～89 歳；悪性新生物，90 歳以上；老衰）。 ネクストワン：近年，上位 10 死因に認知症関係が 2 つ入ることがある。
がん	部位別がんの危険因子（乳房，胃，膀胱，食道，大腸）《2014》 部位別年齢調整死亡率の推移（グラフ）のある部位のがんの一次予防《2021》	部位別がんの粗死亡率と年齢調整死亡率の年次推移。 死亡率・死亡数の多い部位のがん，増減傾向。死亡数の多いがん，男；肺＞大腸＞胃＞膵，女；大腸＞肺＞膵＞乳房。 年齢調整死亡率が減少傾向なのは，男：食道，胃，肝胆，肺，大腸，女：食道，胃，肝胆。増加傾向なのは，男：膵，女：乳房，子宮（減少傾向だったが近年増加に転じる）。女性の肺は下げどまり。

219

付録：国家試験勉強の手引き

項目	問われた内容《年次》	解答を導くために必要な知識
循環器疾患	死因別死亡割合の年次推移（悪性新生物，脳血管疾患，心疾患，肺炎のなかから脳血管疾患を選ぶ）《2014》 年齢調整死亡率の増減傾向，危険因子，死亡数の多い病型，死因順位《2016》 死因別粗死亡率の年次推移（心疾患を選ぶ）《2022》	病型別の脳血管疾患や心疾患の推移。心疾患，心不全の粗死亡率は増加傾向。虚血性心疾患は横ばい。脳梗塞の粗死亡率は減少傾向，脳出血，くも膜下出血は横ばい。 脳梗塞＞脳出血＞くも膜下出血。
糖尿病	強く疑われる者の推計数，年代別性別の大小，治療を受けている割合《2020》 外来受療率の年齢別特徴から糖尿病を選ぶ《2022》	強く疑われる者の人数。年齢が高いほど頻度高い。男＞女。治療を受けた者の割合。 ネクストワン：透析導入となる原因の第1位。第2位は腎硬化症で最大の要因は高血圧。
自殺	総数，男女比，死亡率ピーク年代，動機，死因順位（若年で高い）《2014》 男女比，死因順位（若年），全体での死因順位，増減傾向，年代別特徴《2020》 性別，年代別，死因別構成割合の図から自殺を選ぶ《2021》	新型コロナウイルス感染症の流行下で自殺率が増加に転じた。 自殺率の高い年齢階級での率が下がってきた。（年齢による差が小さくなった）。 原因は健康問題が最多（多くが精神疾患）。
不慮の事故	年齢階級別死因順位の表から不慮の事故を選ぶ《2023》	死因別死亡割合の順位。高齢者に多い。 ネクストワン：不慮の事故の内訳の多い順。転倒・転落・墜落＞窒息＞溺死・溺水＞交通事故。
健康寿命	男女差，70歳を超えるか，都道府県格差，平均寿命との差，平均寿命との差の男女比較《2014》	男女別の平均寿命，健康寿命の概数。健康寿命と平均寿命との差の概数。男＜女である。
受療率	受療率の高い疾患（糖尿病，心疾患，悪性新生物，脳血管疾患）《2014》 65歳以上の割合（入院，外来），入院・外来受療率が最も高い年代《2019》	入院受療率（上位3～4疾患群）。外来受療率（上位3～4疾患群）。 入院受療率は高齢ほど高い。外来受療率は70歳代が高い。
生活習慣	運動習慣，歩数の年代別，性別特徴（国民健康栄養調査）《2023》 現在習慣的に喫煙している者の男女別の割合（国民健康栄養調査）《2022》	20歳以上の運動習慣の頻度は，男＞女。頻度が高い年代と低い年代。1日歩数は男＞女であり，8,000歩には及ばない。 男女別の喫煙率の概数。 ネクストワン：アルコールに関する問題。
感染症	おもな五類感染症の報告数の表からインフルエンザを選ぶ《2023》	五類定点把握感染症。インフルエンザの報告数は例年100万をこえるがコロナ禍で激減。五類で報告数の多い疾患（感染性胃腸炎，RSウイルス感染症，A型溶結性連鎖球菌咽頭炎等。年により異なる）。例年インフルエンザは，年末年始に増えはじめ4～8週にピークを迎える。 ネクストワン：新型コロナウイルス感染症の流行下でおこったさまざまな保健医療指標の変化
食中毒	年間患者数，年間死亡数，多い病原体（患者，死亡者），多い原因食品《2015》 腸管出血性大腸菌食中毒（患者数がカンピロバクターより多いか）《2020》	患者数と死者数の概数。一番多い月は1月。多い原因物質はノロウイルス（その他多い物はウエルシュ菌，カンピロバクター。多い原因食品は，その他，複合調理食品，魚介類。死亡が多いのは自然毒。

付録：国家試験勉強の手引き

項目	問われた内容≪年次≫	解答を導くために必要な知識
受療動向	入院・外来受療率，平均在院日数，年齢別の外来受療率，血管性及び詳細不明の認知症の総患者数の増減傾向≪2016≫ 入院・外来受療率と平均在院日数の年次推移の表から精神疾患を選ぶ≪2022≫ 総患者数の増減傾向，患者数の多い疾病群，入院・外来患者数の増減，75歳以上の増減，アルツハイマー病の増減傾向≪2023≫	65歳以上の外来・入院受療率は減少傾向。入院受療率が高く，在院日数が高いのが精神疾患。入院受療率は年齢が高くなるほど高くなる。外来受療率は90歳以上が最も高く，次いで40〜50歳代が多い。 患者調査による総患者数の多いのは気分障害，神経症性障害，統合失調症の順。精神病床の平均在院日数は長い。精神疾患の総患者数は増加傾向。 入院患者数は減少傾向。外来は増加傾向，高齢者の割合が増加傾向。血管性および詳細不明の認知症の推計患者数は近年減少傾向。統合失調症は減少傾向，気分障害やうつ，アルツハイマーは増加傾向。
学校保健	幼稚園児，小学生，中学生，高校生の齲歯，視力1.0未満の頻度と増減傾向（学校保健統計）≪2022≫ 学校保健統計（幼稚園，小学校，中学校，高等学校）で裸眼視力1.0未満の頻度を示すグラフを選ぶ≪2024≫	齲歯は減少傾向（全学校種，頻度は高＞小＞中）。 裸眼視力1.0未満は増加傾向（頻度は小＜中＜高）。
母子統計	ある自治体の値の全国と比較した大小（乳児死亡率，合計特殊出生率，低出生体重児割合，妊娠12週未満届出割合≪2016≫	出生率，粗死亡率，合計特殊出生率の値。低出生体重児の男女別の割合の概数（男＜女）。 法令上，妊娠届出時期について時限は定められていないが，厚生労働省では，さまざまな出生前サービスを受けるために妊娠11週以下の時期の届出を勧奨しており，2019年度には93.5%の妊婦が，妊娠11週までに届出を行っている。
児童虐待	おもな虐待者，相談で多い虐待の種類≪2023≫	児童虐待相談件数は増加傾向。内訳は心理的虐待が最多。次いで身体的，ネグレクト。実母＞実父によるものが大半。
高齢者虐待	経済的虐待の割合，虐待者の続柄，要介護度との関係，被虐待者の日常生活自立度ランク≪2017≫	高齢者虐待は，養護者によるものがほとんど（息子，夫，娘の順）。虐待の種別は身体的虐待が半数以上。次いで心理的虐待，介護等放棄。身体的虐待は被虐待高齢者の日常生活自立度でも頻度が高いが，心理的虐待は自立度が下がるほど頻度が下がり，介護等放棄は自立度が下がると頻度が上がる。被虐待高齢は女性が多く，高齢が多い。要介護度3以上の者が73%，認知症高齢者の日常生活自立度II以上の者が約3/4。
歯科保健	歯みがき回数，齲蝕をもつ割合の高い年代，歯肉の所見のある者の割合，8020の割合≪2014≫ 8020の割合≪2019≫，グラフのあらわす指標（残存歯20本以上の者の割合：歯科疾患実態調査）≪2021≫	8020の割合は半数をこえた。齲歯割合が高い年代は中高年である45〜74歳。歯肉所見の有る者の割合は年齢ともに増加，75歳以上で増加傾向。高齢者（65歳以上）では半数以上。歯磨き回数は，1日2回が多い（半数以上）。
労働災害・業務上疾病	労災補償請求件数（精神障害と脳・心臓疾患の大小），業務上疾病の内訳，死傷者数・増減傾向≪2015≫ 石綿による労災給付（ピーク年，最近の増減，中皮腫と肺がんの大小，肺がんの支給件数）≪2018≫ 業務上疾病で多い疾患（塵肺が最多か問う問題）≪2018≫ 死亡者数，死亡者数の増減，労災認定者数（精神と脳・心臓の大小），業務上疾病の増減，業務上の多い内訳≪2022≫ 業務上疾病発生状況等調査。2019年統計で最も多い疾病分類≪2024≫	労災死亡者減少傾向。死傷者数近年増加傾向。業務上疾病者数は，新型コロナウイルス感染症により急増。業務上疾病は新型コロナウイルス感染症（病原体による疾病）が多いが，流行以前は災害性腰痛（負傷に起因する疾病）が最多だった。石綿による肺がん・中皮腫は，2006年がピーク。中皮腫は近年漸増，肺がんはここ数年で急増。 労災認定数は精神で増加傾向，脳・心臓で減少傾向。定期健康診断の有所見率は増加傾向。 ネクストワン：有所見率が多い順は，血中脂質＞血圧＞肝機能。有所見者割合の高い特殊健康診断は，腰痛＞振動＞騒音。

221

付録：国家試験勉強の手引き

項目	問われた内容《年次》	解答を導くために必要な知識
労働力（とくに女性の）	女性の増減，女性の雇用形態，労働力人口に占める女性の割合，女性雇用者の多い業種，完全失業率の推移，65歳以上の雇用者数の増減《2018》 育児休業取得率（女性），労働力人口比率（女性），就業率（30代と40代の大小），平均勤続年数が20年より多いか《2019》 就業者の増減，労働力人口に占める割合，労働力率の高い年代，非正規の主な雇用形態《2023》 国籍・地域別在留外国人数の年次推移で増加している国《2024》	女性の労働力人口は漸増傾向。女性の労働力率が高い世代は若い世代。女性は，正規＜非正規。完全失業率の増減傾向。産業別にみた女性就業者が多い業種は，医療・福祉＞卸売・小売＞製造業＞宿泊・飲食。雇用動向調査による一般労働者の男女別の平均勤続年数の概数。女性の平均勤続年数は増加傾向。 2022年に前年に比べ就業者が最も増加した産業は医療・福祉。非正規の職員・従業員の内訳をみるとパート・アルバイトが最多。 在留外国人で多いのは，中国，ベトナム，韓国，フィリピン。ベトナムが急増中である。
国民医療費	制度区分，疾病分類別，65歳以上（調剤の割合），訪問看護医療費の割合《2017》 傷病大分類別医療費《2021》 総額・国民医療費に占める割合《2022》	国民医療費の額。対国内総生産割合。対国民所得割合。財源：保険料＞公費（税金）の割合。制度区分別（公費負担，医療保険等給付分，後期高齢者医療給付分，患者負担分それぞれの大まかな割合）。公費負担の半分以上が生活保護法によるもの。 年齢階級別国民医療費（医科診療医療費は65歳以上で6割ごえ，75歳以上が4割近く）。傷病別では循環器系＞がん，入院・外来ともに循環器が最多。15〜44歳は精神，45〜64歳はがんが最多。
社会保障給付費	内訳で多い順（医療，介護，年金）《2014》	年金＞医療＞介護
医療施設	病院数，一般診療所数，歯科診療所数《2022》 病床数増減傾向《2018》	病院数の概数（減少傾向），一般診療所の概数（増加傾向），歯科診療所の概数（横ばい）。病床数の概数（減少傾向）。
医療従事者	保健師数，看護師数《2022》	医師数の概数（漸増）。看護師の概数（増加傾向）。保健師（漸増）。准看護師（減少傾向）。
保健師	活動領域調査（自治体常勤保健師数，市町村と県型保健所の大小，平均時間数の多い業務，市町村の保健福祉事業の時間数割合）《2014》	保健師数（常勤保健師：市町村＞保健所設置市＞都道府県）。所属部門別（本庁＞市町村保健センター＞保健所）。統括保健師配置自治体割合概数。 活動状況（都道府県は施策管理・業務・組織マネジメント＞直接対人支援＞健康危機管理＞地域組織支援＞人材育成，市町村は直接対人支援＞施策管理・業務・組織マネジメント＞地域組織支援）。
社会格差，健康格差	格差指標の増減傾向（非正規割合，相対的貧困率，完全失業率，ジニ係数）《2017》	非正規労働者の割合（男＜女，増加傾向），相対貧困率（世帯割合の概数）がゆるやかに減少，子どもの貧困率の概数（減少傾向），完全失業率（減少傾向だったが新型コロナウイルス感染症の流行下で増加し，その後減少），ジニ係数やや上昇（ゆるやかに減少していたが，過去最高であった2014年と同水準に）。

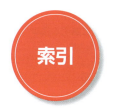

数字・欧文

1型糖尿病　99
2型糖尿病　99
2群の分散の比較　148
2群の平均値の比較　148
2群の割合の差の検定　147
3群以上の平均値の比較　149
3世代世帯　161
5年相対生存率　77, 95
7つの健康習慣　133
8020達成者　110
α過誤　66
β過誤　66
μ　133
σ　135
σ^2　136
χ^2検定　145
ANOVA　149
AR　20
AUDIT　133
BDHQ　133
CASH　120
CES-D　132
CHASE　192
CiNii　207
CIRCS研究　80
CKD　103
COPD　103
CPAP療法　104
CQ　125
DA　126
DALY　168
Data StaRt　124
DCN　76
DCO　76
e-Stat　175
e-ヘルスネット　206
EBM　125
　——の5つのステップ　125
EBN　8, 125
EBP　8, 125
EBPM　124, 200
EHR　197
EuroQOL　132
$\hat{e}_x$　167

FTND　133
F検定　148
GDPR　201
GHQ　132
GIS　205
HALE　168
HIV感染症　91
I/D比　76
ICD　10, 14, 187
ICF　10, 188
ICIDH　188
IEC　199
ISMS　199
ISO　199
ISO/IEC 25012　199
ISO/IEC 27001　199
JROAD　80
J-STAGE　207
jSTAT MAP　205
K6/K10　132
KDB　191
LIFE　192
l_x　166
MASH　104
MASLD　104
MSPSS　133
NAFLD　104
NASH　104
NDB　190
$_nd_x$　166
NICEスタディ　103
NIPPON DATA　37
$_nL_x$　167
$_np_x$　166
$_nq_x$　166
OECD8原則　201
OR　40
PGCモラール尺度　132
PMI　17
PMR　16
PubMed　207
p値　145
QALY　168
R_0　88
RCT　42
RESAS　205
ROC曲線　69
RR　19, 36
SAS　104
SES　115
SF-36　132
SLD　104
SMR　57
TDS　133
T_x　167

t検定　148
　——，ウェルチの　149
U検定　149
VISIT　192
WHO　10
WHOQOL　132
WHO国際分類ファミリー　11
WISC　132
YLL　168

あ

アウトカム　43
アウトブレイク　85
アウトリーチ　37
アクセシビリティ　200
アフターコード方式　177
新たな情報通信技術戦略の骨子　197
アルコール使用障害同定テスト　133

い

イエーツの連続性の補正　146
医学中央雑誌　207
医科診療医療費　184
医師・歯科医師・薬剤師調査　180
石綿　107
一元配置分散分析　149
一次情報　207
一次資料　207
一次統計　174
一次文献　207
一重マスキング　42
一重盲検法　42
一時利用　196
一類感染症　181
一貫性　200
一致性，関連の　25
一般化可能性　48
一般データ保護規則　201
一峰性　87
医療経済統計　184
医療施設調査　176, 180
医療保護入院　100
岩手県北地域コホート研究　80
因果関係　24
飲酒　109
飲酒習慣者　109
陰性反応的中度　67
インターセプト法　31
院内がん登録　75
インフォームドコンセント　203
インフルエンザ　89

う

ウィルコクソンの順位和検定　149
ヴィルメ　114
ウィンスロー　26
ウェルチの t 検定　149
齲歯　106
運動　108
運動習慣　108

え

エアロゾル感染　88
エイズ　91
エイズ予防法　180
衛生行政報告例　183
鋭敏度　66
栄養　108
疫学　2
　　——の3要素　4
疫学研究に関する倫理指針　59, 203
エコチル調査　102
エピデミック　85
エビデンス　45
　　——のレベル　45
エビデンスピラミッド　45
円グラフ　152
エンデミック　85
塩分摂取量　108

お

横断研究　34
　　——の長所と短所　34
応募法　31
大迫研究　80
オッズ　19
オッズ比　19, 40
　　——の解釈　40
帯グラフ　152
オプトアウト　201
思い出しバイアス　52
折れ線グラフ　152

か

回帰　140
回帰式　141
回帰直線　141
回帰分析　140
介護DB　191
介護サービス施設・事業所調査
　　180, 185
回顧的コホート研究　37
　　——の例　38
介護保険事業状況報告　185
介護保険総合データベース　191
外的妥当性　48

き

カイ2乗検定　145
介入　32
介入群　42
介入研究　33, 41
回復性　200
科学的介護情報システム　192
核家族　161
確率抽出法　28
確率ノード　126
確率分布　137
家計調査　180
過誤　66
加工統計　174
過剰診断　66
仮説検定　143
片側検定　143
偏り　46, 50
学校保健　106
学校保健統計調査　177
活動尺度　133
活動的平均余命　168
活動報告　207
カットオフポイント　68
カテゴリデータ　131
仮名加工情報　202
可用性　200
ガレノス　2
過労死　106
がん　95
簡易型自記式食事歴法質問票　133
簡易生命表　166
間隔尺度　131
環境　102
観察研究　32
観察集団　28
観察人年　17
観察対象集団　28
患者対照研究　38
患者調査　176, 180
がん情報サービス　206
間接統計　174
間接法，年齢調整の　57
感染経路　88
感染症　85
感染症疫学センター　206
感染症の予防及び感染症の患者に対
　　する医療に関する法律　180
感染症発生動向調査　179
感染症法　180
完全性　200
完全生命表　166
がん対策基本法　122
官庁統計　174
感度　66
がん登録　75

——に関する指標　76
がん登録等の推進に関する法律
　　76, 122
関連
　　——の一致性　25
　　——の強固性　25
　　——の時間性　25
　　——の整合性　26
　　——の特異性　26
　　——の不偏性　25

き

偽陰性　66
偽陰性率　66
機縁法　31
幾何平均　133
基幹統計　174
棄却　143
棄却域　145
危険因子　10
危険率　144
記述研究　33
基準集団　56
期待生存年数　166
喫煙　109
喫煙率　109
基本再生産数　88
基本統計量　131
機密性　200
帰無仮説　143
客体　176
キャリーオーバー効果　43
休息　109
強固性，関連の　25
行個法　201
偽陽性　66
行政機関個人情報保護法　201
行政機関の保有する個人情報の保護
　　に関する法律　201
偽陽性率　66
業務災害　106
業務上疾病　106
業務統計　181
寄与危険　20
寄与危険割合　20
漁業センサス　180
虚血性心疾患　97
均てん化　75

く

空気感染　88
偶然誤差　46
偶発症　66
区間推定　142
くも膜下出血　97

グラウント　2
クラスター抽出法　29
グラフ　152
クリーガー　114
クロスオーバー試験　43
クロス集計　141

け

傾向スコア分析　55
経済構造実態調査　180
経済センサス　180
系統誤差　46
系統抽出法　30
ゲーム症　104
結核　92
結核予防法　180
結果ノード　126
決定木　126
決定分析　126
研究課題　28
研究対象者　37
研究デザイン　32
研究方法　32
健康格差　115
健康格差の社会的決定要因　115
健康寿命　168
健康寿命の延伸等を図るための脳卒
　中，心臓病その他の循環器病に係
　る対策に関する基本法　**79**,123
健康増進法　182
健康調整平均余命　168
健康的平均余命　168
健康日本 21　120
　──（第三次）　121
　──（第二次）　121
健康の社会的決定要因　115
　──への医療従事者のかかわり
　　117
健康評価尺度　132
健康余命　168
健康労働者効果　51
言語性検査　132
原著論文　207
検定　143
限定　54
検定統計量　145
見読性　199
県内総生産　180
県民経済計算　180
県民所得　180

こ

公害　102
公害健康被害補償制度　102
工業統計調査　180

口腔　110
合計特殊出生率　161
交互作用　149
構造的決定要因　115
公的統計　174
後天性免疫不全症候群の予防に関す
　る法律　180
行動尺度　133
高年齢者の雇用状況　180
交絡　**46**,53
交絡因子　53
　──の制御　54
効率性　200
小売物価統計調査　180
国際疾病分類　10,14,**187**
国際障害分類　188
国際生活機能分類　10,**188**
国際電気標準会議　199
国際標準化機構　199
国勢調査　**175**,180
国保データベースシステム　191
国民医療費　184
国民栄養調査　182
国民健康・栄養調査　180,**182**
国民生活基礎調査　**176**,180
国民総医療費　184
国立健康・栄養研究所　206
誤差　46
　──の制御　46
個人識別符号　202
個人情報の保護に関する法律　201
個人情報保護法　201
コックスの比例ハザードモデル
　151
コッホ　6
　──の 3 原則　24
コホート　35
コホート研究　35
　──の長所と短所　36
　──の例　37
五類感染症　181
婚姻　165
婚姻率　165
根拠に基づく医療　125
根拠に基づく看護　8,**125**
根拠に基づく実践　8,**125**
根拠に基づく政策立案　**124**,200

さ

再現性　47
最小 2 乗法　141
最新看護索引　207
最新性　200
財政指数表　180
最頻値　133,**134**

作業関連疾患　106
佐久研究　38
サルコペニア　103
参加率　50
産業保健　106
産業連関表　180
算術平均　133
散布図　139
散布度　133,**135**
サンプルサイズ　28
三類感染症　181

し

死因　163
死因順位　163
死因別死亡割合　16
歯科疾患実態調査　110
歯科診療医療費　184
志願者バイアス　50
時間性，関連の　25
時間的関係　25
事故　101
自己選択バイアス　70
自殺　101
死産　164
死産率　164
システマティックレビュー　44
施設面からみた医療調査　176
自然減　163
自然史　38
自然死産　164
自然増　163
持続陽圧呼吸療法　104
自尊感情尺度　132
悉皆調査　28
質調整生存年数　168
質的尺度　131
疾病，傷害及び死因の統計分類
　187
疾病及び関連保健問題の国際統計分
　類　10,14,**187**
疾病期間バイアス　70
疾病登録　74
疾病負荷　168
至適基準　69
四分位数　137
四分位範囲　137
死亡　163
死亡数　163
　──，生命表における　166
脂肪性肝疾患　104
死亡率　**18**,163
　──，生命表における　166
死亡率比　19
社会疫学　114

225

社会経済的地位　115
社会尺度　133
社会生活基本調査　**177**,180
社会的決定要因　115
社会的望ましさバイアス　52
社会的フレイル　103
社会福祉施設等調査　180
尺度　131
重回帰分析　150
周産期死亡　**105**,164
周産期死亡率　105
従属人口指数　161
従属変数　141
集団寄与危険　20
集団寄与危険割合　21
縦断研究　35
集中型統計機構　174
自由度　146
十分条件　26
十分性認定　202
住民基本台帳法　202
住民台帳人口移動報告　180
住民・土地統計調査　180
集落抽出法　29
受信者動作特性曲線　69
出生　162
出生率　162
受療率　15
順位相関係数　140
順位和検定　144,**149**
循環器疾患基礎調査　**80**,182
循環器疾患診療実態調査　80
循環器疾患登録　79
循環器対策推進計画　79
循環器病統合情報センター　81
純再生産率　163
順序尺度　131
生涯健康医療電子記録　197
障害者の日常生活及び社会生活を総
　合的に支援するための法律　101
障害調整生存年数　168
紹介法　31
少子化　160
小児疾患　105
消費実態調査　180
消費者物価指数　180
消費者物価地域差指数　180
情報　196
　——の標準化　196
情報公開　204
情報セキュリティ　199
情報セキュリティマネジメントシス
　テム　199
情報バイアス　51
将来推計人口・世帯数　180

症例群　39
症例対照研究　39
　——の長所と短所　39
症例の定義　86
職業性疾病　106
職業病　106
食生活　108
食中毒　93
食中毒統計調査　181
自立支援医療　101
資料　207
事例報告　33
新型インフルエンザ等感染症　181
新型コロナウイルス感染症　90
人口　160
　——，世界の　161
人口寄与危険　20
人口寄与危険割合　21
人口再生産　162
人工死産　164
人口静態統計　175
人口置換水準　163
人口統計　160
人口動態総覧　162
人口動態調査　**175**,180
人口動態統計　162
人工妊娠中絶　164
人口ピラミッド　160
心疾患　97
真正性　199
身体活動　108
身体障害児・者等実態調査　183
身体的フレイル　103
診断疑いバイアス　52
診断基準　10
信憑性　200
心不全　97
信頼区間　143
信頼性　47
　——，スクリーニング検査の　68
心理発達尺度　132
診療ガイドライン　125

す

吹田コホート研究　80
推定　142
推定値　28
睡眠　109
　——の質　109
睡眠時間　109
睡眠時無呼吸症候群　104
数値傾向　48
数量データ　131
スクリーニング検査　64
　——の信頼性　68

　——の妥当性　66
　——の評価　66
　——の目的　64
　——の要件　65
スコーピングレビュー　44
健やか親子21　206
スノウ　4
スノーボールサンプリング　31
スピアマンの相関係数　140
図表　152
スライド　153

せ

正確性　200
正確度　67
生活機能　188
生活習慣　108
性感染症　94
性器クラミジア感染症　94
正規分布　137
性器ヘルペスウイルス感染症　94
制限　54
整合性，関連の　26
政策疫学　119
　——の過程　119
　——の実例　120
生産年齢人口　161
精神疾患　100
精神病床数　101
生存確率　166
生存数，生命表における　166
生存分析　151
生存率　76
　——，生命表における　166
生態学的研究　34
　——の長所と短所　34
生態学的錯誤　34
静態統計　174
精度　47
　——，測定者の　48
　——，測定用具の　47
　——，データの　200
正の相関　140
性病予防法　180
政府統計　174
政府統計の総合窓口　175
生命関数　166
生命表　166
世界人口　161
世界保健機関　10
世帯構造　161
接触感染　88
切片　141
説明変数　141
線形回帰　141

尖圭コンジローマ　94
全国がん登録　77
全国がん登録データベース　78
全国臓器別がん登録　75
前後比較試験　41
全数調査　28
全数把握　74
選択ノード　126
選択バイアス　50

そ

層化　55
相加効果　26
相加平均　133
層化無作為抽出法　29
相関　140
　——に関する検定　149
相関関係　33
相関係数　140
　——，スピアマンの　140
　——，ピアソンの　140
想起バイアス　52
総再生産率　163
相乗効果　26
相乗平均　133
総人口　160
総説　207
相対危険　**19**，36
　——の解釈　36
相対生存率　77，**95**
相対度数　135
相対頻度　16
測定者間信頼性　48
測定者内信頼性　48
測定値　131
粗死亡率　18，**56**，163
損失生存年数　168

た

第一種過誤　**66**，144
代謝異常関連脂肪肝炎　104
代謝異常関連脂肪性肝疾患　104
対照群　**39**，42
　——の選び方　40
　——の必要性　41
対象集団　56
対数正規分布　133
第二種過誤　66
代表値　133
対立仮説　143
高木兼寛　7
高島研究　80
多重ロジスティック回帰分析　151
多段抽出法　30
脱落者　50

脱落バイアス　50
妥当性　47
　——，スクリーニング検査の　66
　——，測定者の　48
　——，測定用具の　48
多変量解析　55，**150**
多要因原因説　26
単回帰　141
単純無作為抽出法　29
単独世帯　161
短報　207
断面研究　34

ち

地域介入研究　44
　——の例　44
地域がん登録　75，**76**
地域経済分析システム　205
地域保健・健康増進事業報告　182
地域保健事業報告　182
地域保健・老人保健事業報告　182
地域メッシュ統計　205
致死率　16
地図で見る統計　205
地方財政統計年報　180
地方病　85
致命率　16
中位数　133
中央値　133，**134**
中間決定要因　115
抽出　28
中心極限定理　142
超過死亡　90
直接統計　174
直接法，年齢調整の　56
地理情報システム　205
賃金構造基本統計調査　180

つ

追跡可能性　200
追跡調査　35
追跡不能者　50
追跡不能バイアス　50
通院者率　15
通勤災害　106

て

定期健康診断　107
定常人口　167
データ　131
　——のアクセシビリティ　200
　——の一貫性　200
　——の回復性　200
　——の可用性　200
　——の完全性　200

　——の機密性　200
　——の効率性　200
　——の最新性　200
　——の信憑性　200
　——の正確性　200
　——の精度　200
　——の追跡可能性　200
　——の標準適合性　200
　——の品質　199
　——の理解性　200
データアーキテクチャ　197
データアナリシス　198
データ管理　204
データベース　199
データベース基盤　199
データヘルス計画　124
データマネジメント　198
データモデル　197
典型法　31
電子化　198
点推定　142
伝染病予防法　179

と

統計　174
統計学　130
統計学的仮説検定　143
統計機構　174
統計局　174
統計資料　205
統計調査　174
統計分析　142
統計法　174
動作性検査　132
動態統計　174
糖尿病　98
糖尿病実態調査　182
特異性，関連の　26
特異度　66
独個法　201
独法等個人情報保護法　201
匿名化　200
匿名加工情報　202
独立行政法人等の保有する個人情報
　の保護に関する法律　201
独立性の検定　145
独立変数　141
度数分布　134

な

ナイチンゲール　7
中食　108
ナッジ理論　115
ナラティブレビュー　44
難病　100

難病の患者に対する医療等に関する
　法律　100

に

二元配置分散分析　149
二項分布　138
二項ロジスティック回帰分析　151
ニコチン依存度指数　133
二次情報　207
二次資料　207
二次統計　174
二次文献　207
二重マスキング　42
二重盲検法　42
二次利用　196
二峰性　87
日本公衆衛生雑誌　207
入院形態　100
入院時食事・生活医療費　184
入院バイアス　51
乳幼児突然死症候群　106
ニュルンベルク綱領　58
二類感染症　181
任意入院　100
妊産婦死亡　105

ね

ネイマンバイアス　51
年央人口　17
年少人口　161
年少人口指数　161
年齢3区分別人口　161
年齢調整　56
年齢調整死亡率　**56**,163
年齢別出生数　161
年齢別人口　161

の

脳血管疾患　97
脳梗塞　97
脳卒中・循環器病対策基本法　**79**,
　123
脳卒中データバンク　80
脳内出血　97
農林業センサス　180
ノード　126
ノロウイルス感染症　93
ノンパラメトリック検定　149

は

歯　110
バークソンのバイアス　51
パーセンタイル　136
バイアス　46,**50**
肺炎　92

背景因子，ICF における　188
梅毒　94
曝露　9
曝露疑いバイアス　52
曝露群　35
ハザード　**20**,151
ハザード比　**20**,151
発症率　16
発病率　16
パネルデータ　150
パラメトリック検定　149
バリデーション　199
範囲　136
パンデミック　85
反復性　66

ひ

ピアソンの相関係数　140
非アルコール性脂肪肝炎　104
非アルコール性脂肪性肝疾患　104
非確率抽出法　30
被験者　37
久山町研究　80
比尺度　132
ヒストグラム　134
必要十分条件　26
必要条件　26
ヒトゲノム・遺伝子解析研究に関す
　る倫理指針　**59**,203
人を対象とする医学系研究に関する
　倫理指針　**59**,203
人を対象とする生物医学研究の国際
　倫理指針　58
人を対象とする生命科学・医学系研
　究に関する倫理指針　**59**,203
ひのえうま　160
非曝露群　35
ヒポクラテス　2
飛沫感染　88
標準化　136
　——，情報の　196
標準化死亡比　57
標準誤差　135,136,**142**
標準正規分布　137
標準適合性　200
標準偏差　135
標本　28
標本抽出法　28
標本調査　28
比率尺度　132
ヒルの9条件　24
比例案分法　182
比例尺度　132
比例ハザードモデル　151
敏感度　66

ふ

ファー　3
ファーガストロームのニコチン依存
　度指数　133
風土病　85
福祉行政報告例　183
符号検定　144
負の相関　140
普遍性，関連の　25
プラセボ　41
プラセボ効果　41
フラミンガム研究　37
プリコード方式　177
不慮の事故　101
フレイル　103
ブレスローの7つの健康習慣　133
プレゼンテーション　153
プロスペクト理論　115
分位数　137
文献　207
文献検索　206
文献データベース　206
文献レビュー　44
分散　135,**136**
　——の比較　148
分散型統計機構　174
分散分析　149
分布　137

へ

平均　133
平均寿命　166,**167**
平均値　133
　——の比較　148
平均年間死亡率　166
平均余命　166,**167**
平均リスク　15
平成27年モデル人口　56
ベースライン調査　35
ベビーブーム　160
ヘルシンキ宣言　58
ヘルスデータサイエンス　197
便宜的抽出法　30
偏差値　136

ほ

防御因子　10
棒グラフ　152
訪問看護医療費　184
ホーソン効果　41
保健医療情報　196
保健所運営報告　182
保健統計学　129
保健統計調査　173

保護因子　10
母集団　**28**, 142
歩数　108
ポスター　153
母性関連疾患　105
保存性　199
母平均　142

ま

マーモット　114
毎月勤労統計　180
前向き研究　35
マスキング　42
マススクリーニング　70
マスターテーブル　88
マッチング　55
慢性腎臓病　103
慢性閉塞性肺疾患　103
マンテル-ヘッツェル検定　150
マン-ホイットニー検定　149

み

ミーン　133
ミクロデータ　200

む

無作為化　54
無作為化比較試験　42
無作為抽出法　28
無作為割付　42, **54**
無相関の検定　148

め

名義尺度　131
名目尺度　131
メタアナリシス　44
メディアン　133
面接者バイアス　52

も

盲検法　42
モード　133
目的変数　141

持ちこし効果　43
モデル人口　56

や

薬局調剤医療費　184

ゆ

有意　145
有意確率　145
有意水準　144
有為抽出法　30
有所見率　107
有訴者率　15
有病者-罹患者バイアス　51
有病率　15
雪だるま式抽出法　31

よ

要介護認定者数　185
陽性反応的中度　67
腰痛　106
要配慮個人情報　202
要約統計量　131
四類感染症　181

ら

ライ症候群　41
裸眼視力 1.0 未満の者　106

り

リアルワールドデータ　**38**, 200
リードタイムバイアス　70
理解性　200
罹患死亡比　76
罹患率　17
罹患率調査　35
罹患率比　19
離婚　165
離婚率　165
リサーチクエスチョン　28
リスク比　19
流行　85
流行曲線　86

流行値　133
流行調査　86
両側検定　143
量的尺度　131
量-反応関係　25
療養費　184
淋菌感染症　94
臨床疫学　125
臨床研究に関する倫理指針　**59**, 203
倫理　58
倫理指針　**58**, 203
倫理審査委員会　59, **203**

る

累積がん罹患リスク　16, **95**
累積罹患率　16
累積罹患率比　19

れ

レコードリンケージ　199
レセプト情報・特定健診等情報データベース　190
レビュー　207
レングスバイアス　70
レンジ　136
連続性の補正　146

ろ

労災認定数　107
労働災害　106
労働力人口　161
労働力人口比率　161
労働力調査　180
老年化指数　161
老年人口　161
老年人口指数　161
ローゼンバーグ自尊感情尺度　132
ロジスティック回帰分析　151

わ

割合の差の検定　147